U0345941

中华医学会与
西医本土化（1915—1949）

ZHONGHUA YIXUEHUI YU
XIYI BENTUHUA (1915—1949)

刘远明　著

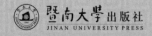

暨南大学出版社
JINAN UNIVERSITY PRESS

中国·广州

图书在版编目（CIP）数据

中华医学会与西医本土化：1915—1949/刘远明著. —广州：暨南大学出版社，2023.9
ISBN 978 - 7 - 5668 - 3637 - 3

Ⅰ. ①中… Ⅱ. ①刘… Ⅲ. ①中华医学会—史料—1915—1949 ②医学—本土化—史料—中国—1915—1949 Ⅳ. ①R - 262 ②R - 092

中国国家版本馆 CIP 数据核字（2023）第 052376 号

中华医学会与西医本土化（1915—1949）
ZHONGHUA YIXUEHUI YU XIYI BENTUHUA（1915—1949）
著　者：刘远明

出 版 人：张晋升
责任编辑：黄文科　冯月盈　张馨予　姚文怡
责任校对：刘舜怡　王燕丽　黄子聪
责任印制：周一丹　郑玉婷

出版发行：暨南大学出版社（511443）
电　　话：总编室（8620）37332601
　　　　　营销部（8620）37332680　37332681　37332682　37332683
传　　真：（8620）37332660（办公室）　　37332684（营销部）
网　　址：http：//www.jnupress.com
排　　版：广州尚文数码科技有限公司
印　　刷：广州市友盛彩印有限公司
开　　本：787mm×1092mm　1/16
印　　张：21.25
字　　数：400 千
版　　次：2023 年 9 月第 1 版
印　　次：2023 年 9 月第 1 次
定　　价：85.00 元

卍 目 录 卍

下编　不朽功业

卍 导 论

一

从 16 世纪下半叶开始,欧洲地区的天文、物理、化学等科学学科的突破性发展,最终造就近代科学革命。一方面,人类认知自然的模式发生了根本性转变。伽利略、牛顿等人通过观察、实验、计算或推理验证方法,使自然知识连成一个相互关联并独立于宗教、哲学传统的理论体系,由此奠定了近代科学的基础。另一方面,科学活动组织化、专业化和职业化的趋向,使自然知识增长模式从个体、业余活动状态逐渐转变为一种社会性的集体事业。

意大利作为文艺复兴与近代科学的策源地,最先出现有组织的学术活动。1603 年,费德瑞科·切西王子在罗马创立猞猁学院(也称山猫学会)。这是由一群博物学者组成的松散团体,致力于促进成员科研成果的发布与传播,但成员之间尚缺乏一致性目标和科研合作。1657 年,美第奇家族的托斯卡大公斐迪南二世资助的西芒托学院(也称实验学院)在佛罗伦萨诞生。西芒托学院在组织结构与活动准则方面有所创新,倡导团体成员相互合作,以及为确保科学发现的客观性而进行公开、可重复性的实验。亚·沃尔夫认为,西芒托学院的研究就下述意义而言是严格科学的:采用精密实验方法,所得结论严格限制于观察证据的必然,而不试图作思辨猜想。它奠定了近代科学的实验纲领,彰显了实验室与仪器对科学研究的基础性作用。①

受西芒托学院直接影响,1660 年和 1666 年,英国皇家学会(又称伦敦皇家学会)和法国皇家科学院(也称巴黎皇家科学院,后改名为法兰西科学院)相继建立。它们不仅继承了西芒托学院的实验纲领,而且有计划地开展研究活动。英国皇家学会一开始就形成一个惯例,即把具体探索任务或研究项目分配

---

① 亚·沃尔夫. 16、17 世纪科学、技术和哲学史 [M]. 周昌忠,等译. 北京:商务印书馆,1985:69.

给会员个人或小组，并要求他们及时向学会汇报研究成果。为了展示这些研究成果，1665 年，《伦敦皇家学会哲学学报》诞生。它努力协调科学实验的集体特征与著者的身份问题，通过确认每篇论文作者身份来维护科学发现优先权。同样，法国皇家科学院也以《巴黎皇家科学院论文集》作为报告科学研究动态的工具。由于公开发表的论文经过预审环节，发表后接受同行质疑与批评，由此产生了一种公开性的学术评价机制。马可·贝功塔指出，英国皇家学会和法国皇家科学院的产生标志着科学发展进入一种新式科学知识诞生的关键时期。这种新式科学知识形态更多的是以集体组织研究为基础，而不是以个人创造性和主动性为基础；科学从 17 世纪上半叶开始的飞速进步，主要应归因于科学知识制度化和社会组织。[①]

进入 18 世纪，在英国皇家学会和法国皇家科学院的示范引领下，欧洲其他国家和地区纷纷成立科研组织（各种科研机构与学会），例如：1700 年成立的普鲁士柏林科学院、1724 年创立的俄国圣彼得堡科学院、1732 年创立的瑞典斯德哥尔摩皇家科学院、1736 年成立的西班牙皇家学会等。其中，多数科研组织采取法国皇家科学院的制度模式，由国家政府提供财政支持，设置专职研究人员，给予研究经费与薪俸。这使科学活动从其他社会活动中正式分离出来，科学家也成为一种制度化的社会角色。此后，伴随着欧洲殖民主义与宗教势力的海外扩张，欧洲以外的一些国家和地区也出现了不少科学研究机构与团体。

为满足分散在不同区域成员之间相互交流的需要，科学期刊应运而生。早期科学期刊基本是综合性的，涵盖传统自然哲学或博物学的各个方面，其中最具影响力的是《伦敦皇家学会哲学学报》与《巴黎皇家科学院论文集》。但随着科学研究专业分化，物理、化学、生物、生理、医学等专科学会相继产生，科学期刊也逐渐进入专业化时代。有学者统计，从 1665 年《伦敦皇家学会哲学学报》问世到 1800 年，欧洲地区出现了 1 670 种科学期刊。

在科学期刊快速增长的同时，科学会议也渐趋频繁、规范与开放。早期科学会议脱胎于上流社会的自然沙龙，无固定主题与时间表，只限定探讨与自然相关的问题。随着时间推移，许多科学研究机构和社团建立了常年会制度，并依学科研究动态和进展定期召开各种专题性学术会议。其一般程序为：首先由权威科学家做主题报告，其次由与会者依次、限时宣读各自论文，最后由同行质疑与批评。一些重要和高水平会议，与会者的论文通常在会后编辑出版发

---

① 米歇尔·布莱，埃夫西缪斯·尼古拉依迪斯. 科学的欧洲：科学地域的建构［M］. 高煜，译. 北京：中国人民大学出版社，2007：166.

行，以方便那些没能参加会议的人们参阅。19 世纪下半叶，一些区域性、国际性学术会议开始出现，例如 1867 年召开的第一届国际医学大会。尤其值得一提的是，当时欧洲地区的一些科研组织已开始进行有效合作。例如：1729年，英国皇家学会与俄国圣彼得堡科学院建立了出版物交换机制；1753 年，法国皇家科学院和俄国圣彼得堡科学院联合观测水星与金星凌日。默顿等人认为，18 世纪后欧洲地区科学组织创办的科学期刊、科学会议、学者互访等学术交流机制，使当时的科学活动者们保持"高密度互动"，从而有力地推动了科学知识增长和应用。①

　　科学组织在近代科学理论体系建立和应用中扮演的重要角色，引起了科学家、科学史家和社会学家们的高度重视。从 20 世纪 30 年代起，默顿、普赖斯、巴伯、本—戴维等西方学者开始应用社会学理论与方法研究科学组织。在他们看来，科学不仅仅是一种知识体系，同时还是一种社会活动与社会体制，是近现代社会系统中一个极为重要的组成部分。因此，近代科学发展过程可以视为科学在社会中逐渐体制化过程。本—戴维在《科学家在社会中的角色》一书中，提出了科学体制化的三个条件：首先，科学因其自身价值而受到社会普遍重视，并把它作为一种重要的社会功能。其次，科学活动中存在一套行为规范，确保其实现自己的目标，并保持有别于其他社会活动的自主性。最后，其他社会活动领域中的规范在一定程度上要适应科学的特定规范，给予科学独立、自由发展的空间。他认为，职业科学家角色、专业科学社团组织的出现是科学体制化的重要标志之一，同时也是推动科学进一步体制化的主要力量。②

　　在科学社会学中，通常用"科学共同体"指称各种科学组织。学界公认，英国物理化学家波兰尼最先使用这一概念。他在 1942 年发表的《科学的自治》一文中指出："今天的科学家不能孤立地实践他的使命，他必须在各种体制结构中占据一个确定位置。一个化学家成为研究化学专门职业的一个成员；一个动物学家、一个数学家或者一个心理学家，每一个人都属于专门化科学家的一个特定集团。这些不同集团共同形成了科学共同体，这个共同体的意见，对每一个科学家个人的研究过程产生深刻影响。虽然课题选择和研究工作的实际进行完全是个别科学家的责任，但对科学发现优先权的承认，是在科学家整

① 罗伯特·K. 默顿. 科学社会学散忆 [M]. 鲁旭东，译. 北京：商务印书馆，2004：11.
② 约瑟夫·本—戴维. 科学家在社会中的角色 [M]. 赵佳苓，译. 成都：四川人民出版社，1988：147.

体所表现出来的科学意见支配之下。"① 显而易见，波兰尼把科学共同体的形成视为科学专业化的一种标志。不同专业的科学家们组成一个相对独立的集团，它高度自治，自主评价集团成员的科学研究成果。

但科学共同体成为科学社会学家普遍使用的概念，应归功于著名科学史家库恩。他在 1962 年出版的《科学革命的结构》一书中，详述了科学发展的非积累性模式。其中，"科学范式"是至关重要的概念，泛指科学家共同遵守的科学基本理论、方法、模型等。库恩进而将科学共同体界定为以一定科学范式为指导进行相关科学问题研究的科学家集团："一个科学共同体由一个科学专业领域中的工作人员组成，在一种绝大多数其他领域无法比拟的程度上，他们都接受过近似的教育和专业训练。在这个过程中，他们都钻研过同样的技术文献，并从中获得许多同样的教益。通常这些标准文献的范围标出了一个科学学科的界限，每个科学共同体一般都会有一个它自己的主题。在科学中、在共同体中都有学派，即以不相容的观点来探讨同一个主题。但是比起其他领域，科学中的学派少得多。他们总是在竞争，而且这种竞争通常很快就会结束，其结果，科学共同体成员把自己看成、并且别人也认为他们是唯一去追求同一组共同目标的人。在这种团体中，交流相当充分，专业判断也相当一致。"② 库恩对科学发现过程的社会学分析，促进了科学史与科学社会学之间的互动，是科学社会学学科发展史的一个转折点。

正是在默顿、巴伯、库恩等人大力推动下，20 世纪 60 年代科学社会学成为社会学领域的一个独立学科。科学社会学家对科学共同体（包含科学社团）的组织结构、行为规范、学术交流机制、科研成果评价与奖励机制、社会网络、自主性及其与国家政府和社会互动等方面，进行了广泛深入研究，产生了一系列丰硕成果。例如：默顿的《科学家的行为模式》、巴伯的《科学与社会秩序》、哈格斯特洛姆的《科学共同体》、克兰的《无形学院》、科尔兄弟的《科学中的社会分层》和加斯顿的《科学的社会运行》等。这些研究揭示，科学组织结构属典型科层制，但就组织成员履行组织对他们期待的动力与方式而言，它与其他科层制组织有显著不同。一般而论，科学组织成员履行组织任务并非基于权力或物质利益驱动，而是基于对组织规范与目标的心悦诚服。他们把组织目标当成个人自己的目标，自愿接受科学权威支配。科学权威的本质是

---

① 转引自：刘珺珺. 科学社会学［M］. 上海：上海人民出版社，1990：168 - 169.
② 托马斯·库恩. 科学革命的结构［M］. 金吾伦，胡新和，译. 北京：北京大学出版社，2003：159.

知识的权威，它的有效性在于被统治者自愿接受，也即科学权威是理定的而非法定的，它由科学共同体内部成员推举和认定。虽然近代科学的产生与发展受错综复杂的社会因素影响与制约，但它具有独特的内部运行机制和高度自主性。此外，也有一些学者对诸如英国皇家学会、卡文迪许实验室、哥本哈根物理研究所等著名科学共同体进行了实证性个案分析，探讨它们的运行机制及对科学创新的巨大贡献。这些研究成果，极大地增进了我们对科学共同体及其社会功能的理解。

二

中国有悠久的科技文化传统，但由于错综复杂的原因，20 世纪前中国科技活动者之间始终缺乏默顿所谓的高密度互动，因而未能形成稳定的学术交流平台和现今意义上的科学共同体。国内科学史界普遍认为，中国近代科学社团组织制度是西学东渐的产物，由外国人开端绪。从 19 世纪初期开始，在西方殖民主义与宗教机构合力推动下，近代西方科学技术开始系统地传入中国。在此过程中，在华传教士和其他外籍人士建立了一些带有科学技术性质的社团组织或机构。例如：1834 年与 1838 年外侨在广州成立的中华实用知识传播会、中华医务传道会；1847 年在香港成立的皇家亚洲学会香港支会；1857 年、1877 年、1887 年陆续在上海成立的文理学会、益智书会、同文书会等。尤其是 1886 年在上海成立的以欧美医学传教士为主体的中国教会医学联合会（中文简称"博医会"），不仅有明确的医学科学宗旨、健全的组织结构与规章制度，而且建立了以年会制和会刊《博医会报》为平台的医学交流机制，可谓严格意义上的近代科学共同体。外籍人士建立的这些科学社团，创办科学报刊、翻译西方科学书籍、设立图书馆、举办科学会议与报告，极大地推动了西方科学在中国传播，并对此后本土科学社团的产生与发展起了一定示范作用。

清末民初，中国社会精英逐渐接纳了西方的科学观念与制度，希望通过有组织的科学活动，自主推动科学在中国的全面发展。戊戌变法时期，在梁启超、严复等维新派人士的大力鼓动下，兴办学会之风劲起。虽然当时的学会主要以推动社会体制改革或社会改良为己任，但带有科学技术性质的社团或学会也开始萌芽。例如：1896 年，罗振玉、徐树兰等人在上海发起成立农学会，创办《农学报》、编辑《农学丛书》，大力介绍西方国家的农学知识。但囿于当时科学专门人才欠缺，处于萌芽状态的本土科学社团组织结构简单，尚未形成规范的管理制度以及促进科学研究和交流的运行机制。清末新政时期（1901—1911 年），在奖励实业与发明的宏观政策刺激下，出现了一些与科学技术应用密切相关的学会。其中，1909 年张相文等人发起成立的中国地学会，被视为中国本土第一个真正具有科学学会性质的科学社团。该会以"联合同志，研究本国地学"为宗旨，出版发行会刊《地学杂志》，并以此为纽带形成了一个地学研究共同体。同期较著名的科学社团还有中国药学会（1909 年）、中国铁路学会（1910 年）、中华工程师学会（1912 年）等。

民国初期，以海外学成归国留学生为主体的本土各类科技人才质量与数量均有显著提高，这预示了本土科学社团的蓬勃发展。据范铁权初步统计，从1912 年到抗日战争全面爆发的 1937 年，其间相继成立的各类科技社团共计 95 个。其中，影响较大的全国性、综合性科技社团主要有中国科学社、中华学艺社、中华自然科学社和中央研究院等。专门性科技社团几乎涵盖数学、物理、化学、农学、工程、天文、地理、心理、医疗卫生等学科领域，其中，规模和影响力较大、持续时间较长的主要有中华医学会、中华民国医药学会、中华农学会、中国化学研究会、中国地质学会、中国天文学会、中国生理学会、中国营造学社等。这些科技社团大多发行会刊、翻译出版科学书籍、举办年会和专题会议；少数经济条件优越者创办科研实体，奖励科学研究。尤其是 1928 年直属国民政府的最高学术机关中央研究院成立，被视为中国近代科学体制化的一个里程碑。中央研究院宗旨为"实行科学研究，并指导、联络、奖励全国研究事业，以谋科学之进步，人类之光明"。它相继建立了物理、化学、工程、地质、天文、气象、历史语言、心理、动物、植物、社会科学等研究所，并建立了学术评议制度与院士制度。

整个民国时期，战乱频仍、政局动荡，国家政府在科学技术发展方面的投入极为有限。这种特殊的社会生态环境，对民间科学社团的生存和发展的确十分不利。但从另一个角度看，它也使民间科学社团在推进中国科学体制化进程中扮演了独特角色，甚至在一定程度上弥补了国家政府功能的不足。因此，对近代中国科学社团发展史及其组织结构、运行机制、多重功能的分析研究，成为近几十年来探讨近代中国科学发展史尤其是科学体制化的主要切入点之一。对近代中国科学社团整体发展状况与主要贡献，张剑《科学社团在近代中国的命运：以中国科学社为中心》[①] 与范铁权《近代中国科学社团研究》[②] 两书

---

① 张剑. 科学社团在近代中国的命运：以中国科学社为中心 [M]. 济南：山东教育出版社，2005.
② 范铁权. 近代中国科学社团研究 [M]. 北京：人民出版社，2011.

已作了大致勾勒。目前有关中国科学社、中华学艺社、中华自然科学社及中央研究院等综合性科学社团与机构的研究，已有较为丰富的成果。例如：中国台湾学者郭正昭《"中国科学社"与中国近代科学化运动（1914—1935）》①、中国大陆学者徐明华《中央研究院与中国科学研究的制度化》②、左玉河《中央研究院评议会及其学术指导功能》③、张剑《赛先生在中国：中国科学社研究》④、钱益民《中华学艺社研究（1916—1932）》⑤；海外学者戴维·C.雷诺兹《知识的扩张与生活的丰富：中国科学社与民国前期的科学理解（1914—1930）》、王作跃《通过科学拯救中国：中国科学社、科学民族主义与民国时期的市民社会》等。这些研究成果从不同角度揭示，在类似中国这样的近代科学继发性国家，科学社团演化的路径、主要功能以及科学体制化过程都与欧美国家有显著的差异。

　　一般而论，欧美国家的科学社团是科学发展到一定阶段、科学人才积累到一定规模的产物，有广泛的社会认同度与良好的生存环境。它们大多有稳定的经济来源和较高自主性，从而能够超越党派之争、承受社会动荡甚至国家政权更替的冲击而历久不衰，英国皇家学会、法国皇家科学院等数百年的辉煌历史便是有力佐证。这些科学社团大多功能相对单一，或专注于科学研究与交流，或偏重于学术评价与奖励，或以科学应用与普及为己任。虽然它们不可能完全游离于国家政治权力之外，但较少受国家政府干涉与控制，始终根植民间社会，自下而上推动科学技术进步。近代中国民间科学社团，是在科学及其分支学科在中国尚不发达、国民科学素质极低的背景下产生的。由于缺乏广泛的社会认同度，它们面临的首要问题是生存、发展的权利与话语权。这注定它们必须与国家政府和社会进行频繁、深度互动，以借助政治权力为自己正名，从而获取国家政府与社会提供的生存、发展资源与条件。因此，近代中国民间科学社团虽然以弘扬科学为宗旨，以推动科学研究为己任，但实际上扮演多重角色，具有较为复杂的功能。在类似中国这种高度中央集权制的国家，民间科学社团在与国家政府互动过程中如何保持自主性，始终是个难题。

①　郭正昭."中国科学社"与中国近代科学化运动（1914—1935）［M］//中国近代现代史论集（第24集）．台北：台湾商务印书馆，1986.
②　徐明华．中央研究院与中国科学研究的制度化［J］．中央研究院近代史研究所集刊，1993（22）．
③　左玉河．中央研究院评议会及其学术指导功能［J］．史学月刊，2008（5）.
④　张剑．赛先生在中国：中国科学社研究［M］．上海：上海科技出版社，2018.
⑤　钱益民．中华学艺社研究（1916—1932）［D］．上海：复旦大学，2001.

随着研究的不断深入，学界充分意识到近代科学本身是一个有机整体，涉及许多分支学科。因此，要对近代科学在中国的体制化进程有更为全面的认识，有必要对各专业学科与社团的体制化进行具体、详细的研究。目前，许多专科学会对自己的会史与体制化进行了梳理，上海交通大学出版社专门策划出版了《中国学会史丛书》，相继推出了《中国物理学会史》《中国气象学会史》《中国化学会史》《中国农学会史》等十余种。此外，近年来有不少论文和专著较为深入地探讨了数学、物理、化学、生物等学科在中国的本土化与体制化问题，例如：张培富的《海归学子演绎化学之路：中国近代化学体制化史考》（科学出版社，2008）、袁媛的《近代生理学在中国》（上海人民出版社，2010）。但以笔者所见，相较于数学、物理、化学、地质等学科，医学似乎显得有些另类，尚未获得足够重视。

众所周知，在近代西方科学传入中国的过程中，欧美传教士曾扮演重要角色。由于医学一度是传教士的特洛伊木马，因而在早期传入的科学知识中占有特殊且重要的地位。19世纪在华外国人建立的各种科学社团与机构，若以规模、影响力和持续时间论，最杰出的当推博医会。在近代早期中国科技人才群体中，西医人才占有相当大的比重。历史地看，医学是近代中国最先体制化的科学分支学科，从清末开始，公共卫生体制的建立一直被置于国家现代化的中心位置。因此，对医学社团及医学体制化的研究理应获得高度重视。

三

1915年2月，颜福庆、伍连德等本土西医精英在上海正式发起成立中华医学会，这是本土力量自主传播、发展西医的标志。从创建至今，中华医学会风雨兼程走过一个多世纪，见证了西医在中国的本土化、体制化和全面发展的过程。目前，中华医学会已拥有70多万名会员、89个专科分会、478个专业学组，加入了42个国际性/区域性医学组织；出版发行191种纸质、电子系列医学期刊，每年主办或承办200多个国际、国内医学学术会议。无论是历史、规模还是影响力，它都居现今中国各类专门科学社团之首。

民国时期是西医在中国本土化、体制化的关键时期，国家医疗卫生行政、服务和保障体制基本确立。由于错综复杂的社会历史原因，中华医学会成立后迅速从本土医学社团中脱颖而出，规模与影响力逐渐超越另外两大全国性西医社团博医会和中华民国医药学会。1928年，南京国民政府成立后，迫切希望获得国际联盟、欧美国家的支持。中华医学会的欧美特色，与教会医疗机构、洛克菲勒基金会、博医会的千丝万缕关系，使其精英人物刘瑞恒、伍连德、颜福庆、金宝善等人相继成为国家卫生行政、服务机构的主要领导者。1932 年，中华医学会与博医会合并后实力进一步增强，从此成为国家政府整合民间医学资源的无形纽带。

作为全国性、学术性民间医学社团，中华医学会不仅建立了以会刊《中华医学杂志》和大会为中介的医学交流机制、积极推动城乡公共卫生知识的普及，而且在同期国家医疗卫生决策、医学模式选择、医疗卫生活动法制化和医学教育体制化等方面也做出了独特的贡献。可以说，民国时期中华医学会发展史是中国近代医学史不可或缺的内容，它在医界至尊地位的确立，也是"西医在朝、中医在野"格局的一个缩影。因此，对民国时期中华医学会进行系统性专题研究，无疑有助于全面认识近代医学在中国的本土化、体制化过程，甚至对认识中国近代科学的体制化进程也会有所裨益。

有关民国时期中华医学会创立、发展及主要事业，目前有较为完整、丰富的史料。例如：民国时期出版发行的《博医会报》《中华医学杂志》《中华健康杂志》《医史杂志》《中国医界指南》《中国医史》《医史纲要》《医讼案件汇抄》等书刊；这一时期中华医学会的领导者伍连德、颜福庆、刘瑞恒、林可胜、施思明等人的自传或著述；中华医学会主编的《中华医学会会史概览（1915—2010）》《中华医学会纪事（1915—2010）》等。凭借这些史料，近年来一些学者已从不同角度对民国时期的中华医学会的历史及事业进行了研究，取得了一批相关成果。例如：陶飞亚、王皓的《近代医学共同体的嬗变：从博医会到中华医学会》（《历史研究》2014 年第 5 期）、张圣芬等《中华医学会 21 位创建人》（《中华医史杂志》2015 年第 1 期）、刘远明《中华医学会产生的社会时空背景》（《自然辩证法通讯》2012 年第 1 期）和《中华医学会与博医会的合作及合并》（《自然辩证法研究》2012 年第 2 期）等论文，对中华医学会创建的社会时空背景、具体过程及其与博医会的关系等进行了探讨。马伯英《中国近代医学卫生事业的先驱者伍连德》（《中国科技史料》1995 年第1 期）、高秋萍《中国卫生防疫事业的开创者金宝善》（《民国春秋》1994 年第5 期）、史如松与张大庆《中国卫生"启蒙运动"——卫生教育会的贡献》（《医学与哲学》2010 年第 5 期）、刘远明等《"分拨英国庚款办理公共卫生促进会"的活动与影响》（《自然辩证法通讯》2015 年第 4 期）等论文，从各个侧面描述了中华医学会的公共卫生事业及其影响。龙伟《民国医事纠纷研究（1927—1949）》（人民出版社，2011）、张斌《民国时期医事纠纷研究：和谐医患关系之思索》（大连出版社，2012）对中华医学会等医学社团在医师职业保障和医事纠纷处理中的角色进行了分析。艾明江《中华医学会与近代西医群体研究（1915—1945）：以〈中华医学杂志〉为中心的考察》（上海大学硕士学位论文，2007年）对近代中国西医群体的形成、分化、区域分布以及精英阶层的社会网络进行了初步分析。此外，张大庆的《中国近代疾病社会史（1912—1937）》（山东教育出版社，2006）和刘远明的《西医东渐与中国近代医疗体制化》（中国医疗科技出版社，2009）两书，也不同程度涉及中华医学会对民国时期国家医疗卫生体制化的贡献问题。

虽然目前国内医学史与医学社会学学者对民国时期中华医学会的研究已取得一些可喜的成果，但整体而论仍显得较为零散、单薄，尚未见有专著出版发行。其不足之处主要反映在两个方面：

其一，从研究内容看，主要局限于对中华医学会的具体事业或活动的简单描述，例如：对中华医学会举办的大会和主办的一系列医学期刊的梳理、分析；对中华医学会参与医学名词审查、城市公共卫生教育、乡村卫生实验和医疗诉讼案处理等活动的描述、分析等。学者们对中华医学会的组织结构、运作机制、医疗资源整合、社会网络、自主性以及与国家政府和社会的互动等关键问题欠缺深度分析、研究，因而难以对民国时期中华医学会的成功运转，以及它在国家医疗卫生体制化进程中扮演的重要角色，提供令人信服的解释。

其二，从研究时间跨度看，主要集中于1937年抗日战争全面爆发前的北洋政府与南京国民政府时期，而对1937年后却缺少应有的关注。事实上，抗日战争与解放战争时期的十多年，是民国史不可分割的部分。就国家医疗卫生事业的发展而言，一方面，抗日战争使国家医疗卫生资源由东部沿海省区转移到西部大后方，客观上推动了医学科学在中国的全面传播，也促成了国家医疗卫生事业的工作重点由城市转向乡村；另一方面，战时国民政府对医疗卫生资源的整合及垄断，很大程度上推进了公医制与医学教育体制化进程。这一特殊时期医学发展的走向，对中华人民共和国成立后的医学发展有深远影响。中华医学会不仅为抗日战争的胜利做出了不朽贡献，也为战后国家的重建保存了宝贵的医学力量。

本书以中华医学会为切入点，在充分挖掘史料和借鉴前人研究成果的基础上，综合应用医学史、医学社会学、社会组织学和管理学等学科的理论与方法，以史论结合的方式剖析民国时期西方医学在中国的本土化和体制化进程。作者试图对民国时期中华医学会的迅速崛起、成功运转提供合理的解释，对它在同期国家医疗卫生事业发展中的贡献进行客观评价。

全书分上、下两编，共计九章。上编（第一章至第五章）以时间为轴，勾勒海外与本土医学力量推动近代西医在中国移植、传播和本土化过程。由于中华医学会扮演承前启后的主角，故而以"承前启后"冠名。第一章探讨欧美基督教医药传教团体中华医务传道会与博医会的创建、发展过程；它们对西医在中国传播的作用以及对本土医学社团的影响。第二章从本土社会对西医的接纳、本土西医群体的形成和晚清学会潮等方面，揭示20世纪初期中国本土医学社团密集产生的历史必然性；探讨、分析中华医学会产生的具体过程、路径以及鲜明特征。第三、第四、第五章以民国时期中华医学会举行的15次大会为主线，结合医学名词审查、城市公共卫生宣传、医学教育本土化、中央卫生部建立、中华医学会与博医会的合并、中华医学会的职业化管理、中西医论争、战时医疗救护和中华医学会迁移西南大后方等一系列重大社会、医学事件，全方位展现中华医学会在北洋政府时期、南京政府时期、抗日战争及解放战争时期的动态发展过程。

下编"不朽功业"（第六章至第九章）重点探讨、研究中华医学会的主要功业。第六章以民国时期中华医学会连续出版发行时间最长、影响较大的中文会刊《中华医学杂志》为样本，从科学交流的视角，考察、分析中华医学会以医学学术期刊为平台的医学交流机制。从核心作者群、核心发文医学机构、研究专号和高质量原创性论文等方面，客观评价它对医学交流和研究的促进作用，并借以把握民国时期医学研究动态与趋向。第七章以中华医学会创办的通俗医学期刊《中华健康杂志》为样本，分析其主要内容、办刊风格与特色以及对医学卫生知识普及的推动作用。第八章基于民间科学社团与国家政府、社会的互动，从医疗活动的法制化、医学教育体制化、国家医学模式选择、国家医疗行政、服务和保障体系的构建等方面，整体上探讨中华医学会对国家医疗卫生体制化的推动作用。第九章从组织学、管理学的视角，考察、分析中华医学会的会员、分会、专门委员会、专科学会和理事会等组织要素与组织结构的动态变化过程，以期阐明它是一个规章制度与组织结构相对完善、具有高效运行机制和高度自治的民间医学社团。基于对中华医学会宗旨、任务以及组织结构的分析，进而探讨它的主要功能和实际扮演的多重角色，揭示中国近代民间医学社团与欧美国家民间医学社团的差异。

上编　承前启后

第一章 从中华医务传道会到博医会

近代中国与西方之间的医学交流，可以上溯到明末清初。当时，在华天主教耶稣会传教士利玛窦等人审时度势，采取了"自上而下，学术间接传教"模式，并为此翻译出版了一批西学书籍。其中与西医药相关的部分，我国著名医史学者范行准先生在《明季西洋传入之医学》一书中有较为详细的梳理与考证。但国内医学史学界普遍认为，明末清初传入的西医以古代希波克拉底和盖仑医学体系为主，在疾病的认知、诊断方面与中医优劣难分，加之缺乏临床实践支撑，传播范围与受众都极为有限。进入 18 世纪后，西医理论与诊疗技术有了突飞猛进的发展，但由于清雍正二年（1724），清政府下令禁止天主教，西医传入一度中断。因此，近代西方医学科学在中国的系统传入始于 19 世纪初，由西方殖民扩张势力与基督教新教传教机构合力推动。在此过程中，中华医务传道会与博医会扮演着十分重要的角色。

一、医学传教制度化

18 世纪 60 年代，率先开展工业化、城市化运动的英国成为世界上最强大的国家。为适应海外殖民扩张与基督教新教传教事业的需要，英国国内纷纷设立海外传教机构，例如 1792 年成立的浸礼会、1795 年成立的伦敦传教会、1796 年成立的苏格兰传教会、1800 年成立的基督教公会、1804 年成立的圣公会等。它们募捐资金、开办学校、招揽培养海外传教士，并将他们派往非洲、亚洲地区的一些国家。1807 年 9 月 8 日，英国伦敦传教会的马礼逊（Robert Morrison）抵达广州，迈出新教进入中国的第一步。

马礼逊 1782 年出生于英国北部诺森勃莱郡一个虔诚的基督教家庭，童年时期接受了良好的教育。1798 年马礼逊受洗加入长老会；1803 年进入达霍克斯顿神学院开始正规学习神学课程，并显示出到海外传教的强烈意向。次年，他向伦敦传教会申请去海外当传教士，并获批准到中国传教。此后近两年，马礼逊在伦敦传教会传教学院接受培训，除学习医学与天文学知识外，还学习中文，以期能尽快适应到中国后的生活与传教工作。马礼逊到达广州时，清政府禁教国策丝毫没有松动，严禁商人之外的其他外国人居留。因此，他根本无法立足，只好移居至葡萄牙人占据的中国领土澳门，委身英国东印度公司，担任公司译员兼中文教师。

英国东印度公司成立于1600年，并获伊丽莎白女王颁发的东方贸易特许状。此后，它以印度为大本营，在远东地区进行垄断贸易，获利极丰。但由于葡萄牙人阻挠，直到1773年，英国东印度公司才在澳门正式成立商馆，开始对华直接贸易。当时，英国东印度公司为保障员工及其家属的健康，除在商船上配备专职医生外，也在一些重要的贸易港口聘有专任医生。据统计，从1778至1834年，安诺特（Thomas Arnot）、哥顿（Gordon）、霍顿（Thomas Hutton）、皮尔逊（Alexander Pearson）、李文斯敦（John Livingston）、郭雷枢（Thomas Richardson Colledge）和柯克斯（Coxe）等十余人先后在英国东印度公司澳门商馆担任医生。[①] 他们除本职工作外，间或也为本土民众提供医疗服务，成为近代早期西医在中国传播的重要媒介。

1805年，皮尔逊在澳门尝试接种牛痘，并撰写了一本宣传牛痘术的小册子《新订种痘奇法详悉》。该书由英国东印度公司译员斯坦顿翻译成中文，于同年刊行。[②] 由于中国本土有接种人痘预防天花的传统，加之皮尔逊雇用中国人梁辉、邱熺等人担任助手，因此接种牛痘术迅速获得了中国人的认同与响应。1815年，皮尔逊在广州十三行行商赞助下，于行商公所开设诊所，免费为儿童接种牛痘。1817年，邱熺在皮尔逊著作基础上撰写了《引痘略》一书，促成接种牛痘术在中国的全面传播。可以说，接种牛痘术是近代西医传入中国后的首次重大突破，也是西医以中国人为主要服务对象的定点医疗活动的开端。

作为英国东印度公司的译员兼中文教师，马礼逊与皮尔逊、李文斯敦、郭雷枢等医生打得火热。或许是受皮尔逊成功接种牛痘的启示，1820年，马礼逊与李文斯敦在澳门开设了一家诊所。此前，马礼逊曾受英国爱丁堡大学和伦敦一家园艺公司委托，调查中国的生活习俗、疾病分类、中医药疗效等情况。因此，他俩在诊所内配备了一些中草药，陈列了800多种中医书籍，还专门聘请了一位中医生到诊所服务。诊所的日常工作主要由中医生负责，马礼逊、李文斯敦和皮尔逊则轮流坐诊。李文斯敦曾在一份有关他与马礼逊开办医疗诊所

---

① 王吉民，伍连德. 中国医史 = History of Chinese medicine [M]. 上海：上海辞书出版社，2009：304.

② 张大庆.《噗咭唎国新出种痘奇书》考 [J]. 中国科技史料，2002（3）：209–213.

的报告中，有如是感想：

> 我们和中国人的贸易往来，在人际关系上并非都有思想感情上的融合。迄今为止，我们还没有，或者很少有机会与中国人建立慈善事业上的交流，而这种交流却可能成为与中国社会友好交往最可靠的保证。这种努力，看来可能迅速地产生最佳效果。这乃是基督教徒的规划，它必定会获得成功。[①]

1825 年，李文斯敦意外身亡，由郭雷枢接替其职位。郭雷枢 1797 年出生于英国北安普顿郡，曾在莱塞斯特医院学习五年，毕业后进入著名的伦敦圣托马斯医院深造。1819 年，郭雷枢闯荡广州，意外获英国东印度公司聘任，担任商船"哈里斯将军号"船医，1926 年升任公司驻广州办事处外科助理医生，贸易淡季常驻澳门。1827 年，郭雷枢在澳门租赁两所平房开设一所免费眼科诊所。当时广东地区眼病的发病率特别高，沙眼与白内障尤为普遍，而中医对此束手无策。因此，郭雷枢的眼科诊所一时门庭若市，获得了巨大成功。1828 年，东印度公司澳门商馆整体搬迁至广州，郭雷枢在同事布拉德福医生的帮助下另设广州诊所，业务范围较澳门眼科诊所有所扩大，主要治疗眼疾、脚病及各种症候患者。1834 年东印度公司澳门商馆解散后，郭雷枢成为英国驻广州商馆总监医生，并参与创办了英国海员之友医院。他在中国的长期经历，尤其是在澳门、广州两地开办诊所的经验，使他对西方人如何获得异邦文明接纳，有超出一般外国人的见解，这为他日后在医学传教制度化与中华医务传道会建立过程中扮演重要角色埋下了伏笔。

英国伦敦传教会最初指派给马礼逊的任务是将《圣经》翻译成中文，并伺机开展传教活动。但他比远在伦敦传教会总部的那些人清楚，要想传教，首先得有靠近中国人的机会。马礼逊对医学有助于中国人改变对基督教的态度有切身体会，在请求伦敦传教会增派一名传教士到广州协助他工作时，特别强调此人最好接受过医学培训。但这一请求并未获得伦敦传教会总部的积极回应。

马礼逊当初前往中国传教时，本想搭乘英国东印度公司的商船，但遭到拒绝。无奈之下，他只好绕道美国寻求帮助，从而结识了美国基督教的许多头面人物；居住广州期间，他和奥立芬等美国商人建立了很好的私谊。因此，马礼逊在中国的传教工作引起了 1910 年成立的美国跨教派的海外传教部（以下简

[①] 马礼逊夫人. 马礼逊回忆录 [M]. 顾长声，译. 桂林：广西师范大学出版社，2006：160.

称"美部会")的高度关注。1820 年，美部会接纳他为驻广州的永久通讯会员。① 1827 年，奥立芬和马礼逊拟定了一份请愿书，请求美国教会立即派两名传教士到中国，一名协助马礼逊工作，另一名为黄埔港口的英国海员和商人布道。奥立芬在请愿书中承诺：任何接受挑战的传教士都可以免费搭乘他公司的轮船来中国，并为他们在广州提供临时食宿。② 当时，美部会已在锡兰、夏威夷群岛、巴基斯坦、马耳他和叙利亚等地区建立了传教站，正急切想进入幅员辽阔的中国，对奥立芬、马礼逊主动伸出的橄榄枝自然是喜出望外。于是，1830 年，美部会与美国海员之友会联合派遣的裨治文、雅裨理同船抵达广州。

裨治文（Bridgman）1801 年 4 月出生于美国马萨诸塞州中部的贝尔切城，1822 年进入阿默斯特学院，1826 年毕业后升入安多弗神学院。当时，美国重要地区的宗教报刊都极力鼓动美国迅速开展海外传教活动。在时代感召下，裨治文进入安多弗神学院后不久就萌生了做一名海外传教士的想法。尽管裨治文向往的海外传教地是南欧或西亚，但奥立芬和马礼逊的请愿书却把他送到了中国。作为马礼逊的助手，裨治文最初的工作是编译、印发宗教读物。1832 年，他创办《中国丛报》（*Chinese Repository*），并亲自担任主编。虽然裨治文本人无医学背景，从事的工作也几乎与医疗无关。但与马礼逊朝夕相处的几年，他或多或少会受马礼逊医学传教观念的影响。因此，裨治文建议美部会再派遣一名受过良好训练的医生来华。在 1833 年 12 月 26 日致美部会秘书安德森的一封信中，他写道：

> 从 10 月的《中国丛报》中，您会看到我们这里多么需要医务人员。我在以前的信中已经谈到过这个问题，现在大家都希望派一位医生来。最好是个一流的眼科医生，并且会治疗所有的皮肤病。当他治好病人，让盲人重见光明时，他会发现有无数的机会向人们散发宗教书籍。③

毋庸置疑，把行医作为一种传教手段绝非马礼逊、裨治文等基督教新教传教士首创。历史上，世界范围内许多宗教的起源与发展都与医学有千丝万缕的关联，这是早期人类试图调解灵魂与肉体关系的反映。宗教以拯救人的灵魂为目的，但纯洁的灵魂依附并影响肉身，因此，拯救灵魂与治疗身体并行不悖、

---

① 马礼逊夫人. 马礼逊回忆录 [M]. 顾长声，译. 桂林：广西师范大学出版社，2006：172.
② 雷孜智. 千禧年的感召：美国第一位来华新教传教士裨治文传 [M]. 尹文涓，译. 桂林：广西师范大学出版社，2008：44.
③ 雷孜智. 千禧年的感召：美国第一位来华新教传教士裨治文传 [M]. 尹文涓，译. 桂林：广西师范大学出版社，2008：93.

相辅相成。在基督教《圣经》中，耶和华的神迹大多涉及医疗活动，他也被誉为医疗灵魂与肉体的医生。英国历史学者卡特赖特等认为，罗马帝国灭亡后基督教能够成为欧洲的主流宗教，与中世纪历次瘟疫流行时基督教大力开展医疗救助活动不无关系，它促使成千上万贫病交加的人皈依基督教。①

站在宗教的立场，医疗既是一种重要的慈善活动，也是最有效的传教手段之一。美国学者伯恩斯认为，从 16 世纪下半叶开始，罗马天主教掀起了大规模的海外传教风潮，许多耶稣会传教士特意选择西方科学尤其是医学作为最重要的传教工具。在 18 世纪欧洲科学社团组织普遍建立之前，天主教耶稣会传教网络是把西方科学传播到全球的一支重要力量。② 我国学者董少新的专著对天主教耶稣会在华医药传教有详细论述，他认为明清之际天主教在中国开展的行医传教活动已具有普遍性与广泛性，甚至把樊继训、罗怀中、罗启明等人视为来华医学传教士的先驱，比新教传教士早一个多世纪。③

但把行医作为一种传教手段，只是行医传教制度化的前提，并不等同于行医传教制度化。从社会学视角看，任何一种社会活动的制度化意味着这种活动的价值获得了社会普遍认同，它不再是一种业余爱好或个人行为，而是一种组织化、职业化的行为，从事该活动的职业角色有一种集体身份认同感。因此，说明清之际已有医学传教士这一制度化角色多少有些牵强附会。事实上，无论是天主教还是新教在中国的传播，所借助的手段绝非仅仅限于医疗，慈善、教育、新闻出版等都曾是传教的重要手段。19 世纪以后来华的新教传教士数以千计，但只有医学传教士建立了相对独立的组织。一般认为，医学传教的制度化由新教传教士促成，1836 年郭雷枢公开发表的《关于任用医生作为对华传教士商榷书》是一个转折点，特摘录如下：

> 中国人对影响他们现世和个人利益的一切，比对那些试图改善他们伦理和智力状况的任何努力都更为关心；在使中国人领会基督教义的博大与崇高之前，首先必须使他们相信其有用。从这个角度看，再没有任何一种造福人类的方法比解除人身体的痛苦更能收到直接的效果；也没有任何人像医学职业者那样能迅速赢得中国人的信任与尊

---

① 弗里德里克·F. 卡特赖特，迈克尔·比迪斯. 疾病改变历史 [M]. 陈仲丹，周晓政，译. 济南：山东画报出版社，2004：62.
② 威廉·E. 伯恩斯. 知识与权力：科学的世界之旅 [M]. 杨志，译. 北京：中国人民大学出版社，2015：20.
③ 董少新. 形神之间：早期西洋医学入华史稿 [M]. 上海：上海古籍出版社，2008：60.

重……我建议，凡派遣海外传教士的差会，同样应该派遣一些具有医学专长的传教士。他们到达中国的第一件事是学习当地的语言，发挥医学特长，满足病人需要，而不是像普通传教士那样传经布道。我呼吁，基督教的所有派别为共同的伟大目标团结起来，通过派遣具有医学专长的人员改善中国人的世俗环境，进而为中国人逐渐接受基督教及其纯洁美好的教义铺平道路。①

几乎在郭雷枢撰写倡议书的同时，美部会接受了裨治文的建议，向中国派出了第一位医学传教士伯驾（Peter Parker）。伯驾1804年6月18日出生于美国马萨诸塞州弗雷明汉的一个农民家庭，从小在严格的新教环境中长大，内心充满着宗教的狂热，梦想有朝一日成为上帝的使者，把基督福音传递到"异教徒之地"。高中毕业后，伯驾相继进入戴伊学院（大学预科）、阿默斯特学院和耶鲁大学神学院，十年寒窗，顺利获得神学与医学博士学位，并被吸纳为长老会牧师。美部会自成立以来，已有45名成员因病死于他乡，在53名回国的成员中，也有多达31名是因为本人或家属身体健康不佳。因此，当时美部会在海外传教点均派驻具备医学背景的传教士，他们在传教的同时兼顾其他传教士的医疗保健。美部会最初给伯驾的使命，是让他在从事传教活动的同时，负责美部会广州传教团成员的医疗保健。② 这多少说明，美部会对利用行医在中国人中间传教所能产生的效果，并没有太多的奢望。也许，它最初也未必把伯驾看成一名严格意义上的医学传教士。

1834年10月26日，伯驾经澳门进入广州，在十三行美国商馆居住下来。所谓美部会广州传教团，其实只有裨治文、史蒂芬（Edwin Stevens）和畏三卫（S. Wells Williams）三人。其中，裨治文是伯驾在阿默斯特学院的师兄，史蒂芬是他在耶鲁的同学，大家一见如故，相处得十分融洽。不久，伯驾向总部报告了他们的健康状况：史蒂芬很健康；畏三卫精力充沛，也比较健康；裨治文的身体状况欠佳。③ 同年11月，因气候不适，伯驾本人患了严重痢疾，加之无法找到合适的中文教师，因此，郭雷枢等人建议他转赴新加坡学习中文。1834年底，伯驾抵达新加坡。他在学习中文之余，开设了一家诊所免费为当

---

① Chinese repository, Vol. IV: 386 – 389.
② 爱德华·V. 吉利克. 伯驾与中国的开放 [M]. 董少新，译. 桂林：广西师范大学出版社，2008：18 – 22.
③ 爱德华·V. 吉利克. 伯驾与中国的开放 [M]. 董少新，译. 桂林：广西师范大学出版社，2008：28.

地华人治病，这为他融入华人社会积累了经验。

1835 年 11 月 4 日，伯驾重返广州，以年租金 500 美元从十三行行商领袖浩官处租得新豆栏街丰泰行第 7 号商馆，建立了"广州眼科医院"（俗称"新豆栏医院"）。伯驾此举并非美部会的指示，纯属个人行为。虽然开业之初门庭冷落，但他以精湛的医疗技艺很快打开了局面，第一季度门诊量就达 925 人次。广州眼科医院不仅收视门诊病人，而且率先引进病人"住院"制度。据伯驾写给美部会的第一份季度报告："该房屋的二楼有一个大厅，可以提供 200 个舒适的座位，让患者候诊。此外，这座房屋还可以为 40 多位患者提供临时住处。"① 医院内部有明确的功能划分，例如设有接待处、诊断室、配药室、手术室、观察室与住院护理室。为使医疗活动有序化，伯驾在病人入院后先发放以竹片制成的长方形号牌，按号码次序进行诊疗。"门卫配备了竹牌，上面用中文和英文写有号码，一个竹牌就是一张通往医院二楼的通行证，在二楼的大厅中，患者们按到达的先后顺序接受治疗。"② 这种方式以后被在华教会医院广泛使用，形成了我们今日熟知的"挂号制度"。此外，它对住院病人和门诊病人有详细的病案记录，对重要的病例有专门报告，由此形成了对疾病的分类和分析。这不仅有利于对病人的管理和跟踪，而且也是临床医学教育规范化的基础。因此，广州眼科医院被公认为中国近代首家西式医院。

当然，美部会未必关心上述医疗活动的具体细节，它最关心的是传教是如何进行的，效果如何。在同期写给美部会的报告中，伯驾提到他如何利用与病人接触的机会向他们传播基督福音，如何把治疗的成功或奇迹归功于上帝的力量或仁慈，如何把病人对医生的感激转变为对上帝的感恩。即便远在美国，美部会总部的管理者也能想象这样的画面：在拥挤的伯驾眼科医院，一群无助的病人感恩地接受了基督福音。如果一切真如伯驾描述的那样，这种行医传教模式无疑是值得大力推广的。

伯驾开创的医学传教模式，简单地说就是医疗搭台，传教士唱戏。最初，搭台与唱戏的可能都是医学传教士本人，但渐渐地，医学传教士主要负责搭台，而唱戏者却是专门的传教士。爱德华·V. 吉利克对伯驾有十分中肯的评价：他并非世界范围内第一位严格意义上的医学传教士，却是最早的先驱者之一和最有影响力的一位，充当了其他医学传教士的典范。正是由于他们的成功推动，行医

---

① Chinese repository，Vol. IV：461.

② Chinese repository，Vol. IV：462.

传教成为 19 世纪新教在全球范围内普遍采用的一种独特的传教手段。^①

郭雷枢的倡议书和伯驾的成功实践终于打动了欧美海外传教机构，从而使医学传教士（Medical Missionary）成为一种制度化角色："由差会派遣或雇佣的医生，他们领取差会工资，自愿将医疗工作和差会利益联系在一起。"^② 通俗地说，医学传教士就是端教会饭碗的医生，扮演医生和传教士双重角色，在医治病人肉体的同时拯救他们的灵魂。从某种意义上说，医学传教士职业是医生职业的一个亚类，从事这一职业的人认为自己首先是一位专业医生，这是他们有别于一般传教士的根本所在。事实上，当时欧美海外传教机构在挑选医学传教士时，首先考虑的是候选人的医学专业背景以及行医经历，一些入选的医学传教士甚至曾在欧美的著名医疗机构工作过。

伯驾之后，亚洲的中国、印度、日本、朝鲜、印度尼西亚以及非洲、南美洲、大洋洲的许多国家和地区，都出现了医学传教士的身影。他们在教会的支持下，开办医院、诊所，甚至在条件许可的情况下，开展医学教育与研究工作。据 1907 年的统计，全球已有 781 名医学传教士，其中英国派遣 395 人，美国和加拿大派遣 386 人；在华医学传教士 398 人。^③ 中国聚集了全球半数以上的医学传教士，成为最壮观的医学传教舞台。

二、中华医务传道会

在伯驾开创的医学传教模式中，医院、诊所等固定的医疗场所是重要的平台，它们的规模与持久性直接影响传教的效果。由于美部会对广州眼科医院不提供经费扶持，因此要将眼科医院维持下去，并进而将这种医学传教模式推向中国其他地区，首先要解决的是资金问题。于是，1836 年 10 月，伯驾、郭雷枢和裨治文联名发表了一份倡议书，希望建立一个协会组织为英美各差会派遣的医学传教士提供帮助和筹措资金。倡议书说：

> 鉴于医疗实践有望在中国人中产生良好效果，尤其有助于中国人与外国人之间的友好交往，从而促进欧美艺术与科学的传播，并最终使基督福音替代现在仍主宰中国人灵魂的迷信观念。我们决定建立中

---

① 爱德华·V. 吉利克. 伯驾与中国的开放 [M]. 董少新，译. 桂林：广西师范大学出版社，2008：183.

② 高晞. 德贞传：一个英国传教士与晚清医学近代化 [M]. 上海：复旦大学出版社，2009：74.

③ The China medical missionary journal, 1908（3）：196.

华医务传道会（Medical Missionary Society in China），其宗旨在于：

第一，为那些以医学传教士身份到中国来的人们，一旦抵达这个国家，就可以从这里获得所需的帮助与信息。

第二，通过这个协会使他们能够迅速开展医疗服务，同时可以安排他们学习语言，以便他们将来能够在这个国家中外国人迄今未能自由前往的地方行医。

第三，我们不准备委派个人参与这项工作，只是接收并协助那些由英国和美国的传教会派遣的医务人员。因熟悉这里的情形，我们特别希望选择具有适合素质的人员。

第四，在协会成立前，我们接受任何为帮助达到此目标而捐赠的款项，并合理使用它们，以期尽快推进这一事业的发展。[①]

由于各种原因，这一倡议并没有引起预期的反响。直到 1838 年 2 月 21 日，中华医务传道会才在广州举行正式成立大会。大会决定成立一个管理委员会来履行医务传道会的职责，它包括会长、副会长、记录员、通信秘书、出纳员与审计员。郭雷枢在大会召开前已回英国，此后再未回来，但仍被公推为会长，其声望由此可见一斑。首次大会人员名单为：会长郭雷枢，副会长伯驾、裨治文，记录员安德森，通信秘书金查理，出纳员阿切尔，审计员格林。

大会对会员资格作了明确规定：每年捐款 15 美元者为年度会员；一次捐赠 100 美元者为终身会员；捐赠 500 美元者则可成为终身董事。结果，颠地、英格利斯、渣甸、马地臣、佩斯顿吉和怀特曼 6 人为终身董事；安德森、阿切尔、郭雷枢、格林、义律、马儒略、奥立芬和浩官等 42 人为终身会员；年度会员 9 位，其中 3 位女性捐助者中有郭雷枢夫人。为加强与英、美两国本土教会团体和医疗机构的联系，中华医务传道会计划在英、美两国设立九个代理处。其中英国伦敦两个、爱丁堡和格拉哥斯各一个；美国波士顿、纽约、费城、巴尔迪莫和华盛顿各一个。大会还决定每年 9 月召开年会，以选举官员和处理会务，但应管理委员会或五位以上会员请求，可以举行特别会议。在管理委员会下设置一个图书馆和一个解剖博物馆，收藏自然或病态的解剖标本以及有关奇特疾病的画像。[②]

中华医务传道会成立后，随即以广州为中心逐渐向外扩展医疗传教活动。

---

① 转引自：谭树林. 美国传教士伯驾在华活动研究（1834—1857）［M］. 北京：群言出版社，2010：130.

② 嘉惠霖，琼斯. 博济医院百年［M］. 沈正邦，译. 广州：广东人民出版社，2009：65 - 66.

广州眼科医院是重点扶持对象，1838 年 7 月经过维修后，医院不仅门诊量进一步增加，而且能够进行一些高难度的手术。据记载，1844 年 7 月 17 日，伯驾成功进行了首例膀胱结石摘除术；1846 年秋天，美国医生杰克逊与莫顿发明了麻醉手术，次年伯驾就将其引入中国。这从一个侧面表明，当时广州眼科医院在临床新技术的应用上，几乎与欧美的大城市医院保持一致。此外，中华医务传道会还在香港和澳门各建立了一家医院。1855 年，伯驾出任美国驻中国大使，推荐嘉约翰（J. G. Kerr）掌管广州眼科医院。次年，第二次鸦片战争的战火将广州眼科医院夷为平地；1859 年，嘉约翰择址重建，取名"广州博济医院"。以广州博济医院为依托，当时广州及周边的佛山、东莞、江门、韶关等地也相继建立了不少诊所，其中一些后来扩展为教会医院。

随着第一次鸦片战争与《南京条约》的签订，中国被迫割让香港岛，开放广州、福州、厦门、宁波、上海五处为通商口岸。中华医务传道会的影响，逐渐由广州及其周边地区波及其他通商口岸。据统计，1835—1845 年，共有 14 位医学传教士相继来华，其中，雒魏林、合信、玛高温、高明、合文、戴华尔等人在澳门、香港、厦门、福州、上海、宁波等地开展的医药传教活动，或多或少与中华医务传道会相关。我们从雒魏林与中华医务传道会的合作中，可以大致了解其运作方式。

雒魏林（William Lockhart）1811 年出生于英国利物浦一个基督教家庭。1827 年，成为药剂师学徒，此后相继在都柏林米斯医院和伦敦盖依医院深造；1833 年、1834 年，分别通过药剂师公会与皇家外科医师协会考试，获外科医师与药剂师开业资格。1838 年，雒魏林被伦敦传教会任命为对华医学传教士，1939 年初到达澳门，成为继伯驾后进入中国的第二位医学传教士。此后不久，雒魏林参加中华医务传道会，并在其直接资助下在澳门、舟山、香港等地断断续续开展医学传教活动。中华医务传道会为雒魏林提供医院、住所以及必要药品与医疗器材的开销，他的年薪及从事传教的相关费用则由伦敦会负责。1844 年初，雒魏林转赴上海行医传教，一手创办上海首家西式医院——仁济医院。尽管他仍然拥有中华医务传道会聘任医生的身份，甚至以中华医务传道会上海委员会的名义为仁济医院募集资金，但仁济医院的所有权并不属于中华医务传道会。① 用今天的话语，仁济医院是借中华医务传道会之壳上市，独立运作。

从中华医务传道会产生的历史背景、组织结构、运行机制及实际开展的活动看，它具有如下显著特征。

---

① 有关上海仁济医院的创办过程，可参见苏精. 西医来华十记 [M]. 北京：中华书局，2019.

其一，它是一个以传教为根本目的的医疗慈善组织。中华医务传道会成立时，清王朝的禁教国策依然十分严厉，因此，新教传教士选择免费医疗救助活动作为传教手段。形象地说，就是把传教的目的隐藏在柳叶刀下。熊月之认为，尽管西医传入之初，免不了会遭到人们的怀疑与猜忌，但有两种人会前来就诊，一是无力求医买药的贫民；二是中医无法医治、生命垂危的病人（即使是富裕家庭出身）。在许多地方，传教士都是通过免费施医，树立自己的慈善形象，建立西医的信誉。①

但免费医疗服务，终归需要有人来买单。伯驾开办的广州眼科医院，虽然也有少数自愿付费的病人，但并不足以支撑它的日常运转。伯驾说："每个月的情况都确实说明，迅速组建医务传道会是合乎时宜的；通过它及在这里和欧洲的朋友们发挥作用，才有可能满足这种需求。"② 这成为中华医务传道会产生的直接动因。为了筹集资金，中华医务传道会的会员制度带有明显的功利性色彩，首批6位终身董事都是清一色的英美商人或英国商馆官员，42位终身会员与9位年度会员，绝大多数都不具备医学专业素质。事实上，当时广州的英国怡和洋行、美国旗昌公司等是中华医务传道会最重要的经济后援。③ 就中华医务传道会的事业而言，这种会员资格设计当然无可厚非，但会员资格的"捐款"色彩，对中华医务传道会向真正医学社团转变产生了阻滞作用。

1840年7月，广州眼科医院因第一次鸦片战争而暂时关闭。此后两年，伯驾以中华医务传道会的名义游历欧美，在华盛顿、纽约、费城、波士顿、伦敦、爱丁堡、巴黎等大城市巡回演说，大力宣传他在中国的成功经验，为中华医务传道会筹集资金和医药器材。伯驾的传奇打动了欧美的达官显要和成千上万的善男信女，他们不仅捐赠了5000多美元现金和大量医药器械，而且在纽约、费城、波士顿、伦敦等地建立了中华医务传道会后援会。这些海外慈善捐款虽然支撑了中华医务传道会的早期活动，但显然难以让其扩大规模，成为名副其实的区域性或全国性的医疗组织。

其二，它是早期来华医学传教士的中介服务机构。中华医务传道会的章程写得很清楚，它不为自己聘请的来华医学传教士提供任何物质报酬，只为他们提供医院、药品、器械以及学习中国语言、适应生存环境等方面的服务；这些

① 熊月之. 西学东渐与晚清社会 [M]. 北京：中国人民大学出版社，2011：580.
② 嘉惠霖，琼斯. 博济医院百年 [M]. 沈正邦，译. 广州：广东人民出版社，2009：56.
③ THOMSON J C. Semi-centennial of the medical missionary society [J]. The China medical missionary journal, 1887 (3)：101-114.

医学传教士的薪水由派遣他们的英美教会负责，继续维持与所属教会的关系。显而易见，这是一种互惠互利的双赢格局，派遣医学传教士的教会免除了开办医院和医药设备的负担，而中华医务传道会则获得了无须支付薪水的医生。在1840年第一次鸦片战争前后一段时期，新教的传教空间仅局限于广东、福建一隅的广州、澳门、香港和厦门等地，对初来乍到的医学传教士，中华医务传道会提供的服务无疑是十分有价值的。合信、雒魏林、玛高温、高明、合文、戴华尔等人开展的医药传教活动，的确一度接受过中华医务传道会的领导与管理。但随着新教传教空间的逐渐扩大，以当时的交通与通讯条件，这种所谓领导与管理的效果当然也就不难想象。事实上，中华医务传道会的财力并不足以为来华的医学传教士提供源源不断的支持。雒魏林在上海开展的医疗活动从一个侧面表明，一旦医学传教士对中华医务传道会无经济上的依赖，两者的关系也就渐行渐远。

其三，它是广州眼科医院（博济医院）的经济支柱与实际管理者。1838年中华医务传道会正式成立时，宣称它的宗旨是推动医药传教在整个中华大地的开展。但从实际运作看，它的工作重点始终是广州眼科医院。中华医务传道会既是它的业主与信托人，又是它日常工作的管理者。从创办到1935年归入岭南大学，广州眼科医院运作资金主要来自中华医务传道会，因此，它也称为医务传道会医院。例如，嘉约翰的墓志铭上分明写着：执掌医务传道会医院凡四十五年。同期，凡是与博济医院相关的法律文本，均以中华医务传道会名义签署。事实上，中华医务传道会与博济医院是会院一体，两块牌子一套人马。这为1845年中华医务传道会的内部分裂埋下了隐患。

中华医务传道会成立后，获得了居住广州的英、美两国商人及侨民的经济支持，这些人也是会员主体。但随着1842年《南京条约》的签订，香港成为英国殖民地，不少英国公司和侨民由广州移居香港。由于居住在香港的会员（主要是英国人）逐渐增多，他们要求学会会址迁移香港，年会轮流在广州和香港举办，并对伯驾在欧美募集到的资金的归属和使用产生了质疑。在他们看来，如果以中华医务传道会的名义募集到的资金与医药器材仅仅用于广州眼科医院的话，它就配不上"中华医务传道会"这一名称。由于双方未能达成一致，结果中华医务传道会一分为二，广州医务传道会与香港医务传道会均以郭雷枢为会长，并宣称自己为正宗。[①] 这一分裂使广州医务传道会逐渐成了一个以美国人

---

① 王吉民，伍连德. 中国医史 = History of Chinese medicine［M］. 上海：上海辞书出版社，2009：337.

为主的组织，而香港医务传道会则以英国人为主。这一事件削弱了中华医务传道会原本就算不上强大的团队力量，对它的未来发展产生了极大的负面影响。

按理，中华医务传道会应把医学传教士作为会员的主体，并明确他们应有的义务和权利。但自打成立后，它在组织制度建设方面乏善可陈。虽然中华医务传道会每年都举行年会，但参与者只是博济医院管理委员会的几位成员，而非会员代表。年会的议题大多围绕资金的募集与医院的管理方面，很少涉及纯学术问题。至于中华医务传道会领导层的正常选举与更替，更是根本谈不上。众所周知，郭雷枢作为中华医务传道会的主要发起人，1838 年被公推为首任会长，这应该说是众望所归。但他在会长位置上一坐四十多年，直到 1879 年逝世，这就极为不正常。要知道，这四十多年，郭雷枢一直住在英国，几乎没有参与中华医务传道会的任何实际事务。如果连学会的会长都不参与学会的实际事务的话，那就很难指望一个学会能发展壮大。

与近代欧美的医学社团相比，中华医务传道会最大的短板在于一直未能创办一本供医学传教士们进行医学交流的医学期刊。创办之初，中华医务传道会对在中国发展医疗事业可能给医学本身带来的好处还是有清醒认识的。在伯驾、郭雷枢等人看来，不同国家在某些疾病的流行以及民众免疫力方面的差异，并不亚于国家之间土壤与物产的差异。因此，对中国的疾病分布与流行状况进行调查研究，本身有重大医学价值。为此，他们希望与中华医务传道会有关系的各地医院与诊所，积累疾病的文献。但这一学术研究取向基本没有得到落实，它始终缺少一条联系全国各地医学传教士的纽带。不可否认，中华医务传道会有一年一度的年会制度，并形成了每年的年度报告，这也是后来者了解、研究它的重要史料。但这种年度会议主要讨论的是医院管理事务问题，年度报告主要是提供给美部会等传教机构的工作总结，很少涉及学术问题。

综上所述，中华医务传道会只是一个介于宗教与医学之间的社会慈善机构，而非严格意义上的医学社团。这种现象的出现有历史必然性：一方面，近代西医在中国的传播，并非中国人的主动选择，而是由西方殖民势力与新教传教机构合力推动。在清政府严禁外国人自由传教的背景下，行医的确是传教的最佳途径，这直接促成了中华医务传道会的产生。另一方面，尽管中华医务传道会大力鼓动，但 1860 年前来华的医学传教士毕竟很少。据统计，1805—1860 年，来华的新教传教士不足 100 人，其中医学传教士也就 20 人。[①] 虽然

---

① THOMSON J C. Medical missionaries to Chinese [J]. The China medical missionary journal, 1887 (2): 45 – 59.

第二次鸦片战争后来华的医学传教士有了大幅增加，但中华医务传道会的内部分裂、组织制度的欠缺，以及 1860 年后上海取代广州成为中西文化交流中心等错综复杂的因素，使中华医务传道会终究未能转变为一个全国性、学术性的医学社团。但无论如何，中华医务传道会对鸦片战争前后西医在中国传播起了积极推动作用。它对医疗卫生资源的整合与管理，从一个侧面反映了近代西医活动的社会化与组织化特征，也为后来博医会的建立作了必要的铺垫。

三、博医会及其主要事业

1840 年、1858 年爆发的两次鸦片战争，是中国近代史的转折点。中国因战败而被迫与英国、美国和法国签订了《南京条约》《望厦条约》《黄埔条约》《中法天津条约》《中英北京条约》等一系列不平等条约，割地赔款，相继开放一批沿海沿江通商口岸，由闭关自守进入不平等条约时代。在《中法天津条约》（1858 年）中，清政府承诺保障天主教传教士在中国各地自由从事宗教活动；保障中国臣民有权进行基督教活动而不受惩罚；允许天主教传教士在中国各省租赁或购买土地，并可随意在上面营造建筑物。由于此前签订的几个条约均附设有最惠国条款，新教传教士也自动获得这一特权。对它们来说，这意味着自由传教时代的来临，医学不再是传教士的特洛伊木马。

在新形势下，一方面，欧美各宗教差会纷纷增派传教士来华。据统计，1870 年中国仅有大约 250 名天主教传教士，1875 年上升为 485 人，1900 年达 886 人；同期新教传教士人数的增长更为显著：1860 年前不足 100 人，1874 年为 436 人，1889 年约为 1 300 人，1905 年为 3 445 人。其中，1860 年前医学传教士不足 20 人，1887 年大约 150 人，1900 年达 300 人左右。1860 年派遣新教传教士的差会不超过 10 个，1905 年则达到了 63 个。[①] 另一方面，医学传教活动出现了行医与传教的两极分化趋势，医学传教士的双重角色也开始产生冲突和错位。我国学者杨念群认为，从宗教社会学的理念看，医学传教士这一角色是西方理性裂变的域外表现，是基督教体系服从于西方权力话语对非欧洲世界进行边界界定的附生产物。在异质的中国文化中，医学传教士在如何使中国人界分"宗教"与"科学"的功能、分辨医学传教士行医与传教的双重角色等方面陷入了困境。中国巨大的医疗需求，使来华的医学传教士普遍陷入繁忙的医务活动中，从而悄悄改变了以传播基督福音、拯救灵魂为第一使命的原始动

---

① 费正清，刘广京. 剑桥中国晚清史：1800—1911：上卷 [M]. 北京：中国社会科学出版社，2007：538 - 540.

机，把对肉体的治疗视为首要责任。①

当时，医学传教士内部对自身的角色定位产生了分歧。以嘉约翰和马根济为代表的正统医学传教士义无反顾地强调医学传教士的双重角色，认为减轻身体的痛苦和救助精神上的贫困同样都是基督教徒的职责。以德贞为代表的少数激进派，则反对继续将行医和传教捆绑在一起，认为利用医学手段拓展传教通道、消除偏见只是暂时性的，并不具备永恒价值与普世意义。② 但绝大多数医学传教士基于医学传教士受宗教机构派遣这一现实，原则上认同医学传教士有传教的责任，但主张其有限的精力应放在医疗服务方面。他们希望医学传教活动能成为教会事业的一个相对独立的部分，医学传教士能够拥有自己独立的医学专业组织。

契机出现于 1886 年，在华医学传教士打算派代表出席次年 9 月在美国华盛顿举行的第九届国际医学大会，但国际医学会只接纳各国或地区正式医学团体的代表。于是，时任上海同仁医院院长的美国医学传教士文恒理（H. W. Boone）倡议成立"中国教会医学联合会"，并由上海的 4 位医学传教士帕克（Park）、赖夫斯奈德（E. Reifsnyder）、格里菲斯（E. M. Griffith）和古克（Guliek）组成筹备委员会，迅速开展以下三项工作：

（1）推举学会的首届理事会成员。具体名单为：会长嘉约翰，副会长马根济（J. K. Mackenzie，华北地区）、文恒理（上海地区）、莱尔（A. Lyall，广州地区）、戴斯（W. H. Deas，武昌与汉口地区）、惠特尼（H. T. Whitney，福建与台湾地区），秘书兼司库格里菲斯，监督员阿特伯里（Atterbury）、杜思莱特（Douthwaite）、梅因（Main）、毕比（Beebe）、莫尼茨（Mcleish）、温尼安（Wenyon）。

（2）筹备发行会刊，由嘉约翰任主编，赖夫斯奈德、格里菲斯和杜思莱特任编辑。

（3）推举伯驾、文恒理和杜思莱特代表学会参加第九届国际医学大会。③

嘉约翰 1824 年出生于美国俄亥俄州，1847 年毕业于费城杰弗逊医学院，后在俄亥俄州南部行医 7 年。1855 年，他应邀来华接替伯驾掌管广州眼科医院，后将其打造为当时国内乃至远东第一流的教会医院——广州博济医院。在此期间，嘉约翰不仅以其精湛的外科技艺诊治了成千上万的中国病人，而且创

① 杨念群. 西医传教士的双重角色在中国本土的结构性紧张 [J]. 中国社会科学季刊，1997 (1).

② 高晞. 德贞传：一个英国传教士与晚清医学近代化 [M]. 上海：复旦大学出版社，2009：105.

③ 王吉民，伍连德. 中国医史 = History of Chinese medicine [M]. 上海：上海辞书出版社，2009：464.

办了中国近代第一所西医学校，亲手翻译大量西医书籍。可以说，他是当时中国最具声望与影响力的医学传教士，被公推为学会首任会长和会刊主编，可谓实至名归。

1887 年，《博医会报》（*The China Medical Missionary Journal*）创刊号刊载的《博医会章程与附则》，确定学会正式名称为 "The China Medical Missionary Association"，中文简称 "博医会"①。宗旨为：①在中国人之间促进医学科学的发展，交流在华医学传教士间的各种工作经验；②培养及促进教会工作与医学科学的进展；③保持在华正规医业的联合与协调，以保存品格、旨趣及友爱的荣誉。此外，它还对会员资格与入会程序作了明确规定：

章程三

凡正规医学院校毕业，具有宗教差会派遣证明的任何国籍的医师，经一名正式会员在正式会议中书面推荐，并在下次正式会议中经三分之二会员投票通过，认同学会章程和派遣差会的协议，即可成为会员。

章程四

本会会员分为三类：①正式会员：仅限在华医学传教士；②名誉会员：服务于在华非宗教医疗机构的医生；③通讯会员：世界范围内的医学传教士以及博医会投票选举的其他人员。其中名誉会员与通讯会员无选举权与被选举权。②

显而易见，博医会正式会员仅限于在华医学传教士，但名誉会员与通讯会员的设置，一定程度上反映了其会员制度的开放性与灵活性。虽然这一会员制度带有为人诟病的宗教与封闭色彩，但其宗旨将促进医学科学在中国的发展置于首要位置，而且十分强调入会者的医学专业资格或背景，这说明它主要是一个医学社团。博医会成立后迅速获得了世界医学会的承认，应邀派代表参加了1887、1891、1895 年相继在美国华盛顿、德国柏林和意大利罗马举行的第九、十、十一届国际医学大会。

博医会采取会长制度，设有会长 1 名、副会长 5 名（华北区、华中区、华东区、广州地区、福建与台湾地区各一名）、秘书和财务各 1 名、监督员 6 名。

---

① 1908 年前，该会无中文名称，多直译为 "中国传教会医学会" 或 "中国教会医学联合会" 等。1907 年第二次会员大会征集学会中文名，经反复筛选，由高似兰确定为 "博医会"，会刊相应为《博医会报》。

② The China medical missionary journal, 1887 (1)：32.

上述 14 名职员由会员投票选举产生，不得连任两届；14 名职员有权从他们之中选举产生执行理事会。① 理事会作为管理机构，制定大政方针、总管全会事务尤其是会刊《博医会报》的出版发行、协调和监督各部门与分会工作。博医会领导层的更替基本遵循民主选举原则，独立存在的 40 余年，共计产生 20位会长，平均每位任期约两年，无人任职两届以上，具体情况见下表：

表 1－1　1932 年与中华医学会合并前博医会历任会长

任次	年份	姓名
1	1886	嘉约翰
2	1889	文恒理
3	1890	莱尔
4	1892	杜思莱特
5	1895	阿特伯里
6	1897	惠特尼
7	1899	毕比
8	1901	霍奇
9	1903	尼尔
10	1905	克里斯蒂
11	1907	斯图尔特
12	1910	高似兰
13	1913	梅因
14	1915	维纳布尔
15	1917	达文波特
16	1920	约翰逊
17	1923	柯克
18	1925	科克伦
19	1926	福勒
20	1928	胡惠德

---

① Constitution and by-laws of the Medical Missionary Association of China ［J］. The China medical missionary journal，1887（1）：32－34.

为方便各地会员之间的交流，博医会还建立了分会制度，规定有 3 名以上会员的地区可建立博医会分会。1932 年与中华医学会合并前，博医会相继在南京、上海、汉口、香港、北京、天津、苏州、长沙、广州、台湾等地建立分会，甚至在朝鲜、马来亚和欧洲的一些国家也有分会。这些分会不仅在推动当地医学传教、医院建设、医学教育、公共卫生等方面发挥了重要作用，而且对总会事务做出了应有的贡献。

博医会作为正规医学社团的根本标志，是建立了以"年会制度"和会刊《博医会报》为平台的学术交流机制。年会是各地会员代表选举学会职员及各专业委员会成员、商讨学会大政方针、交流学术与工作经验的重要途径。1890年，博医会首次大会与在华基督教第二次全国代表大会同期在上海举行。本次大会的中心议题是医学教育，时任会长文恒理以"中国的医学教育"为题向大会致辞。他高度赞扬了半个多世纪以来，伯驾、合信、德贞、嘉约翰等医学传教士在医学教育方面开展的工作和取得的成果，但同时认为，师徒制和分散、孤立的小规模医学校已不适应西医在中国快速发展的需要。因此，各差会应联合起来，实现医学资源的整合，创办正规、大型的医学院。[①]

由于中日甲午战争、日俄战争以及义和团运动对医学传教活动产生的巨大冲击，博医会第二次大会延迟到 1905 年才得以举行。此后，博医会大会进入良性运行状态。尤其值得一提的是，1913 年博医会在北京举行第五次大会时，时任民国大总统袁世凯接见了与会代表。这从一个侧面表明，当时中国政府对博医会是极为认同的。截至 1932 年与中华医学会合并，博医会共举办了 12 次大会，具体情况如下表所示：

表 1-2 1932 年与中华医学会合并前博医会历次大会

届次	年份	地点	参加人数	备注
1	1890	上海	30	与在华基督教第二次全国代表大会联合举行
2	1905	上海	38	
3	1907	上海	不详	
4	1910	汉口	68	
5	1913	北京	85	

---

① BOONE H W. Medical education for Chinese [J]. The China medical missionary journal, 1890 (3): 109 - 114.

（续上表）

届次	年份	地点	参加人数	备注
6	1915	上海	113	
7	1917	广州	82	与中华医学会联合举行
8	1920	北京	210	与中华医学会联合举行
9	1923	上海	188	
10	1925	香港	165	与英国医学会香港分会联合举行
11	1926	北京	不详	
12	1929	上海	144	

会刊《博医会报》开设的主要栏目为：社论、公告、论著、内外科进展、书评、医院报道、学会报道、福音传播、护理和编读往来等。对办刊方针，文恒理在 1887 年创刊号上发表的《博医会的未来工作》一文中作了大致描述："报道中国各省的地质矿产、动植物、食物供应以及气象和自然地理等状况；调查探讨主要疾病及其流行的原因，介绍各地诊所与医院的工作。"① 从 1887 年创刊至 1905 年，《博医会报》为季刊，1905—1923 年为双月刊，1924—1932 年与中华医学会《中华医学杂志》英文版合并前为月刊。据医史家王吉民先生考证，《博医会报》与《海关医报》（1871 年）是 19 世纪末、20 世纪初国内仅有的两种正常出版发行的医学期刊。

博医会的其他事业，主要由各专业委员会及各地分会负责开展。从 1887 年至 1932 年与中华医学会合并为止，博医会理事会相继下设了名词、禁烟、学术研究、翻译出版、公共卫生、医学教育、医院管理和医学伦理等专业委员会。这些专业委员会所进行的具体工作，反映了博医会作为一个医学社团的主要功能在于全面推动西医在中国的学科建设与发展。其中，最为重要和有影响的几项工作可归纳如下：

（一） 医学名词的统一与标准化

中国近代科学从西方移植而来，在相关书籍的翻译过程中，如何准确、简明地用中文表达科学名词的意义，并形成一套统一的中文科学名词体系十分重

---

① BOONE H W. The medical missionary association of China： – its future work ［J］. The China medical missionary journal, 1887 (1)： 1 – 5.

要。由于早期翻译的西方科学书籍以西医书籍为主，因此，医学名词的规范与统一工作率先开展。但中西医分属两种不同的医学体系，很多西医名词在翻译过程中难以找到恰当的、与其相对应的中医词汇。为解决这一问题，早期的译述者大多在其译著后附录英汉名词对照表，以便读者参考比较。例如，美国浸礼会医学传教士德万（T. T. Devan）1847 年在香港出版的《中国语启蒙》中就收录了英汉对照的解剖学、药物学术语，是统一医学译名的第一次尝试。不久，专门编印的英汉医学名词和术语著作也陆续问世，例如，英国伦敦会医学传教士合信把自己译述《西医五种》所用的专门名词、术语分类编排，集成《英汉医学词汇》出版。① 但医学名词统一是一项浩大工程，仅凭少数医学传教士的努力无异于杯水车薪。

1886 年博医会诞生，为有组织地开展医学名词统一工作创造了条件。1890 年博医会首次大会正式成立名词委员会来负责相关工作，由嘉约翰任主席，成员有威尔逊、亨特、多斯怀特、波特、高似兰。虽然此后十年这项工作进展十分缓慢，但还是取得了不俗成绩：1894 出版了《疾病名词词汇》，1898 年出版了《眼科名词》以及惠特尼的《解剖学名词》和波特的《生理学名词》等。1900 年，博医会对名词委员会进行改组，由惠特尼担任主席、高似兰担任秘书，并增补聂尔东、师图尔和纪立生为委员。1901 年，名词委员会在上海举行首次会议，经六周反复讨论、商议，审定通过了解剖学、组织学、生理学、药理学和药物学名词。名词委员会将成果编印成册，分发博医会会员，要求他们在工作与翻译中以此为标准，并提出进一步修改意见。1904 年举行的第二、三次会议，讨论审查了病理学、内科、外科、妇产科、药物学和细菌学名词。以此为基础，1908 年，名词委员会编辑出版了《英汉医学词典》和《医学词典》（中文）。1910 年，博医会名词委员会与翻译出版委员会合并为编译出版委员会，它是清末民初最为重要的西医书籍翻译与出版机构。1915 年后，在博医会的倡议与推动下，中国本土医学社团与教育机构陆续加入了医学名词统一与标准化工作。

（二）教会医院管理与医学教育

教会医院的数量、规模和地域分布是衡量医学传教业绩的重要指标。张大庆依据同仁会编辑的《中华民国医事综览》与王吉民、伍连德合著的《中国

---

① 张大庆. 早期医学名词统一工作：博医会的努力和影响 [J]. 中华医史杂志, 1994, 24 (1): 15-19.

医史》，合成了 1840—1911 年欧美国家在中国建立的教会医院的时空分布表（包括 120 家教会医院）。① 据此进行统计分析，1886 年博医会成立前建立的教会医院仅 34 家，约占 28%，且主要集中分布于上海、广州和汉口等大城市。1886 年后建立的则为 86 家，约占 72%。除沿海地区外，内陆省份如安徽、湖南、江西、四川等地的教会医院有较大增加。此外，1886 年后教会医院的发展呈现出以下两个特点：

其一，教会医院的专业水平普遍有所提高。早期陆续来华的医学传教士，大多先接受系统的神学培训，然后再攻读医学学位。虽然其中不少人拥有医学博士学位，但实际接受医学专业培训的时间仅两三年，医学专业水平可想而知。1886 年后来华的医学传教士绝大多数是毕业于正规医学院校后才接受宗教方面的专门培训，一些医学传教士甚至没有接受过宗教方面的正规培训，仅仅是普通的基督教徒。医学传教士数量与医学专业素质的提高，无疑推进了教会医院的专业化发展。1907 年，博医会第三次大会甚至规定，每所教会医院至少要有两名医学传教士。

其二，教会医院逐渐由慈善救济转向自养。伯驾时代的教会医院或诊所多以慈善救济面目出现，虽然能吸引大众，但要长期持续和扩大规模却不现实。因此，19 世纪后期教会医院纷纷寻求自养，其经费来源除社会各界捐赠外，主要靠收取病人费用。收费制度的出现，标志着教会医院市场化运行时代的来临，使医院管理和医患关系发生了实质性的改变。事实上，20 世纪初期，北京、上海、广州等大城市的著名教会医院，如北京协和医院、上海同仁医院和广州博济医院等，因其高昂的治疗费用而被称为"贵族医院"。

医学教育方面，1886 年前成立的教会医学校仅广州博济医校（1866 年）、苏州医院医学校（1883 年）和南京广济医校（1884 年）三所。1886 年后，在博医会与中国基督教教育委员会大力推动下，相继出现了南京斯密斯纪念医院医学校（1889 年）、济南医学校（1890 年）、苏州女子医学校（1891 年）、上海圣约翰大学医学院（1896 年）、广州女子医学校（1899 年）、济南共和医学堂（1904 年）、北京协和医学堂（1906 年）、汉口协和医学校（1909 年）、华西协和大学医学院等教会医学校。其中的一些教会医学院校已由多家传教差会共办，故冠以"协和""共济"等名，这无疑使教会医学院校的规模与水平有所提升。1910 年，博医会举行的第四次大会将统一教育标准及教会医院工作标准提到议事日程。有学者认为，博医会对近代中国医院建设与医学教育制度

---

① 张大庆. 中国近代疾病社会史：1912—1937 [M]. 济南：山东教育出版社，2006：59.

化的主要贡献在于相关标准的制定。博医会下属的医学教育委员会、医院管理委员会和医学伦理委员会，对医学院校课程设置、临床实习、考试以及医院设置的最低标准等都进行了规范，甚至制定了一套适合中国国情与文化的医学伦理规章制度。① 1913、1915 年举行的第五、第六次大会，寻求与中国政府和社会力量合作开办医院与医学院校成为博医会的工作方针。

（三）　中国本土疾病研究

从 19 世纪中期开始，有两个因素促进了热带医学的形成。其一，越来越多的欧美国家加入了海外殖民扩张的行列，而许多尚可扩展势力的地区都属热带性气候，都存在流行的热带病；其二，医学已有能力帮助这些地区基督化、文明化或商业化，对疾病的理解和控制是扩张使命必不可少的组成部分。②

中国辽阔的疆土、区域性的地理与气候差异，使疾病的分布和流行病的特征引起了早期来华的部分医学传教士和外籍医生的重视。早在 1852 年，合信就发表了重要论文《麻风病在中国和东方》。博医会成立前，中国海关税务总局下设的海关医务所是研究中国本土疾病的主要机构。从 1871 年 8 月起，医学传教士贾米森将各港口医务所收集的有关在华外国人和中国人的疾病材料，以半年度报告形式汇集为《海关医报》刊印，持续到 1904 年 3 月共计 67 辑。其刊载了海关医务官及医学传教士收集的大量中国各地疾病材料和分析报告，真实记录了西方流行病学在中国的早期发展状况。③ 尤其值得一提的是，1866—1883 年，英国的曼森（Patrick Manson）医生曾相继出任台湾打狗海关医务官和厦门海关医务官。在此期间，他主要以厦门地区的传染病为研究课题，先后发表了《阴囊淋巴肿、象皮肿及乳糜尿纪要》《关于人血丝虫和厦门丝虫病的进一步考察》《疟血中的新月形体及鞭毛体的性质与意义》等论文，并以此为基础于 1897 年出版了享誉世界的名著《热带病——温暖气候区疾病医疗手册》，被誉为“热带病学之父”。曼森的工作对罗纳德·罗斯（Ronald Ross）产生了直接影响，后者因成功证明蚊子是疟疾传播中的一种恒定媒介，以及发现疟原虫的生命周期与疟疾病之间的详细关系，获得 1902 年诺贝尔医

---

① 陶飞亚，王皓. 近代医学共同体的嬗变：从博医会到中华医学会 [J]. 历史研究，2014（5）：79 – 97.

② 威廉·F. 拜纳姆. 19 世纪医学科学史 [M]. 曹珍芬，译. 上海：复旦大学出版社，2000：186.

③ 马伯英，等. 中外医学文化交流史：中外医学跨文化传统 [M]. 上海：文汇出版社，1993：348.

学与生理学奖。

博医会刚一建立，就声明"欲将中国所有奇难杂症为西人所无者，系告之现居西国诸医，俾互相参究，得以精益求精，登峰造极"①。为此，博医会设立学术研究委员会专门推动这项工作，会刊《博医会报》也开辟了相关专栏登载关于中国本土疾病的论文。1911 年，时为《博医会报》主编的杰菲瑞斯和博医会研究委员会主席马士敦，以此前《博医会报》历年发表的有关中国地方疾病的文章为主体，编辑出版了《中国疾病》一书。该书共 24 章，第1 章论述西医及传统中医在华的医疗实践；第 2 章分析中国的疾病地理分布和疾病分类，其依地理状况与气候因素将中国分为华北、华中与华南三大地区，进而依据相关疾病资料，将中国的疾病统计分布再细分为七个区域，并对各区域的流行性疾病进行了分类；第 3 至 22 章对中国的各类疾病的流行状况与治疗作了分门别类的分析和介绍；第 23 章对导致各种地方疾病病因的中国人的行为与生活方式作了剖析，并提出避免疾病的具体方法，大力倡导公共卫生；第 24 章介绍中国当时主要的教会医院，并对它们的建设提出建议。全书篇幅宏大，共 716 页，是当时中国地方疾病研究的集大成者。其勾勒了流行于中国的各类疾病的谱系，对中国热带医学学科与公共卫生的兴起和发展起了必不可少的前期铺垫及推动作用。②

（四）公共卫生

公共卫生是集预防医学和社会干预于一体的大众卫生活动，需要一定的行政权力保障以及本土民众的广泛参与。对以医学传教士为主体的博医会而言，开展公共卫生事业显然有一定的难度。相较于上述三个方面，博医会在公共卫生方面的工作起步稍晚。

从 19 世纪初期开始，英国对华鸦片贸易给中国人民带来了深重的灾难，并直接引发了两次鸦片战争。有学者认为，由于传播基督福音的空间弥漫鸦片的毒性，对传教活动产生了负面影响。因此，从 19 世纪 60 年代开始，在华传教士联合发起的反鸦片运动成为他们的主要活动之一，也是传教士试图改变中国，推动中国改革的特殊事例。③博医会成立后，迅速以组织形式加入了反对

---

① The China medical missionary journal, 1887 (1)：41 - 42.

② 崔军锋. 中国博医会与中国地方疾病研究（1886—1911）：以《中国疾病》一书为中心的考察 [J]. 自然辩证法通讯，2010，32 (5).

③ 高晞. 德贞传：一个英国传教士与晚清医学近代化 [M]. 上海：复旦大学出版社，2009：409.

鸦片运动行列，并成立了禁烟委员会负责此项工作。博医会不仅从道义上支持中国政府禁止鸦片贸易，而且充分发挥医学团体的功能，从生理、病理和药理的角度分析鸦片对人身心健康的危害，并努力寻找治疗鸦片烟瘾者的医学方法。在《博医会报》最早的几卷中，有关戒烟疗法的文章占有显赫位置。博医会也敦促各地医学传教士与所在地社会机构合作，开办戒烟所。

随着博医会的发展壮大，公共卫生问题成为1910年第四次大会的主要议题之一，并成立了"医学宣传委员会"。在1915年的第六次大会上，伍连德建议博医会以"公共卫生委员会"取代"医学宣传委员会"，并正式开始与中华基督教青年会演说部卫生科合作开展工作。此后不久中华医学会成立，中国博医会公共卫生委员会、中华基督教青年会演说部卫生科和中华医学会公众卫生部共同组建了中华卫生教育联合会，由博医会代表胡恒德任会长、中华医学会代表刁信德任副会长、中华基督教青年会代表毕德辉任总干事，经费由三方分担。该会下设总务组、编辑组、婴儿卫生组、学校卫生组、社团卫生组、牙齿卫生组等，编辑出版了《卫生》《中国卫生宣传》两本大众期刊。作为我国最早提倡公共卫生的机构，中华卫生教育联合会的主要任务是用各种方法教育人民讲究个人卫生、公共卫生和防止传染病。它曾在上海、南京、北京、天津、杭州、福州、厦门、长沙、开封等城市举办卫生展览、组织卫生演讲，放映防治结核病、急救法以及环境卫生等幻灯片，发起大规模文字宣传，开展学校卫生教育，向民众宣传卫生知识。[1]

四、博医会的本土化

博医会会员以在华欧美医学传教士为主体，但生存和发展的社会生态环境，决定它需要不断地注入本土元素，以便顺利、有效地开展各项工作。早在1887年3月《博医会报》正式创刊时，时任上海同仁医院院长文恒理就对此有充分认识，因而特地向两位著名本土人士颜永京、吴虹玉约稿，以壮声威。

颜永京（1838—1908），字拥京，祖籍山东，生于上海。1848年就读于文恒理父亲文惠廉创办的"大美圣公学堂"，1854年被基督教圣公会选派到美国留学，1861年毕业于俄亥俄州建阳学院，获硕士学位。1862年回国后，担任上海英国领事馆翻译，不久加入同文书局，后改任上海租界工部局通事。1868年，颜永京转入教会工作，跟随美国圣公会传教士韦廉臣到湖北武昌传教；

---

① PETER W W. The work of the council on health education [J]. National medical journal of China, 1920 (3): 234.

1871 年接受按立为牧师，参与创办武昌文华书院（华中师范大学前身）。1878
年回上海，协助施约瑟主教创办圣约翰书院，1881 年任校长，主持校务 8 年
之久。圣约翰书院后扩展为圣约翰大学，为纪念颜永京功绩，特将一栋大楼命
名为"思颜堂"。

吴虹玉（1834—1919），江苏常州阳湖县人，1848 年与颜永京一道就读于
"大美圣公学堂"，次年受洗入教。1854 年，吴虹玉移民美国，主要以报馆印
刷工为生，1860 年加入美国籍。美国南北战争期间，曾在北方军队服役。
1864 年回国后委身美国圣公会从事医学传教工作。1866 年，在上海虹口培恩
路开办"同仁医局"（实际上是一个小诊所），聘请美国浸礼会医学传教士玛
高温前来坐诊。1880 年，"同仁医局"获广东商人李秋萍的巨额资助扩展为
"同仁医院"，由文恒理任院长。① 吴虹玉虽无医学专业背景，却是医学传教最
早的信仰与实践者。

颜永京、吴虹玉是美国圣公会的华人先驱，与文惠廉、文恒理父子有深厚
的私谊。于公于私，他们都乐于伸出援手。于是，在英文发行的《博医会报》
创刊号上，闪现了一道独特的景观，那就是由颜永京与吴虹玉分别用中文撰写
的《中国行医传教会启》《医道可补传道说》。② 颜永京一文实际上是用中文扼
要介绍博医会的宗旨与会规。吴虹玉则以自己的医学传教实践，对医学与传教
的关系作了精辟的分析。在他看来，儒、道、释三家在中国有广泛的群众基
础，基督教如不依靠医疗辅助很难对中国人产生影响，遑论后来居上。事实
上，中国的基督教徒，十之八九是病床头的奉教者。

以上案例足以说明，博医会迫切希望借助本土力量开拓其医学传教事业。
其中，最为直接的方法自然是尽可能发展中国本土医生入会。客观而论，博医
会创建初期，中国的西医教育水平与国外相比有很大差距，因此，本土医生要
加入博医会有一定难度。尽管如此，仍有少数本土西医精英成为博医会成员或
积极参与了其活动。据《博医会报》记载，博医会的首位本土会员是金大廷
（King Tating），他 1889 年被选举为博医会上海分会会员。③ 该记载极为简约，
并未提及金大廷究竟被选举为何类会员，但按入会规则应该为通讯会员。关于
金大廷其人，《宝山县续志》中有如下记述：

---

① 朱有渔，徐以骅. 吴虹玉牧师自传：1915 年口述 [J]. 近代中国，1997（0）.
② The China medical missionary journal，1887（1）：41 - 42.
③ The China medical missionary journal，1889（2）：129.

金大廷（1863—1900），字巨卿，居江湾乡阙五图。光绪初，由文童应出洋之选，与陈金揆同时赴美留学。八年回国，入天津医学馆肄业，旋充直隶武备学堂医官，升西医学堂监督。历充京津铁路旗兵学堂总医官。甲午之役，派办前敌行军医局，积劳累保至四川知府，尽先选用。二十六年，联军至津，陷武备、旗兵两学堂，救护不及，为流弹所中，堕河殒命。事闻，照四品官阵亡例议恤，追赠太仆寺卿衔，给予云骑尉世职。

1868 年前后，容闳上书清政府，建议派遣颖秀青年到国外接受完善教育，以为国家服务。其具体办法是：先选派 120 名年龄为 12~14 岁的学生作为一次实验，其分为四批，每批 30 人，按年递派，全部完成留学教育需 15 年。如果第一批与第二批学生留学卓有成效，那么这项留学计划可以连续实行下去，成为永久定例。① 在曾国藩、李鸿章、丁汝昌等人支持下，这一计划获清政府批准实行。1872 年 8 月，首批幼童出国留学，金大廷为 1875 年第四批留美幼童。②

按原计划，全部 120 名幼童当在 1887 年学成归国，但因国内守旧势力反对，1881 年，他们被提前召回。此时，恰逢医学传教士马根济在李鸿章支持下筹建"天津总督医学堂"，金大廷和同学林联辉、李汝淦、周传谔以及第一批留美幼童何廷梁、第三批留美幼童曹茂祥成为总督医学堂的首批学生。马根济等人因材施教，为他们选择了与当时西方医学院校同步的教材和参考书。学堂定学制为三年，课程主要包括生理学、解剖学、药学等科目，实习医院则为总督医院。理论课教学主要由马根济负责，临床教学则由临时居住天津的一些英国和美国的海军外科医生协助。每年对学生进行三次考试，由马根济和天津海关医官爱文等人主持。医学堂的一切费用，则由总督李鸿章支付。③ 1885年，林联辉、金大廷等人顺利毕业，领取了由马根济等四位医生代表学校签字、盖有清政府印鉴的中英文毕业证书。其中，第一名林联辉留校任教并兼任李鸿章私人医生，后升任北洋医学堂总办；金大廷位列第二，进入新成立的天津武备学堂充当校医；其余四人均在北洋水师任军医。中日甲午战争期间，金

---

① 容闳. 容闳自传：我在中国和美国的生活 [M]. 石霓，译注. 上海：百家出版社，2003：159.

② 钱钢，胡劲草. 大清留美幼童记 [M]. 北京：当代中国出版社，2010：284.

③ MACKENZIE J K. Victory's hospital medical school [J]. The China medical missionary journal，1887（3）：100 – 106.

大廷参与了战场伤员救护工作，为《博医会报》撰写了一篇战场伤员救护报告。①

1893 年，天津总督医学堂更名为"北洋医学堂"，截至 1914 年，共培养了 106 名学生，他们大多在军队和政府医疗机构任职。有学者认为，官办的天津总督医学堂和北洋医学堂开辟了中国本土西医教育的新领域，也代表了 20 世纪前中国本土西医教育的最高水平。② 但遗憾的是，除金大廷外，我们尚未发现其他总督医学堂和早期北洋医学堂毕业生加入博医会的记录。这与他们从事的医疗工作与医学传教活动无关当有一定的关系，但或多或少也反映了当时中国本土医学院校毕业的医生，尚缺乏通过有组织合作来传播、研究医学的意识。

就博医会的会员制度而言，海归中国医学留学生较容易成为会员甚至正式会员。从现存史料和时间上看，最合适的候选人是金韵梅（Yamei Kin）、何金英（Hu Kim Eng）、石美玉（Mary Stone）、康爱德（Ida Kahn）四位海外女医学留学生，她们的早期经历可扼要归纳如下：③

> 金韵梅（1864—1934），也称金雅梅、金雅妹，浙江宁波人。其父金定元是宁波长老会牧师，与 1844 年到宁波的医学传教士麦嘉缔（D. B. McCartee）交情甚笃。她两岁半时父母双亡，被麦氏收为义女。1870 年随麦氏前往日本居住，1881 年中学毕业后入美国纽约医院附属女子医学院，1885 年毕业。此后两年在纽约、费城、华盛顿的医院工作。1888 年回国，在厦门教会医院工作，但一年后转赴日本、美国行医。1905 年再度回国，先在成都、上海开设私人诊所，1907 年到天津出任北洋女子医院院长、天津医科学校校长等职。

> 何金英（1865—1929），也称许金訇，福建福州人。其父许扬美是位华人牧师，因而她从小在教会办的寄宿学校就读，后到福州妇科医院学习。1884 年秋，何金英到美国卫斯里安大学学习，成为福建省第一位出国留学的女学生。1888 年秋毕业后进入费城女子医学院

---

① The China medical missionary journal, 1895 (4)：215 – 216.

② 袁缓. 中国西医教育之发端：天津总督医学堂 [J]. 自然辩证法通讯，2010，32 (1)：63 – 69.

③ 有关金韵梅等四人早期经历，主要参考：王吉民，伍连德. 中国医史 = History of Chinese medicine [M]. 上海：上海辞书出版社，2009：521 – 522；Drs Ida Kahn and Mary Stone [J]. The China medical missionary journal，1896 (4)：181 – 184；谢振声. 中国近代第一位女西医金雅妹 [J]. 人物，2009 (4)：84 – 86.

学习，1894 年以优异成绩毕业，后到费城综合医院见习。1895 年回到福州，先在南台岛妇幼医院工作，1900 年被任命负责福州一家基督教医院的工作。

　　石美玉（1873—1954），湖北黄梅人。七岁时因家境贫寒，随父亲到江西九江谋生。康爱德（1873—1931），江西九江人。1882 年前后，石美玉与康爱德被在九江传教的美国卫理公会女传教士昊格珠（Miss Howe）收养，并就读于她所办的教会学校。1892 年，石、康两人随昊格珠到美国，进入密歇安大学医学院，1896 年以优异成绩毕业。同年，两人结伴回国。此后，石美玉在九江开设诊所，并参与创办旦福德医院及护士学校。康爱德一度到上海行医，1902 年到南昌教会医院工作。1907 年后，康爱德再次负笈海外，先后在美国的西北大学和芝加哥大学攻读文学，在英国的热带病院深造医学。四年后回南昌继续从事医务工作，直至 1931 年去世。

由于上述四人均由教会资助到美国留学，因此归国初期都以医学传教士身份在教会医疗机构服务。据记载，1897 年石美玉与康爱德被接纳为博医会正式会员。[①] 虽然我们未直接查到何金英加入博医会的记录，但在《博医会报》1901 年第 1 期颁布的 201 名博医会会员名录中，她与石美玉和康爱德是仅有的三位中国会员（当时金大廷已去世）。[②] 由此可以推断，何金英在石美玉和康爱德之后成了博医会的正式成员。至于为何没有金韵梅，我们只能作这样的推测，她 1888 年归国后只在厦门教会医院服务了一年，此后长期在日本、美国行医，而博医会明确要求正式会员为在华医学传教士，她显然不符合这一条件。

　　进入 20 世纪，由于博医会的推动，许多欧美基督教会在华差会联合创办教会医学院，本土西医教育水平有所提高。另一方面，清末新政时期，中国兴起了一股海外留学浪潮，海归医学留学生的数量也有所增加。因此，陆续有一些本土西医精英被博医会接纳为会员。据笔者多方考证：1905 年，博医会第二次大会在上海召开，毕业于上海圣约翰大学医学院的肖智吉（T. K. M. Siao）、谭以礼（E-li Day）和翼懋恩（M. Y. Kyong）医生被接纳为通讯会员。1908 年，毕业于美国费城女子医学院，服务于福建龙田教会妇孺医院的李碧柯

---

① The China medical missionary journal, 1897 (1)：88.
② The China medical missionary journal, 1901 (2)：167 – 172.

（音译，Li Bi Cu）成为正式会员，两位推荐人分别是医学传教士 E. M. Lyon 和 K. C. Wood Hull。1910 年 2 月，博医会在汉口举行第四次大会，伍连德应邀与会，并被选为名誉会员。另据大会记录，颜福庆在会前已由胡美等推荐，被吸纳为正式会员，而且是大会的正式代表之一。同年 8 月，李清茂成为正式会员。1913 年，博医会在北京举行第五次大会，在与会的正式代表名录中有两位本土医生，一位是颜福庆，另一位是舒厚仁。按博医会惯例，只有会员才能成为大会的正式代表，舒厚仁应该是博医会正式会员。同理，1915 年博医会第六次大会正式代表名单中有刁信德、黄玉仙，当时两人都任职于教会医院，应该是正式会员。此外，从早期《博医会报》的零星记录看，林文庆、李树芬、俞凤宾、许松泉等本土医生，也曾参与了博医会上海分会、华南分会、汉口分会的活动，甚至在这些分会的例会中宣读论文。他们是不是博医会的会员，目前尚难确认，但至少是博医会活动的积极分子。[①]

　　1915 年，博医会的会员为 502 人，其中本土会员与积极分子 20 人左右，所占比例很少。客观而论，当时中国本土西医人才群体的数量、质量，与在华外籍医学传教士或医生相比，的确仍有较大差距。但民国初期，这为数不多的本土西医精英已开始在博医会中扮演重要角色。在博医会 1913 与 1915 年举办的两次大会上，颜福庆、伍连德、康爱德、刁信德等已跻身学会领导层，颜福庆与康爱德为公共卫生委员会成员、伍连德为预防委员会成员、刁信德为研究委员会成员。

　　从《博医会报》看，1910 年前极少有本土医生在上面发表文章，目前能查到的除上面提及的金大廷的那篇战场伤员救护报道外，仅有 1905 年第 6 期刊登的康爱德《医学传教工作的自养》和肖智吉《利用英文教学的优势》两篇。但 1910 年后，伍连德、颜福庆、石美玉、康爱德、刁信德、李树芬、李清茂、黄琼仙、许松泉等本土医生发表了不少文章。尤其是伍连德，可谓当时《博医会报》最重要的撰稿人之一。

　　长期以来，国内医史学界流行一种观点，早期博医会歧视中国本土医生，拒绝他们入会。有学者甚至考证说直到 1910 年，颜福庆才成为博医会首位中国正式会员。[②] 但笔者认为，这种观点与史实不尽相符。博医会的正式会员与非正式会员之分，是以会员是否服务宗教团体为依据，非正式会员无选举权和

---

① 有关博医会的早期本土会员，请参见：刘远明. 从博医会到中华医学会：西医社团本土化探微 [J]. 中国科技史杂志，2013，34（3）：360 - 371.

② 例如：钱益民、颜志渊的《颜福庆传》（复旦大学出版社，2007 年）、中华医学会编《中华医学会会史概览（1915—2010）》等均视颜福庆为博医会首位中国正式会员，以佐证博医会会员制度的宗教性、封闭性及当时对华人医生的歧视。

被选举权。但这一硬性条款并非仅仅针对中国本土医生，当时在华的部分外籍医生也因此限制只能成为名誉会员或通讯会员。伍连德是清末民初最具声望的本土西医精英，因其工作关系只是名誉会员，但他本人对此并无不满。事实上，所谓有无会内选举权和被选举权之类的规定，执行起来是非常宽松的，伍连德就被选举为博医会的领导层成员。

不可否认，博医会的会员制度带有宗教与封闭色彩，这对其会员的本土化或多或少产生了负面影响。虽然20世纪初，从日本归国的医学留学生远比欧美归国者要多，却没有加入博医会者。原因有二：其一，日本医学留学生较之欧美医学留学生有更为强烈的民族情结，博医会本身的欧美与宗教特征，使他们望而却步。其二，1907年前后，日本医学留学生已在东京创立了中国国民卫生会、中国精神研究会和中国药学会等医学社团。辛亥革命后，由于多数会员回国，这些医学社团也迁至北京继续活动。例如，1912年，中国药学会向北洋政府内务、教育和实业三部正式立案，其时会员已达百余人。有了自己医学社团的归国日本医学留学生，当然也就更不愿意加入博医会。

20世纪20年代后，由于错综复杂的原因，博医会开始有意识淡化其宗教色彩，向纯粹医学社团转化，为此甚至将英文名称中的"传教"一词删除。相应地，其入会规则更改为：无论是否服务于教会团体，凡毕业于正规医学院校的任何国籍的医生均可成为博医会会员。这一转变在一定程度上促进了会员的本土化，1929年博医会会员共计649人，其中中国本土会员93人，占比约15%。除发展本土会员外，博医会在开展的各项事业中，也力求与中国政府和民间社会合作。1910年前后，博医会深感用英文发行的《博医会报》很难适应本土医生和大众的需要，决定创办一份中文医学会刊（季刊），并呼吁本土会员大力支持。这一计划曾交给博医会华南分会具体执行，李清茂等本土医生积极参与了这项工作。但由于经济原因，这一计划最终未能实现。

博医会的本土化，使早期本土西医精英借助博医会的年会和会刊等平台，有了较为频繁的互动，并逐渐形成了一个本土西医共同体。对伍连德、颜福庆、刁信德等本土医生来说，参与博医会的活动不仅使他们和许多医学传教士结下了良好的私谊，而且积累了有关医学社团整体运转的相关经验，这对他们尔后创立和发展中华医学会无疑有深远的影响。但博医会毕竟是以欧美在华医学传教士为主体的组织，而且财政上主要依靠欧美教会。因此，尽管它在中国开展的许多医疗卫生事业具有开创性，但很难具有持续性和规模效应。进入20世纪20年代后，欧美国家在全球范围内的传教（包括医学传教）事业已明显萎缩，博医会的结局必然是为本土医学社团所取代。

第二章　中华医学会创建

清末民初，中国社会基本接纳了西医的诊疗技术、疾病观念与医疗卫生体制。与此同时，随着西医教育水平的逐渐提高，尤其是一批海外医学留学生归国，本土西医人才群体初步形成。他们希望通过有组织的医学活动，自主推动医学科学在中国的全面发展。当时，在维新变法与晚清新政的推动下，民间兴办学会蔚然成风，本土科学社团和医学社团开始出现。正是在这样的时代背景下，1915 年 2 月中华医学会正式成立。

在同期产生的本土医学社团中，中华医学会的创建过程、路径最为独特。一方面，它的发起人大多出生于具有基督教背景的家庭、毕业于教会医学院校或曾留学欧美，具有极高的医学素质。由于主要发起人伍连德、颜福庆、刁信德、肖智吉、石美玉、康爱德、黄琼仙等曾是博医会的会员，从某种意义上说，中华医学会是从博医会脱胎而出的。另一方面，中华医学会的主要发起人伍连德、颜福庆等当时已是西医界的风云人物，具有广泛的社会网络关系和极大的感召力。这些得天独厚的条件，使中华医学会建立后迅速从本土医学社团中脱颖而出，成为具有影响力的全国性民间医学社团。

一、本土社会对西医的接纳

17 世纪以来，欧洲地区逐渐形成的生物医学模式，以物理、化学、生物等科学学科为基础，强调医学理论必须建立在经验证据与实验检验基础之上。它超越了古代东西方传统自然哲学医学模式，代表了医学的发展方向。与之相适应，医院、医学院、公共卫生、医疗服务和医疗保障等医疗卫生体制，是工业化、城市化社会对健康人力资源需求的必然产物。因此，近代西医理论及体制虽然产生于欧洲，但它与世界其他地区传统医学的差异，并非区域性与民族性的差异，而是时代性的差异。伴随近代西方殖民主义与宗教势力的海外扩张，西医在全球范围传播成为一种历史大趋势。

然而，由于政治、经济与文化殊异，西医在不同国家或地区的传播模式各有千秋。美国学者伯恩斯曾分别以近代西方医学在俄国、日本和非洲地区的传播为例，对不同传播模式进行了比较分析。他认为，这些传播模式在不同程度上都涉及两个重要问题：其一是文化传播接受对象是否拥有自己的科学或医学传统；其二是文化传播主体和接受对象的主动性与受动性。① 近代西医在中国传播过程中，这两个问题表现得尤为突出。

一方面，中国本土有根深蒂固的医学传统。从先秦至清两千多年，中国在长期医疗实践中形成了自己独特的医疗体系。中医以气为本、阴阳平衡、五行相生相克的疾病观与健康观，是中国人的宇宙观和生命观的具体模型。中医以个体经营、坐堂应诊、师徒相传为主导的医事制度，则与中国古代社会以家庭为中心的小农经济生产方式密切关联。因此，近代西医传入中国后，与中医的碰撞和竞争在所难免。中医内在的巨大张力，必然会对异质西医的传播产生无形阻滞。

另一方面，近代西医在中国的传播并非中国人自主选择，而是由医学传教和殖民扩张势力主导。如果说，鸦片战争前，西医在中国的传播还具有一定诱导性与慈善色彩的话，那么，鸦片战争后，它因受不平等条约制度的庇护而带着显著的强制性色彩。这无形中拉大了西医传播主体与接受对象之间的心理距离，影响和制约了中国社会对西医的主动接纳。

纵观近代西医在全球范围内的传播，中国社会对西医的认知与接纳过程较之其他国家与地区显得更为复杂和缓慢。以同处东亚的日本为例，它的医学传统是中医本土化后形成的所谓"汉医"。虽然近代西医传入日本的时间稍晚于中国，但日本对西医的主动接纳以及对汉医传统的抛弃都比中国更果断，因而西医在日本正统地位的确立比中国至少提前20年。大致而论，中国社会对西医的认知与接纳，经历了由医疗技术层面到疾病观念层面再到体制层面的过渡。熊月之先生曾将西医在中国的传播作为典型案例，剖析中国社会对西学东渐的反应，认为其过程经历了疑忌—接触—试用—对比—信服五个环节。②

从皮尔逊引入接种牛痘术开始，近代西医逐渐向中国人展示了其巨大的临床效果。在郭雷枢、伯驾、合信等医学传教先驱者的手中，小小柳叶刀使成千上万白内障、青光眼患者重见光明。对中国眼疾患者来说，基督福音或许是虚无缥缈的，但柳叶刀给予的光明却是实实在在的。此后，西医的一系列临床治疗技术陆续传入，伯驾、嘉约翰和德贞等人施行的截肢手术、膀胱结石手术、

---

① 威廉·E. 伯恩斯. 知识与权力：科学的世界之旅［M］. 杨志，译. 北京：中国人民大学出版社，2015：10.

② 熊月之. 西学东渐与晚清社会［M］. 北京：中国人民大学出版社，2011：582.

肿瘤切除术和剖宫产等大型、复杂手术，都曾在当时的广州、北京产生极大的轰动效应。事实上，当时西医不仅吸引了中国底层社会的贫民，许多达官贵人也趋之若鹜，下述两个案例可以佐证：

案例一：1839 年，钦差大臣林则徐到广州查禁鸦片走私活动，中英关系急转直下，战争一触即发。但据伯驾记载，林则徐虽然公务繁忙，但曾三次请人代他向伯驾索取疝气带。为此，伯驾还专门为林则徐办理了一张病历卡，编号为 6565。① 这至少说明，即便像林则徐这般对西方殖民势力持强硬态度的朝廷大员，对西医也并无恶感。

案例二：1867 年，身居北京的医学传教士德贞治愈总理衙门大臣谭廷襄小儿子的疾病。为此，谭廷襄送来一块上题"西来和缓"的楠木匾，将德贞比作中国古代最著名的两位医生——医和与医缓。王吉民先生在《赠医匾额考》一文中如是说："吾国医俗相沿，凡病家愈后，每有匾额持赠医生，藉表谢悃者……查赠医所用词句，多属褒奖，或称其技艺之巧，或颂其心术之良，含义深切，颇具典故。"② 因此，有学者认为，谭廷襄赠送德贞匾额的象征性意义在于，它不仅明确了德贞的外国医生身份，而且以一种比拟的手法从中国传统医学文化层面接纳了德贞，将他认同为中国古代名医，使人们可以像相信老中医一样地相信他。③

可以说，在医疗技术性层面，中国民间社会对西医的接纳是十分迅速的。原因很简单，对任何新事物，人们开始未必明白其原理，但这并不妨碍他们认同它的功效。在临床医学领域，疗效就是硬通货。正是基于对西医疗效的认同，促使中国人进一步探究西医诊疗技术之理。晚清时期，郑观应、梁启超等社会精英人物已认识到，西医以人体解剖为基础切入人体生理结构与功能，其还原分析、精确定位的疾病观的确优于中医。这一时期出版发行的西医书籍，其内容包括解剖、生理、病理、药理、诊断技术与方法、临床治疗与护理等方面，形成了一个从基础理论到临床实践的系统知识体系。

中国社会真正难以消化和接纳的是西方的医疗卫生体制，它的形成与西方

---

① PARKER P. Hospital reports of the medical missionary society in China for the year 1839 [J]. Chinese repository, 1840 (7)：634 – 637.

② 虎门镇人民政府. 王吉民中华医史研究 [M]. 广州：广东人民出版社，2011：696.

③ 高晞. 德贞传：一个英国传教士与晚清医学近代化 [M]. 上海：复旦大学出版社，2009：72.

工业化、城市化的兴起休戚相关。中国医疗活动历史悠久，但受制于长期以家庭为中心的小农经济生产方式，中医活动始终以个体经营状态为主，坐堂就诊、师徒相授、世医相传是其基础。① 虽然在中医发展史上，国家政府和民间社会曾开展过一些有组织的医疗救济活动，但整体而论，中国古代医疗活动的社会化程度较低，国家政治权力对医疗活动的干预极弱。例如：中国古代一直没有严格的行医资格制度，欠缺对医患双方权利、义务的行政法规；医疗活动中并未产生将患者集中在特定空间隔离、治疗、护理的医院。因此，产生于工业化、城市化背景下的西医体制，不易被异质的中国社会文化接纳。

以近代西方医院为例，它以医患信托关系为基础，是对疾病与病人进行分割、观察、分析和控制的制度化空间。福柯在《临床医学的诞生》一书中，将医院类比监狱，视为对社会偏离人群规训、监控的场所。患病虽非病人主观愿望，但与犯罪等社会偏离或越轨行为一样对社会秩序与稳定构成威胁，需要实施监控。在制度化的医院空间，政治权力以医学科学名义强制病患者接受治疗和康复，以便重归社会。我国学者杨念群认为，在西式医院移植中国的过程中，它所遭受的阻力与抗拒主要不是来自它所采用的诊疗技术与中医的差异，而是来自其相对封闭的医疗空间与"住院"制度。医院的嵌入，无异于在家庭以外另立了一个对于普通中国人来讲完全陌生的空间，其形式具有不相容于中国传统社会的边缘性质。② 在《再造"病人"》一书中，杨念群用大量案例描述、分析西式医院建立之初，中国人与西方人对医疗空间感知的巨大差别所导致的冲突。例如：中医对病人的诊疗过程完全在家庭范围内和病人亲属目视下进行，具有相当公开的透明度，给人温馨、安全感。西医对病人的诊疗，尤其是诊断所需的各种实验、化验则在一个相对封闭的隐秘空间中进行，让人心生疑惑和恐惧。由此，中国民间一度有西医挖眼、剖心、蒸食小儿等恐怖的谣传，令医学传教士啼笑皆非。为消除中国人对医院空间的陌生感，早期的医学传教士们尽可能在一个开放的公共空间进行诊疗。

随着时间的推移，中国人逐渐消除了对医院陌生空间的恐惧而接纳了"住院"制度、专职护理制度、无身体隐私的体检等。对于医学传教士建立的医院，他们也主动提供一些方便与帮助。相关史料表明，19世纪末期，中国许多教会医院和诊所的建立与运行，其经费中的很大部分来自中国社会的资

---

① 赵璞珊. 中国古代医学 [M]. 北京：中华书局，1997：20 – 28.
② 杨念群. 再造"病人"：中西医冲突下的空间政治：1832—1985 [M]. 北京：中国人民大学出版社，2006：66.

助。例如，李鸿章就曾大力资助马根济创办天津总督医院。值得注意的是，即便对西医理论体系半信半疑的中医界，也对西式医院利用和整合社会医疗资源的方式十分推崇，在 19 世纪末、20 世纪初建立了不少以中医治疗为主的"中医院"。与此同时，中医教育也仿效西医，从师徒制向学院制转变，出现了中医学堂与专科学校。

中国社会对卫生防疫与城市公共卫生管理体制的接纳更为艰难曲折。鸦片战争后，西方列强在中国建立的一系列租界，成为西方城市管理体制输入中国的主要媒介。其中，公共卫生管理是主要内容之一。陆文雪的研究表明，从 19 世纪 60 年代开始，上海租界工部局已成立专门的卫生管理机构，负责清洁、防疫、食品卫生检查、生命统计等方面的工作。它虽然有效地控制了公共租界内的疾病发病率与死亡率，但因采取了一系列强制性措施而受到了租界内华人的抵制。[1] 1873—1883 年，鼠疫、霍乱在东南亚地区流行，直接威胁中国沿海通商口岸与列强的商贸利益，上海、厦门与汕头等港口先后制定检疫章程实施海港检疫。由于检疫的具体措施（如隔离、消毒等）带有暴力强制色彩以及对华人的歧视，因而遭到了通商口岸地方官员与民众的抵制。[2] 1894 年，广州与香港暴发鼠疫，港英当局依据《公共卫生条例》与《治疫章程》设立疫症医院、隔离患者、封锁疫区、查屋查疫、清洁消毒。虽然这些措施对控制鼠疫产生了良好的效果，但其强制性仍引起了当地华人的不满。清政府根据两广总督李瀚章所呈奏折，对港英政府的隔离、消毒等方法提出抗议。[3]

事实上，中国社会最终对公共卫生体制的接纳，很大程度上是西方殖民势力强制的结果。1900 年夏（庚子之变），英国、美国、法国、德国、意大利、奥地利、日本和俄国八国联军占领天津，建立了所谓的"天津临时政府"（The Tianjin Provisional Government，TPG），并相继设置了总秘书处、巡捕局、卫生局、库务司、军事部、司法部、公共粮食供应署、公共工程局、铁路局等机构。由此直至 1902 年 8 月 15 日袁世凯代表清政府接管天津为止，TPG 按西方城市管理模式对天津进行了两年之久的统治，其中，警察制度与公共卫生制度是关键的内容。

TPG 成立后即把"在临时政府管辖区及周围地区采取卫生防疫措施，预

---

① 陆文雪. 上海工部局食品卫生管理研究：1898—1943 [J]. 史林，1999（1）：64 – 82.

② BENEDICT C. Bubonic plague in nineteenth-century China [M]. California：Stanford University Press，1996：152.

③ 赖文，李永宸. 岭南瘟疫史 [M]. 广州：广东人民出版社，2004：538 – 546.

防发生流行性疾病与其他病患"作为四大基本责任之一。在 TPG 官方语言法文中，疾病预防与控制机构名称为"SERVICE DE SANTE"，日本代表将其译为中文"卫生局"，由法国医生 R. 德博斯（Renee Depass）担任首任卫生局局长。德博斯本人曾任法国驻华公使馆医生，1894 年后在天津行医，并兼任李鸿章私人医生与北洋海军军医学堂教授。除卫生局局长外，卫生局还设有局长助理、卫生督察员、卫生员等二十余人。此后，联军在天津建立的一系列医院、诊所、贫民院、收容院成为卫生局附属机构。虽然从人员结构上看，卫生局较其他机构规模小得多，但由于卫生管区的划分与治安管区一致，因此巡捕局事实上兼有卫生管理的功能。卫生局主要负责制定卫生管理规划与措施，而具体工作由巡捕局与公共工程局完成。必要时，卫生局可请调军队参与具体的工作。这种公共卫生管理模式明显带有德国"卫生督察制"的特征，与 TPG 的军管制性质极为吻合。

对 TPG 卫生局实施的卫生防疫与公共卫生措施，刘海岩等编的《八国联军占领实录：天津临时政府会议纪要》有详细记录。主要内容包括市区垃圾处理；厕所、下水道等公共卫生设施的建设；食品市场监督、妓院卫生管理和传染病、流行病的防治等方面。毫无疑问，TPG 公共卫生体制是借助列强枪炮建立的，由于军队与巡捕局的介入，其具体实施过程充满了血腥、暴力和对华人的歧视。但客观而论，它对清末中国医疗体制变革产生了积极影响。一方面，它促进了清末卫生观念的改变，使中国社会精英与普通百姓逐渐意识到，个体健康与依存的社会环境有内在关联。公共卫生意味着对城市空间的一种重构和对个体行为的规范，使政府的权力延伸和渗透于曾经属于家庭与私人的空间。于是，从出生到死亡过程中的许多貌似微小的细节，诸如大小便、尸棺的埋葬等，都成为政府监控的对象。

另一方面，它直接催生了清末中国城市的公共卫生体制。1902 年 8 月 15日，北洋总督袁世凯代表清政府恢复行使对天津的行政管理权，但 TPG 要求清政府必须承认其制定的各项法令，并沿用其行政管理模式。① 因此，袁世凯在天津实施的"北洋新政"，很大程度上是 TPG 行政管理模式的延续。袁世凯在原 TPG 卫生局基础上建立的天津卫生局，是近代中国最早的城市卫生行政机构。从组织结构与功能看，它完全效仿日德的"卫生督察制"，卫生机构的主要职责是制定一系列卫生法规，对公共卫生进行协调与管理，并提供技术性

---

① 刘海岩，等. 八国联军占领实录：天津临时政府会议纪要［M］. 天津：天津社会科学院出版社，2004：835.

的指导与服务，而具体的公共卫生工作则依托警察力量来完成。当时，天津巡警局被赋予了许多与卫生相关的职责，巡警队伍中甚至分化出了专管卫生事宜的"卫生巡警"。他们负责监督与惩罚市民的不卫生行为，取缔非法行医，管理市场、澡堂、戏院等公共场所卫生。尤其是在流行病暴发时，主要由巡警局负责实施强制性检疫、隔离等措施。

天津作为晚清新政的"试验区"，其城市公共卫生管理模式对其他城市与中央卫生行政产生了积极的影响。岑春煊、赵尔巽在广东、四川与奉天实施"新政"时，卫生管理与疾病控制成为巡警部门的基本功能。例如：1903 年 3 月，广东巡警总局内专设了由 5 人组成的卫生管理科。[①] 1905 年 6 月，清政府在巡警部警保司下设卫生科。卫生科有员外郎一人，总理科务；主事一人，办理科务；一等、二等、三等书记官若干。卫生科职掌为考核医学堂之设置，考验医生给牌照，并管理清道、防疫、计划及审定一切卫生、保健章程。1906年预备立宪厘定官制，巡警部改为民政部，其下专设卫生司，卫生司下又分设三科：①保健科，职掌为检查饮食物品，清洁江河道路，贫民卫生及工场、剧场公共卫生；②检疫科，职掌为预防传染病、种痘、检霉、停船检疫；③方术科，专医、验稳婆、验药业、管理病院。1907 年，为统一全国巡警制度，清政府在各省增设巡警道，并规定巡警道内设卫生课"掌卫生警察之事。凡清道、防疫、检查食物、屠宰、考验医务、医科及官立医院各事项皆属之"。[②] 至此，晚清政府建立了一个从中央到地方的卫生行政体系，初步确立了近代西医在中国的政治地位，西医的疾病观念、卫生防疫观念成为国家层面上的医学意识。

1910—1911 年，清朝政府能够成功控制东北鼠疫，很大程度上是合理应用西医细菌理论与公共卫生防疫体制的结果。早在 1902 年，赵尔巽在奉天省城沈阳建立的巡警局就兼有卫生管理与疾病控制功能。1905 年，巡警局内设卫生科，专掌卫生防疫事宜。此后徐世昌与锡良任东三省总督，巡警部门的卫生防疫功能进一步得以加强。1909 年，奉天巡警局下设两个专门的卫生机构，各有人员 209 人。其具体职责为：清扫街道、管理公共厕所与水井、种疫苗、监督食品药物销售、调查统计地方疾病与死亡原因等。1911 年，鼠疫侵袭奉天时，全省巡警系统已有 2 000 人左右、218 个分支机构，而且几乎都设有专

---

① BENEDICT C. Bubonic plague in nineteenth-century China ［M］. California：Stanford University Press，1996：155.

② 邓铁涛，程之范. 中国医学通史：近代卷 ［M］. 北京：人民卫生出版社，2000：328 –330.

门的卫生科。① 事实上，在东北鼠疫防治过程中，哈尔滨、沈阳等城市实施的分区隔离，正是以巡警部门原有的分区段治安管理为基础，其依靠的主要力量也是巡警人员。

面对东北鼠疫，清政府采取了极为开明的态度，公开邀请国外一些著名医学卫生专家来华指导防疫，悬赏招聘国内西医人才到东北工作。并以此为契机，在沈阳举办国际鼠疫防疫大会，创办北满防疫处。马伯英认为，东北鼠疫的防治尤其是北满防疫处的成立是中国近代医疗卫生体制化进程中的一个标志性事件。伍连德等人在东北开创的局面，实际上为中国近代医疗卫生事业奠定了一个全盘的结构基础。② 清末新政时期国家卫生行政体系框架的建立，标志着中国社会对西医知识体系与体制的全面接纳。虽然 1911 年大清帝国退出历史舞台，但民国初年的北洋政府仍承袭了西医的卫生行政管理体制。这无疑为西医体制本土化创造了良好的社会氛围，从而拉开了本土力量逐渐主导西医传播与发展的序幕。

二、本土西医群体与医学社团的形成

近代本土第一批西医人才，基本来自教会医院与诊所培训。1860 年前，郭雷枢、伯驾、雒魏林等人已开始在广州、澳门、香港、厦门、宁波、上海等地招收学徒。因史料匮乏，我们只能从代表人物关韬的经历，大致了解早期西医学徒的状况。

关韬（1818—1874）出生于广州十三行一个专营外销商业画的世家，叔父关乔昌曾受定居澳门的英国画家乔治·钱纳利（George Chinney，1772—1852）的影响，是当时十三行外销画（用于瓷器、茶叶等外销品的装饰）制作的顶尖高手。钱纳利早年毕业于英国皇家美术学院，以肖像画见长，并以卖画为生。他一生浪迹天涯，1825 年因避债来到澳门，此后再未返回欧洲。在澳门期间，钱氏与当时常住澳门的欧美人士交往频繁，其中不缺乏医界中人。据说他曾为郭雷枢绘作了一幅油画像，反映郭雷枢在澳门的义诊场景。该画现藏于美国波弟博物馆，当年曾在伦敦展出，为郭氏诊所募集了一笔钱。③

由于与钱纳利的交情，关乔昌与在十三行开设西医诊所的郭雷枢和伯驾相

---

① BENEDICT C. Bubonic plague in nineteenth-century China ［M］. California：Stanford University Press，1996：157.
② 马伯英. 中国近代医学卫生事业的先驱者伍连德 ［J］. 中国科技史料，1995（1）.
③ 陈继春. 钱纳利与澳门 ［M］. 澳门：澳门基金会，1995：73.

识。因此，1836年关韬成为伯驾招收的首批三位弟子之一。为纪念关韬拜师一事，关乔昌绘制了一幅油画《彼得·伯驾医生及其助手像》，据说那助手便是以关韬为原型。①当时伯驾的眼科医院特别重视病案记录，除用文字记述病人的社会属性、病情诊断结果、治疗过程、用药等基本情况外，他还希望用图画描绘病人的体征与症状。于是，伯驾请关乔昌制作了100多幅医学教学挂图，对许多肿瘤患者的异常体征进行了临摹，他自己则对每一幅画作了文字描述。目前，这100多幅疾病图画大部分保存在伯驾母校耶鲁大学图书馆，小部分保存于英国伦敦盖伊医院，成为了解中国近代疾病史的珍贵史料。

在伯驾精心调教下，几年后，眼科医院绝大多数小手术以及部分大手术已由关韬独立承担。1844年，伯驾担任中美《望厦条约》谈判翻译官期间，关韬曾代为主持眼科医院。第二次鸦片战争期间（1858—1860年），关韬曾到福建清军中服务，因而获清政府赏赐的五品顶带军衔，成为中国第一位西式军医。战争结束后，关韬重回广州开业行医。1861年，博济医院院长嘉约翰盛邀他出任助理并在附设的博济医校中担任临床各科教学。但关韬毕竟是学徒出身，虽有非凡的临床外科技术，但欠缺西医理论水平，未见任何医学著述存世。他的社会经济地位也不高，担任嘉约翰助手时，月薪大约是20银圆，远低于一般医学传教士水平（月薪150银圆左右）。至于那些远没有关韬那般幸运、杰出的学徒，处境也就不难想象。

随着条约制度形成与西医传播空间不断扩展，医学传教士对本土西医人才培养逐渐由师徒制向学院制转化。据1897年医学传教士尼尔进行的一项教会医学教育调查，在60家教会医院中有39家兼收生徒，其中5家超过10人，余者多为2~6人，平均每家医院4人。尼尔推测，当时本土西医人才大约300人，正在接受培训者有250~300人。②在尼尔实际统计的268名接受过西医培训的人员中，有61人在教会医院或诊所服务，115人开业行医，而其余92人（包括死亡者）则并未以西医为业。这从一个侧面表明，20世纪前教会医学校规模小、学制短（一般为三年），培养的人才数量十分有限、质量偏低。他们除依附教会医疗机构外，生存空间十分有限。

进入20世纪后，在博医会推动下，出现了欧美传教差会联合办学以及中外共同办学的势头，相继出现了济南共和医学堂（1904年）、北京协和医学堂

---

① 刘泽生. 中国近代第一位西医生——关韬 [J]. 中华医史杂志, 2000 (2)：98 – 101.
② NEAL J B. Medical teaching in China [J]. The China medical missionary journal, 1897 (2)：89 – 91.

（1906 年）、汉口协和医学校（1909 年）等教会医学校以及中外合办的湘雅医学专门学校（1914 年）。国内医学教育水平的逐渐提高，使一些本土西医人才开始在西医传播与发展中扮演重要角色。例如：北洋医学堂毕业生全绍清、邓松年、姜文熙等已在军队与中央卫生行政机构中担任要职；1905 年，上海圣约翰大学医学部的肖智吉等成为博医会通讯会员；1908 年，毕业于广州博济医校的梁培基、陈垣等人发起成立了中国近代第一所本土私立西医学校——光华医学堂（1912 年更名为私立广东光华医学专门学校）。

与此同时，一些本土青年通过不同渠道到海外习医。从现存史料看，黄宽（1829—1878）是中国近代首位海外医学留学生。他出生于广东香山（今中山市），因各种机缘，1841 年就读于澳门马礼逊学校（后迁移香港）；1847 年，黄宽、容闳、黄胜三人随美国医学传教士布朗夫妇到美国留学；1850 年，黄宽转入英国爱丁堡大学医学院，1855 年正式毕业，获医学博士学位。此后，他曾在外科医院作为米勒教授助手，同时进行病理学与解剖学研究工作。1858 年，黄宽以伦敦会医学传教士身份回国，先服务于香港的伦敦教会医院，后转至广州惠爱医院。1863 年，大清海关医务处成立，黄宽成为首批聘任的 17 位医官中唯一的华人。1866 年广州博济医校成立，黄宽长期担任解剖、生理、化学等学科的教学工作。黄宽擅长外科，曾施行胚胎截开术、膀胱结石术等高难度外科手术，容闳赞誉其为"好望角以东最负盛名之良外科"。[1] 黄宽之后，在教会和医学传教士资助下，有少数中国人到欧美习医，其中较著名的有前面我们已提及的金韵梅、何金英、石美玉、康爱德四位女子，恕不重复。

1872—1875 年，清政府先后派出四批共 120 名官费留美幼童，原计划经 15 年培养，完成大学本科教育后回国。但只进行到第 10 年，便遭到守旧势力的强烈反对，半途夭折，功败垂成。在归国的 94 名幼童中，第四批留美幼童林联辉、金大廷、李汝淦、周传谔和第一批的何廷梁、第三批的曹茂祥成为总督医学堂的首批学生。1895 年中日甲午战争后，清政府开始派遣留学生赴日。据统计，1901 年中国赴日本的留学生为 274 人，1902 年为 573 人，1903 年增为 1 300 人，1904 年为 2 400 余人，1905 年增为 8 000 余人，1906 更增至 12 000 余人。[2] 当时留学日本者，以学习师范教育、法政、军事三者为最多，但也有不少人选择医学。据国内学者牛亚华考证：1902 年、1904 年、1907 年和 1909 年，中国留日医学生人数分别为 3 人、23 人、95 人和 32 人；1911 年

---

① 容闳. 容闳自传：我在中国和美国的生活 [M]. 石霓，译注. 上海：百家出版社，2003：120.
② 李喜所. 清末留日学生人数小考 [J]. 文史哲，1982 (3)：30－32.

前，有姓名可考者 163 人。①

在派遣留日学生的同时，清政府也把目光投向了欧洲发达国家。从 1900 年起，上海南洋公学、天津中西学堂、京师大学堂、上海高等实业学堂均向欧洲派遣留学生。此外，江苏、浙江、湖北、山西、广东、湖南等省也陆续向欧洲派遣官费留学生。1910 年，大清学部制定《管理欧洲游学生监督处章程》，明确规定："游学欧洲之官费学生，以已入大学习医、农、工、格致四科之专门学者为限，习法政、文、商各科者，虽入大学，不得给官费，至未入大学之学生，以后概不得给予官费。"② 将医学作为官费留学的四科之一，必然会有部分医学留学生，例如：1910 年赴英官费生 124 人中，学医科者有 9 人。

由于中国近代教会学校或医学校大多为美国教会所办，加之美国率先退还了部分庚子赔款用于中国派遣留美学生，因此，同期留学美国的规模渐渐超过了欧洲。例如：1907—1908 年，有 30 名上海圣约翰大学的毕业生到美国留学。1909—1911 年，清政府共派遣三批 180 名庚款留美生，其中，范永增、周象贤、施赞元、胡宣明、刘崇勤 5 人为医学留学生。③ 据统计，1914 年在美国留学生中，医学类有 48 人。

从 1905 年开始，海外医学留学生陆续归国。由于当时科举制度已废除，清政府从 1906 年开始，特别举办所谓的"验看学部考验游学毕业生"特考，考取者赐进士、举人出身。据《东华录》记载：1906 年，谢天宝、徐景文、曹志沂、李应泌、傅汝勤等均着赏给医科进士。1910 年，刘庆绶、方擎、张修敏、薛宜琪、沈玉桢等均着赏给医科进士；王麟书、王行恕、蒋履曾、戴棣龄、鲍荣等均着赏给医科举人。1911 年，沙世杰着赏给医科进士；吴造益、戴侗龄、熊辅龙、张仲山、徐希骥、叶秉衡、金曾洵等着赏给医科举人。④ 这从一个侧面表明，当时归国的海外医学留学生具有较高的社会地位。

1910—1911 年暴发的东北鼠疫，成为本土西医人才群体展示力量的历史契机。在伍连德领导的医学团队中，有全绍清、方擎、林家瑞等数十名北洋医学堂、陆军军医学堂、协和医学堂的中国师生，此外，还有东北地区数以百计曾接受过西医防疫知识培训的卫生警察和一些不知名的中国西医生。如果没有这支本土西医力量，单凭伍连德之力难以成功防控东北鼠疫。东北鼠疫作为标

---

① 牛亚华. 清末留日医学生及其对中国近代医学事业的贡献 [J]. 中国科技史料，2003（3）：228 – 243.

② 陈学恂，田正平. 中国近代教育史资料汇编：留学教育 [M]. 上海：上海教育出版社，1991：304 – 305.

③ 谢长法. 中国留学教育史 [M]. 太原：山西教育出版社，2006：102 – 107.

④ 邓铁涛，程之范. 中国医学通史：近代卷 [M]. 北京：人民卫生出版社，2000：487.

志性的医学事件，预示着本土力量主导西医传播和发展的时代即将来临。

晚清西医人才群体的形成为本土医学社团的产生创造了必要条件，而当时风起云涌的学会潮则起了推波助澜的作用。甲午战败，以康有为、梁启超、严复等人为首的维新派登上历史舞台。他们试图进行政治体制改革，建立君主立宪制与国民参政制度。在维新派看来，要达到此目的，在进行政治体制改革的同时，必须辅之开发民智、凝聚民心。因此，兴办学会被他们视为"至急不可缓之上策"。虽然当时的学会大多以推动政治体制改革或社会改良为己任，但还是涌现了少数几个带点科学性质的学会，例如 1896 年罗振玉、徐树兰等人在上海发起成立的"农学会"，1897 年龙泽厚、吴仲韬等在上海成立的"医学善会"等。尽管戊戌政变一度使民间学会遭受重创，但庚子之变后的所谓清末新政时期，宽松的政治环境使民间社团重获生机，由此涌现出一批以创办科学期刊、促进科学教育、兴办实业、传播科学知识为宗旨的科技社团。范铁权依据何志平编著的《中国科学技术团体》一书，统计出如表 2 - 1 所示的 28 个主要科技社团。①

表 2 - 1　清末科技社团

社名	创办年份	创办地点	创始人	类别
知新算社	1900	扬州	周达等	数学
上海科学仪器馆	1901	上海	钟观光	其他
上海医学会	1902	上海	余伯陶、陈莲舫等	医学
医学会	1903	上海	李书平、陈莲舫等	医学
绍兴医学讲习社	1904	绍兴	桂炜孙	医学
医学研究会	1904	上海	周雪樵	医学
中国医学会	1905	上海	周雪樵等	医学
上海医务总会	1906	上海	李书平、蔡小香等	医学
中国医药学会	1906	日本千叶	千叶医专中国留学生	医学
广东医学求益社	1906	广州	黎榘初等	医学
中国国民卫生会	1907	日本金泽	金泽医专中国留学生	医学
中国精神研究会	1907	日本神户	中国留学生	医学
算学研究会	1907	天津	不详	数学

---

① 范铁权. 近代中国科学社团研究 [M]. 北京：人民出版社，2011：29 - 30.

（续上表）

社名	创办年份	创办地点	创始人	类别
植物研究会	1907	日本东京	中国留学生	生物学
动物研究会	1907	日本东京	中国留学生	生物学
中国化学会欧洲分会	1907	法国巴黎	留学生俞同奎等	化学
中华药学会	1907	日本东京	中国留学生王文焕等	医学
绍兴医药研究社	1908	绍兴	何廉臣、裘吉生等	医学
远东热带医学会	1908	不详	不详	医学
中华护理学会	1909	江西	美籍护士信宝珠	医学
中国地学会	1909	天津	张相文	地理学
医学研究会	1910	北京	恽敏鼎	医学
中西医学研究会	1910	上海	丁福保	医学
浦东医会	1910	上海	刘镜蓉等	医学
严陵医学研究会	1910	上海	蔡振之等	医学
中国铁路研究会	1910	日本东京	留日铁路专业学生	其他
湖州医学会	1911	浙江吴兴	丁福保	医学
金山中西医学研究会	1911	上海	何锡琛、丁福保等	医学

　　显而易见，在清末科技社团中，医药类社团占绝大多数。导致这一现象的主要原因有两个方面：一方面，在中国古代自然知识体系中，中医不仅是理论水平较高的学科，而且是专业化与职业化程度较高的学科。梁其姿、余新忠等人的研究表明，明清时期长江中下游地区已出现中医行会组织，虽然它们算不上严格意义的医学社团，但其组织形式易于向医学社团转化。鸦片战争后，西医的迅速扩张日益威胁中医的正宗地位，也无形中增强了中医界的凝聚力，合群研究被视为振兴中医的重要一途。另一方面，由于国外教会机构的巨大投入，尤其是医学传教士的推动，近代中国的西医教育早于数学、物理、化学、生物等其他专门学科。在近代早期中国的高等院校中，医学院校占显赫地位。因此，相对其他科学分支学科，本土西医人才群体的数量与质量都较为可观。

　　从这一时期医学社团的宗旨与日常活动看，大致可以划分为三类：其一为中医社团，其二为中西医社团，其三为西医社团。我们分别以持续时间较长、影响较大的广东医学求益社、中西医学研究会和中华药学会为个案，对这三类医学社团作简单介绍。

（一）广东医学求益社

广东医学求益社创建于 1906 年 6 月，发起人为南海县的黎棣初、罗熙如等中医。最初社址设在南海县神安司的横江圩，后迁至广州罗熙如开设的医馆内，并易名为"广州医学求益社"。该社《规则》首条即声明："实欲振兴世界医学，并保存中医国粹而设。"求益社对社员资格无特别要求，只要认同社规，并经一位社员介绍即可入社。据该社《课本》所列《同人录》统计，从 1906 年 6 月至 1912 年 12 月，加入该社的社员前后共五期达 354 人。社员分布以广州及南海县为主，遍及省内新会、四会、三水、中山、顺德、番禺、增城、东莞、宝安、开平、阳江、乐昌、韶关、新宁等县和广西梧州、香港、澳门，甚至远及南洋暹罗（泰国）。社员以中医为主，但也有少数曾出洋留学甚至取得医学博士学位的西医，例如，第二期社员、开平县人余剑南曾出洋留学，第四期澳门社员张驰南是美国医学博士。可以说，广东医学求益社实开中、西医同时参加一个医学团体，共同研讨中医学术的先河。

中国古代科举考试应考的学子们，经常自发聚在一起，定题写作，互较高下，称为联课。求益社《联课小引》说："我辈或闭户著书，或悬壶拯疾，顾不可不集众思、广众益，以预储实学钦？夫玉虽畸异，非攻错不发宝光，木虽轮，非斧削不成伟器。凡我同人，宜互相砥砺。矧医者，仁术也，联课者，文事也；所谓以文会友，以友辅仁，又孰有急于此者。"该社定期集会，每会均出题三道，并规定第一、第二题以《神农本草》《内经》《难经》《伤寒论》《金匮要略》五书为限，不得从诸子百家中拟题（作者在文中引用诸子百家则不受限制），第三题自由命题。每次社员的习作，由指定的评论人阅卷，并公布评比结果。自 1906 年该社创建至 1912 年 12 月止，联课活动共举行 58 次。除联课活动外，该社从 1909 年开始在社址内附设赠医局。初期聘任两名医生驻诊，后期改为由社员公举一人为驻堂医生，除负责诊治病人外，兼理该社学务，实为社长之助手。同时，该社还设立了"阅医书所"，供社员之间藏书交流，互通有无。1912 年底，广州医学求益社改组为广州医学卫生社。它对广州以至整个广东地区中医教育体制化与中医医院的发展产生了持久的影响，民国初期的广东医学实习馆、广东中医教员养成馆以及广东中医药专门学校等均与广州医学求益社有渊源关系。[①]

---

① 谢炜南. 广州医学求益社小史 [EB/OL]. (2005 – 09 – 14). http://www.guangzhou.gov.cn.

（二）　中西医学研究会

在近代中西医学交流、碰撞的过程中，有极少数兼通中西医的医生认为中西医学各有千秋，可以互补，丁福保是其中的典型代表。丁福保（1874—1952），字仲祜，江苏无锡人。肄业于南菁书院，曾任京师大学堂译书馆教习，后在上海创办医学书局。晚清新政时期，各地举行了不少医士考试。1909 年 4 月，丁福保在上海举行的南洋大臣特考中获第一名。同年 5 月，奉盛宣怀之命赴日本考察该国医学发展状况。在日本的所见所闻，让他深感中日两国医学差距之大。因此，次年 5 月，丁福保自筹经费，聚集同道在上海英租界派克路创立中西医学研究会。关于该会成立的缘由，丁福保在《中西医（学）研究会上民政部禀》中说：

> 窃维吾国医学发明最早，自后世私立门户各守师说，不知集思广益，以合乎世界公理，遂至日形退化，有今不如古之慨。考日本近四十年来，所以日见发达者，由于全国医生多主学会，互相研究之效……每医会得一新发明之学理，朝登医报，暮达通国，闻见既广，自无故步自封之弊。……书籍之流传，犹不若实行研究之为得，爰自筹经费纠集同志就上海派克路昌寿里地方设医学会一所，名曰中西医学研究会，以实行研究有关医学各学科，并将研究所得发行《中西医学报》以供远近医界之观摩。①

中西医学研究会以"研究中西医药学，交换知识，振兴医学"为宗旨。学会章程规定：凡有志于医学者，只需提供个人简历，经学会认可即成为正式会员。而热心赞助学会者，无论其捐赠资金或书籍，均可成为名誉会员。此外，学会还设评议员、调查员、庶务员、会计员、书记员等若干名。1912 年，内务部审核该会章程及呈文后批复："该生等专攻医术，精研生理。博采中西之说，合谋医业之深邃，设会讲求，实堪嘉尚，所请立案之处应予照准。"②从实际运行看，该学会所开展的工作主要为：①编著医学书籍；②陈列图书仪器；③编辑会刊《中西医学报》。此外，它还开办了函授新医学讲习所，为期一年，科目包括解剖、生理、病理、内科、外科、妇科等。

丁福保的宏愿是实现中西医学汇通，更确切地说是为中医注入新医的血

---

① 中西医（学）研究会上民政部禀 [J]. 中西医学报，1910（1）.
② 内务部批文 [J]. 中西医学报，1912（1）.

液。因此，首要的工作当然是向中医界介绍西医知识。仅就这方面而言，中西医学研究会的确取得了不俗的成绩。丁福保自 1900 年翻译通俗西医常识读物《卫生问答》开始，截至 1933 年，共译述、编著医书达 160 余种。他的医学译著内容全面系统、行文流畅，在普及近代西医知识尤其是促进中医了解西医方面起了一定的作用。但具体到中西医汇通，连丁本人也承认那是一件极为困难的工作，虽努力多年，但收效甚微。

虽然中西医学研究会及其会刊《中西医学报》断断续续地持续到 1930 年左右，但其组织松散，会员权利、义务不明，缺乏有效管理。该会不设会长与职员，凡事由丁福保定夺与亲为，《中西医学报》也以刊登丁氏著作为主。从某种意义上说，中西医学研究会只是丁福保一个人的学会，更确切地说，它更像一家私立的中西医学出版公司。

（三）　中华药学会

1902 年 6 月，王文焕以江西省官费生身份赴日本留学，1904 年进入东京药学专门学校（今东京医科大学前身）；1907 年毕业后作为选科生入东京帝国大学医学院药科进修制药物化学和药物分析，同年成为日本药学会成员。王文焕深感要发展中国药学事业，必须联合志同道合者。于是，他与当时在日本留学的伍晟、胡晴崖、曾贞、鲍燡等人发起成立了中华药学会，宗旨为"切磋学问，交换药学及其他有关专门技术知识"。1909 年，中华药学会首届大会在东京神田区水道桥明乐园举行，时有会员 27 人，大会公推王文焕为首任会长、伍晟为总干事、赵橘黄为书记、蔡中杰为会计。会后，临时出版了一期药学杂志，该杂志仿效《日本药学杂志》体例，发表了几篇大会论文，委托日本药学会代为印刷发行。

辛亥革命后，由于多数会员学成归国，学会也随之于 1912 年迁到北京，并以"中华民国药学会"之名向北洋政府内务、教育和实业三部立案，时会员达百余人。在同年举行的第二次大会上，时任北洋政府内务部卫生司司长伍晟成为第二任会长。此后，虽然由于各种原因，中华药学会的大会时断时续，会刊《中华药学杂志》的发行也极不正常，但它对中国近代药学教育、药物研究与制药行业的发展做出了不可磨灭的贡献。尤为值得一提的是，中华药学会积极推动了《中华药典》与《药学名辞》的编纂。西药传入中国后，形成了中药与西药并存的局面。虽然国外的药学著作早已在中国流传，但药物名词翻译五花八门，极不规范。因此，编纂《中华药典》与《药学名辞》是一项基础性的工作，也是药学界的当务之急。1927 年南京国民政府成立后，这项工作被提上议事日程，并主要由中华药学会负责。1930年5月，《中华药典》正式出版发行，收录药品708种，每种药品均列举其来源、标准含量、制法、性状、鉴别、检查法和含量测定等项。1932年，《药学名辞》公布，共计收录药学名词、化学药品及制剂名词约1 400个，分别列出拉丁名、德名、英名、法名、日名、化学式、旧译名、决定名等项。这两本著作成为此后同类著述的模本。

对上述三类医学社团的个案分析表明，清末中国医界尚无明显的中西医界线，一方面，由中医发起的医学团体，也有部分西医参与，出版发行的医药报刊，内容中西医兼备，并无中西医字样。虽然中医界内部对西医所持态度存在分歧，但保存和发展中医是基本共识。另一方面，由日本医学留生发起成立的各种西医药社团，虽然秉承科学实证精神，但对中医尚无明显的敌视。事实上，中华药学会从成立之日起，就对中药的研究极为重视。尽管这一时期本土医学社团在科学社团中占有极大比重，但大多规模小、持续时间较短，普遍缺乏规范的组织制度和稳定的运行机制。应该说，这一时期本土医学社团仍处于开创阶段，真正具有全国性影响、能与博医会相提并论的本土医学社团尚未出现。

三、中华医学会创建过程

1915年2月1日至5日，正值中国农历春节之际，博医会第六次大会在上海四川路中华基督教青年会殉道堂举行。基督教青年会（Young Men's Christian Association，YMCA）由英国商人乔治·威廉（George Williams）1844年创建于伦敦，是以"德、智、体、群"四育为宗旨的新教社会活动组织。19世纪后期，基督教青年会传入中国东部沿海地区的天津、上海等城市。1912年，中华基督教青年会全国协会正式成立，总部设在上海，由美国人巴乐满（Fletcher Sims Brockman）任总干事，中国的王正廷任副总干事。它建立分部办公制度，相继成立了书报部、演讲部、体育部、平民教育部等八个部门。由于它开展的一系列活动涉及医疗卫生方面的内容，迫切希望获得医学界的支持与合作，从而主动邀请博医会在其总部会所举行第六次大会。

博医会在此次大会上进一步贯彻、深化上届大会制定的本土化战略，加强与中国政府和本土医疗机构合作，并希望本土医生在西医传播与发展中承担更大的责任。大会最后一天，一群中国本土西医生聚会发起成立中华医学会。对此，同年4月7日俞凤宾用英文撰写的《中华医学会筹备会纪要》有明确记述：

　　1915 年 2 月 5 日，伍连德、颜福庆、肖智吉、刁信德等 20 多位在上海出席博医会大会的中国医生，在当地一家名为 Yi Lung Lao 的餐厅举行午餐会。饭后，颜福庆作为会议主持人首先说明了此次聚会的缘由，也即商议成立一个全国性的本土医学社团。他坦言，早在几年前，伍连德博士已有此动议，可惜时机尚不成熟。紧接着，曾参与日本归国医学留学生创建医学社团的肖智吉，简单介绍了他们的相关经验。随后，伍连德作了医学伦理及医学职业化的主题发言，他认为本土西医界只有精诚团结、共同努力，才能获得政府与民众的尊重与信任。因此，正式成立中华医学会刻不容缓。这一提议获得肖智吉的附议和与会者的一致赞同。于是，大家以无记名投票方式选举产生了 6 位临时职员：会长颜福庆、书记伍连德、会计刁信德、庶务俞凤宾、协助员曹丽云和肖智吉。

　　会议初步议定会员年会费为 4 银圆，下次会议明年农历春节后在上海举行，并授权临时职员起草学会规章制度和筹办会刊。唐乃安倡议与会者捐资以作学会启动经费，他本人捐 100 银圆，其他人共捐 200 银圆。会议于下午 2 点 45 分结束。①

　　尤其珍贵的是，俞凤宾在文中附录了当天参加会议的 21 人名单，具体为：伍连德、颜福庆、俞凤宾、刁信德、肖智吉、古恩康、高恩养、丁福保、唐乃安、石美玉、康成（康爱德）、黄琼仙、曹丽云、梁重良、刘湛燊、成颂文、陈天宠、李永和、钟拱辰、陶漱石、许世芳。由于俞凤宾本人是成立大会的参与者，并被推选为庶务，《中华医学会筹备会纪要》可算是一种官方正式文本，可信度毋庸置疑。因此，伍连德、颜福庆等 21 位与会者被公认为中华医学会的创建者或发起人。然而，俞凤宾文中所谓"20 多位在上海出席博医会大会的中国医生"之说并不确切。查阅博医会第六次大会正式代表及应邀人员名单，伍连德、颜福庆、刁信德、肖智吉、石美玉、康爱德、黄玉仙 7 人为正式代表，曹丽云为应邀人员，并无俞凤宾、古恩康、高恩养、丁福保、唐乃安等其他 13 人的名字。② 当然，不排除俞凤宾等 13 人列席或自由旁听了博医会的会议，这在过往博医会大会中不乏先例。但有一点可以肯定，俞凤宾等 13 人与伍连德等出席博医会第六次大会者并非偶然相遇，他们应该是事前相

① YUI C V. Minutes of the first meeting of the national medical association of China [J]. National medical journal of China, 1915 (1)：30 - 31.
② The China medical missionary journal, 1915 (2)：112 - 113.

约参加中华医学会正式成立大会的。

由于中华医学会是在博医会举行大会期间正式成立的，博医会获悉后第一时间表达了祝贺。新当选的会长维纳布尔在致博医会会员的公开信中指出，博医会本土会员的不断增多是一个大趋势，有利于推动博医会与中国政府和社会的合作，促进西医在中国全面传播与发展。他对中华医学会成立持积极支持态度，认为它对博医会的工作是一种促进，尤其是以中英文并列发行的《中华医学杂志》，一定程度上能弥补《博医会报》的不足，将成为联结中国本土医生的纽带。①

中华医学会正式成立时，考虑到西医资源分布、经济、交通和与博医会合作等诸多因素，决定将总部设在上海。由于学会无固定经济来源，只得暂借上海南京路 34 号俞凤宾私人诊所为临时会所。随后，颜福庆、伍连德等 6 位临时职员迅速开展了以下工作：

其一，对外发表宣言，宣告中华医学会成立。同年 4 月 15 日，颜福庆以会长名义对外发表《中华医学会宣言书》，报告学会发起成立经过，对学会宗旨"巩固医家交谊，尊重医德医权，普及医药卫生，联络华洋医界"逐一进行了详细阐述。颜福庆在宣言书中疾呼："欧美各国，莫不有医学会社，其政府亦从而保护之、鼓励之，与以种种之权利。我医界同人，倘能各尽其心，牺牲个人之光阴、财力以为本会，则本会与欧美并驾齐驱，亦意中事也。"②

其二，制定学会规章制度。由临时职员起草的《中华医学会例言及附则》对学会的名称、宗旨、会员及入会程序、职员、会报、分会等作了明确规定。学会定名为"中华医学会"，英文名为"The National Medical Association of China"。会员分为特别会员、普通会员和名誉会员三种，凡有会员三人以上者，可以设立分会。学会设职员七人，分别担任正副会长、书记、会计、文牍、编辑、庶务，由年会选举或通讯选举产生，一年一任，不得连任两届。会刊为《中华医学杂志》（*National Medical Journal of China*，NMJ），季刊，中英文并列发行。③

其三，向北洋政府教育部申请立案。中华医学会正式成立不久，颜福庆即代表学会向北洋政府教育部申请立案。同年 7 月 3 日，教育部批复："据中华医学会会正颜福庆等禀称组织医会，请予立案等情已悉，所拟章程尚属妥洽，

①　The China medical missionary journal, 1915 (2): 128 – 129.

②　颜福庆. 中华医学会宣言书 [J]. 中华医学杂志, 1915 (1): 50 – 52.

③　中华医学会例言及附则 [J]. 中华医学杂志, 1915 (1): 2 – 7.

应即准予备案。惟会员资格条中有在中国曾经本会承认之医学校毕业者一项，该会所承认之医学校所指究系何等学校，仰即开单禀候核办可也。"为此，颜福庆与伍连德联名上书教育部作出解释："敝会所承认之医学校指医学功课四年以上，学程有内外科、实验，不论中西文教授者，如北洋医学校、陆军医学校、协和医学校、上海圣约翰之医科等。"①

其四，创办会刊。1915 年 11 月，《中华医学杂志》第 1 卷第 1 期出版，中英文并列，暂定半年刊，由伍连德任总编辑。伍连德特地为创刊号撰写了《医学杂志之关系》一文，阐明办刊方针与特色：

> 本医学杂志尤有五大特色存焉：（一）以中西两文编辑，凡有重要问题，互相翻译，新得旧知，不虞阂隔。（二）各杂志多工词藻丽、竞尚高深，非淹达之士，类难尽解。本杂志则惟就通常浅文字，务使稍具普通学识者，即可一目了然。（三）中国医学凝滞，全系执拗中医为其魔障。有此杂志，日为浸润而陶铸之，期可风气渐开，得以提携而共进。（四）年来各省瘠病瘟疫蔓延不绝，均由防范无方，今假杂志砭针而警告之，自可辅助警官，俾知施行而设备。（五）同业得以交换知识、互相观摩，共跻民国于健康斯。②

其五，筹备第一次大会。中华医学会正式成立大会决定第一次大会于 1916 年农历春节后在上海举行。为确保其如期顺利举行，学会临时职员及部分上海会员组成了筹备委员会，下设日程部、招待部、展览部、广告部和住宿部等，对相关事宜作了精心、周密安排。《中华医学杂志》创刊号刊登了《中华医学会在上海举行第一次大会预定日程》，恳请各地会员积极参加会议。

显而易见，中华医学会的主要发起人是博医会会员，而且是借博医会举办大会之机正式成立，此后其规章制度以及会刊栏目设置，也对博医会及《博医会报》有颇多借鉴。从这个角度看，它是由博医会脱胎而出，以推动医学科学在中国传播和发展为己任的西医社团。虽然章程无明文限制中医生入会，但其会员资格条款要求入会者必须毕业于国内外医学院校。由于民国初年北洋政府教育部颁布的医学专门学校章程，明令中医不得建校传授中医知识，这事实上杜绝了中医生入会。

毫无疑问，中华医学会借博医会在上海举行第六次大会之机正式成立，绝

① 颜福庆，伍连德. 上教育部书 [J]. 中华医学杂志，1916（1）：66.
② 伍连德. 医学杂志之关系 [J]. 中华医学杂志，1915（1）：1 - 2.

非伍连德、颜福庆等人一时心血来潮，而是谋划已久的行动。伍连德与颜福庆被公认为学会的两大奠基者。

伍连德（1879—1960），字星联，祖籍广东台山，1879年3月10日出生于英属海峡殖民地槟榔屿（今属马来西亚）。1896年获英女皇奖学金远赴英伦，先入剑桥大学意曼纽尔学院；1899年转入圣玛丽医学院；1902年获医学学士学位与外科学士学位。此后，伍连德相继在伦敦布罗穆顿医院、利物浦热带病研究所、德国哈勒大学卫生学院及法国巴斯德研究所进修，曾接受热带病学权威罗纳德·罗斯、细菌学权威卡尔·弗兰克和免疫学权威梅契科夫指导，并结识了科赫、艾里希等著名科学家。这一时期是微生物学、细菌学与免疫理论形成的关键时期，几年后，科赫、艾里希、梅契科夫相继获得诺贝尔生理学与医学奖。伍连德在恰当的时间出现在恰当的地点，接受了最先进的西医理论，这成为他日后在中国东北建功立业的重要资本。

1903年8月，伍连德获剑桥大学医学博士学位，随即返回马来亚。途经新加坡时，他拜见了当地医界名人林文庆。林文庆（1869—1957），祖籍福建厦门，生于新加坡，1887年成为海峡殖民地首位获得英女皇奖学金的华人子弟，曾在英国爱丁堡大学医学院习医，后回新加坡开业行医。民国初年，林文庆曾任孙中山的随行医生与机要秘书、南京临时政府内务部卫生司司长。1921年，新加坡华侨陈嘉庚出资创办私立厦门大学，邀请林文庆出任校长。林文庆执掌厦门大学16年，任内为厦门大学招揽各类精英人才，使之成为当时国内著名高校之一。林文庆的发妻是国民党元老黄乃裳的女儿黄瑞琼，他们的大儿子是民国时期中国医界的风云人物林可胜。姻缘巧合，伍连德迎娶了黄瑞琼的妹妹黄淑琼，成为林文庆的连襟、林可胜的姨父。

伍连德回到马来亚后，先任职于吉隆坡医学研究所，一年后回槟榔屿开业行医。1900年庚子之变后，清政府为挽救危局，决定实施所谓新政。1905年底，特遣载泽、戴鸿慈、徐世昌、端方、绍英五大臣分赴东西洋考察宪政。其中，戴鸿慈、端方一行前往美国、德国和奥地利，途经槟榔屿时，伍连德结识了戴鸿慈、端方的随员施肇基和温秉忠，这为他人生轨迹的改变埋下了伏笔。

施肇基（1877—1958），字植之，浙江余杭人。早年就读上海圣约翰书院，1893年任大清国驻美国使馆翻译生，后入美国康奈尔大学学习，获文学硕士、哲学博士学位。1902年归国，任湖广总督张之洞洋务文案兼湖北省留美学生总督。1905年随端方出洋考察，任一等参赞，翌年任邮传部右参议兼京汉铁路局总办。1908—1910年，任哈尔滨海关道、滨江道道台。此后曾出使英、美等国，是清末民初中国外交界的风云人物。他是伍连德生命中的贵人或者说伯乐，其儿子施思明尔后是中华医学会最得力的总干事。

温秉忠（1861—?），字莨臣，祖籍广东台山，生于上海。1873 年被选拔为大清国派遣的第二批留美幼童，主修技艺。1881 年归国，先在美国驻宁波领事馆、驻新疆领事馆工作，后担任北京海关总局局长、苏州海关监督等要职。他是宋氏三姐妹的姨父，1906 年护送 15 名江浙官派留学生到美国时，顺便携宋庆龄、宋美龄两姐妹同行（自费留学）。温秉忠与伍连德的祖籍都是广东台山，他日后对伍氏颇多照应。也正是通过温秉忠，伍连德结识了宋氏家族中的一些重要人物。

1908 年，通过施肇基的举荐，袁世凯聘请伍连德任天津陆军军医学堂帮办（副校长）。在天津的两年，他结识了唐绍仪、伍廷芳、梁启超、严复等清末民初政坛的风云人物，并与金韵梅、全绍清、梅尼等中外医道同人结下深厚友谊。1910 年 2 月，伍连德与颜福庆应邀参加博医会在汉口举行的第四次大会。据伍连德自述，当时就萌生了创建全国性华人医学社团的念头。因此，同年 8 月在上海登报征求志同道合者，但因"当时之人不甚注重之"而搁置。以当时伍连德在西医界的声望，的确还没到登高一呼、应者云集的地步。

是年冬天，东北鼠疫暴发，由于施肇基的再度力荐，伍连德临危受命、慷慨出关。他将细菌学的理论与各种社会化的行政管理手段有机结合在一起，在上自朝廷下自东三省各级政府的积极配合下扑灭鼠疫，这使伍连德跻身世界医学家行列，成为中国家喻户晓的人物。1911 年 5 月，清廷赏伍连德医学进士，授陆军蓝翎军衔、协参领；俄国授二等勋章，法国授荣誉衔。此后两年，伍连德相继出任东北防疫总处处长、大总统侍从医官，并作为中国政府代表参与了第一、第二届国际禁毒大会。他坦言："正是通过那个事件（东北鼠疫），作者的名字首次引起全世界关注。主要因为该事件，作者得以在中国这样一个保守的古老国家中长年累月地开展防疫、卫生、医学和社会福利工件，并参与其他社会活动，而所遇到的困难比预料更少。"[①]

伍连德清楚，要组建一个全国性医学社团，仅靠东北鼠疫防控过程中形成的本土西医团队是远远不够的，应尽可能获得其他西医精英的呼应与支持。当时，以上海为中心的江浙、广东和福建一带，是中国西医业最发达地区。声望显赫、人脉极广的颜福庆，是伍连德心仪、仰仗的重要人物。

颜福庆（1882—1970）出生于上海市一个显赫的基督教家庭，其祖父颜清源（1796—1862）早年从福建厦门逃难到上海，被一位好心的中国牧师收

---

① 伍连德. 鼠疫斗士：伍连德自述［M］. 长沙：湖南教育出版社，2012：14.

留，从而与基督教结缘。颜清源一生以小本生意养家糊口，平淡无奇，但机缘却使他的后代接受了基督教教育，然后委身教会，一跃成为上海的望族。颜清源的长子颜永京是美国圣公会的华人先驱之一，他与当时上海另两位著名基督教华人牧师吴虹玉、曹子实的私谊，促成了他们家族之间的联姻，曹子实成为颜永京的妹夫，而吴虹玉的妹妹则嫁给了颜永京的胞弟颜如松。在中国社会，这种姻亲关系对他们及下一代的事业都产生了重要影响。颜永京的子女中，长子颜惠庆（1877—1950）是民初政坛风云人物，先后担任过北洋政府总理、外交总长等要职；幼子颜德庆（1878—1942）是铁路工程师和中国工程师协会的主要创始人之一，曾任国民政府铁道部参事、代次长等职；幼女颜庆莲曾在美国主修器乐，后嫁给了著名西医生舒厚仁。

颜清源的次子颜如松是颜福庆的父亲，曾到美国留学，归国后成为圣公会牧师，主持上海江湾一座教堂，但不幸于 1888 年感染伤寒去世。颜福庆幼年（6 岁）丧父，主要由伯父颜永京扶养成人，舅父吴虹玉也给予无微不至的关怀。按照颜福庆自己的说法，他从小就是圣约翰书院与同仁医院的常客，1896年进入圣约翰中学，1899 年毕业后升入圣约翰书院医学部，与刁信德、谭以礼、杨自理同窗。1903 年，颜福庆毕业后进入同仁医院当实习医师。次年，清政府向南非输出大批劳工，颜福庆和刁信德等人受聘担任劳工医生。1906年 9 月，颜福庆经过插班考试，进入美国耶鲁大学医学院二年级就读，1909年 6 月获医学博士学位，并被评为优秀博士毕业生。颜福庆就读耶鲁大学医学院期间，孔祥熙、王宠惠、王正廷、王景春、周诒春和表兄曹云祥等人也在耶鲁大学的其他学院就读，据说，颜福庆还加入了孔祥熙等人组织的"诚志社"。这些人归国后，大多成为民国时期政界、教育界、外交界的风云人物，对颜福庆日后事业有重要影响。

1910 年 1 月，颜福庆受美国耶鲁大学海外传道团之一的雅礼会（Yale - China Association，直译为"耶鲁—中国协会"）聘请，回国任湖南长沙雅礼医院外科医师。[①] 雅礼会是耶鲁大学学生发起成立的一个非教派组织，目标是在中国建立一个以医学为主的教育机构。经不懈努力，1908 年，雅礼会在长沙安营扎寨，由胡美创办了雅礼医院。胡美（Edward Hicks Hume，1876—1957）出生于印度一个美国传教士家庭，在孟买长大，后回美国接受教育。他 1897年毕业于耶鲁大学，此后进入霍普金斯大学医学院深造，1901 年获医学博士

---

① 有关颜福庆的家世及留学经历，主要参考：钱益民，颜志渊. 颜福庆传 [M]. 上海：复旦大学出版社，2007：250 - 255.

学位。1906 年，胡美受聘雅礼会到中国开展教育工作，他是博医会的重要人物之一，和伍连德、颜福庆等人有极为良好的私谊。作为雅礼会的首位华人正式成员，颜福庆独特的背景使他成为沟通中美医学界的重要桥梁。1912 年，雅礼会的哈克斯捐赠一笔巨款，指定用于建立一所新的雅礼医院。经颜福庆、胡美穿针引线，1913 年 7 月，湖南省政府与雅礼会签署了合办"湖南—雅礼"医学校的契约，从而催生了"湘雅医学专门学校"（湘雅医学院之前身）。1914 年 9 月，颜福庆被推举为医学校校长；同年 12 月，湘雅医学专门学校正式开学，颜福庆在中国医学教育界的领袖地位由此奠基。

在伍连德、颜福庆等人紧锣密鼓地筹建全国性西医社团的同时，北洋政府所在地北京的另一批西医精英也在图谋此事。1913 年 1 月 13 日至 17 日，博医会在北京举行第五次大会。会前（1 月 11 日），博医会收到一封"中国医学会"（The China Medical Association）要求合作与帮助的公函，其中附有中国医学会的章程与附则。因此，博医会特邀中国医学会会长方石珊参加大会。方石珊（1884—1968），原名方擎，福建闽侯人。1910 年毕业于日本千叶医学专门学校，归国后任职于天津陆军军医学堂，参与了伍连德主持的东北鼠疫防治工作，是奉天国际鼠疫大会的中国代表之一，后任北洋政府陆军部军医司医监、司长。

1 月 13 日上午，方石珊代表中国医学会向博医会代表作报告，内容涉及两个方面。其一，中国医学会有关医学名词审查方面的工作及建议；其二，介绍新成立的中国医学会及其准备开展的工作。据他介绍，中国医学会成立于1912 年秋天，已在政府内务部立案。[①] 其总部设在北京，拟在各地建立分会，目前学会会员已近 400 人，愿意接纳博医会会员为名誉或同志会员。[②] 博医会对中国医学会公函作了正式回复，声称由博医会主导西医在中国传播与发展仅是暂时现象，博医会乐见中国人自己肩负重任，也愿意与中国医学会进行广泛合作。会后，博医会责成医学名词委员会先行与中国医学会合作，也希望北洋政府教育部给予支持。

从会长方石珊的背景及学会的章程及附则看，该会的主要发起者是从日本归国的医学留学生，当时仍处筹备阶段，甚至连办一份医学期刊这样重要的事情都没提到议事日程。方宣称会员已近 400 人，显然有虚张声势之嫌。至于学

---

① 大会期间，北洋政府教育部部长土宠惠到会致辞，证实中国医学会与中国药学会已立案注册，并恳请博医会与它们就医学名词审查一事进行合作。

② The China medical missionary journal，1913（2）：54－55.

会章程规定入会费 2 银圆，会员年会费 20 银圆，这显然是欠缺办会经验、不切实际的浪漫想法。唯一值得称道的是，中国医学会意识到了医学名词审查、统一的重要性，并已同中国药学会合作开展工作。

对方石珊等人建立中国医学会，并谋求与博医会合作之事，当时出席博医会第五次大会的颜福庆和舒厚仁等人（伍连德缺席）当然心知肚明，但他们仍执意另起炉灶。据伍连德回忆，1914 年 5 月他因兼任津浦铁路总医官的便利专程到上海，和沪上医界领袖与执业医生颜福庆、俞凤宾、刁信德、肖智吉、黄琼仙、古恩康共计 7 人商议成立全国性华人医学社团事宜，并初步拟定了一份具备入会资格者的名单，预谋次年初借博医会在上海举行第六次大会之机正式成立中华医学会。① 俞凤宾之孙俞顺章在《顺理成章》一书中进一步明确，此七人的聚会地点是陆家花园内俞凤宾的私宅。②

中华医学会成立的同年 5 月（一说 8 月），汤尔和、周颂声、侯希民、方石珊等人迅速在北京组建了以日本归国医学留学生为主体的"中华民国医药学会"。这与其说是一种巧合，不如说是对伍连德、颜福庆等组建中华医学会的一种回应与挑战。汤尔和（1878—1940），原名调鼎，杭州人。1907 年留学日本金泽医学专门学校，后又留学德国柏林大学，获医学博士学位。1910 年回国，任浙江高等学堂教务长兼校医，并当选浙江谘议局谘议员。同年创办浙江病院，自任副院长兼内科医师。1912 年，他在北京创办中国第一所国立医学校——北京医学专门学校（北京医科大学前身），自任校长一职。鉴于尸体解剖对习医之重要性，汤尔和亲手起草《解剖条例》，并促成北洋政府于 1913 年正式颁布法令施行，此举被视为中国近代西医教育史上的一个里程碑。在当时的中国西医界，汤尔和是可以同伍连德、颜福庆比肩的人物，他的威望也使得北京医学专门学校、北洋陆军军医学堂、浙江医学专门学校等中国人自办医学院校的毕业生纷纷加入中华民国医药学会。北洋政府时期，汤尔和曾历任教育总长、内务总长、财政总长，为中华民国医药学会的生存与发展提供了种种便利条件。1937 年"七七事变"后，汤尔和沦为文化汉奸，也给这个学会带来巨大伤痛，这是后话。

1916 年 8 月，中华民国医药学会在南京召开第一次大会，公推汤尔和为首任会长。同年 10 月，会刊《中华民国医药学会会报》正式创刊。于是，在

---

① 伍连德. 鼠疫斗士：伍连德自述 [M]. 长沙：湖南教育出版社，2012：426.
② 俞顺章. 顺理成章：一个流行病学工作者从医 60 年的记录 [M]. 上海：复旦大学出版社，2011：3.

本土西医人才资源并不充裕的民国初期，中国南北并存两个全国性的本土西医社团。伍连德、颜福庆等人与汤尔和、方石珊等人的明争暗斗，实质是中国近代海外留学格局的内在矛盾所致。由于历史原因，中国近代大规模的海外留学运动有西洋与东洋之别，更为确切地说是欧美与日本之别。因日本明治维新以德国为样板，也有所谓英美派与日德派之说。这种留学国别的门户之见，在整个民国时期的政界、教育界和学术界屡见不鲜。

具体到西医界，这一问题显得更为复杂与突出。近代西医主要经由英美医学传教士传入中国，早期的西医教育基本由英美势力把持，出自教会医院与医学校的本土西医人才多半充当医学传教士助手，即使开业行医者也或多或少依附教会机构。毫无疑问，如果教会医疗机构资助本土人才出国习医，英美是首选，博医会早期的本土会员，无一例外都具有这种背景。由于家世、学历、职业、宗教信仰等方面的原因，这批本土西医人才有明显的英美倾向，甚至对英美教会机构怀有感恩之心，因此将他们称为英美派不无道理。

另一方面，清末新政时期，中国有大批学子赴日本留学，并在辛亥革命前后相继归国。由于民初北洋政府在政治、军事、教育等方面的改革以日本为样板，这无疑使日本留学生有了更大的生存空间。就医界而论，民初中国自办的医学校大多聘用日本人或以日本归国留学生为教员，教材也基本译自日本。北洋政府的卫生行政机构也多由留学日本者把持。相对而言，日德派比英美派有更为强烈的民族独立意识，他们虽然不否认医学传教士输入西医之功，但无意依附教会医疗机构与团体。虽然两派都以自主传播、发展西医为己任，但对自我身份的认同以及对主导西医传播、发展话语权的渴求，让双方产生隔阂与冲突。尽管北洋政府时期，中华医学会与中华民国医药学会在医学名词审定、禁烟、争取英国庚子赔款用于公共卫生建设，以及抵制中医加入教育系统等重大活动中曾有过成功、愉快的合作，但由于门户之见，双方始终没能在一口大锅中吃饭。

四、创建者群体的社会特征

从中华医学会创建的具体过程看，21 位创建者中，伍连德与颜福庆扮演了关键角色。如果说伍连德是最先倡议建立中华医学会者，颜福庆则是穿针引线的人物。1914 年 5 月，伍连德专程南下上海商议学会成立之事，在陆家花园内俞凤宾私宅聚会的七人，除伍连德外都是上海圣约翰大学医学院的早期毕业生，有同门同窗之谊。当时，颜福庆任职长沙雅礼医院，正着手筹建湘雅医学专门学校，他在这个时间点出现在上海，显然是应伍连德邀约而来。颜福庆家族与圣约翰大学医学院的关系以及他个人的声望、能力，使他成为这次聚会事实上的召集人。

上海圣约翰大学医学院发轫于文恒理在虹口同仁医院创办的医科，最初用中文教学，主要目的是为医院培训助手。1896 年圣约翰书院改组为"圣约翰学校"，正式设立大学部并得到美国基督教圣公会认可。当时，圣约翰学校下设的医学馆由文恒理任主任，用英文教学，定学制为 4 年，开始系统教授医学课程，并以同仁医院为实习地。最初，学生毕业后给予文凭但无学位，肖智吉和翼懋恩为首届毕业生（1900 年），刁信德、谭以礼、颜福庆和杨盛林为第二届毕业生（1903 年）。1905 年，圣约翰大学在美国完成注册，定医科学制为 5 年。由于读医科者必须在圣约翰大学认可的大学或文理学院修业 2 年以上，所以医科的学制实际上为 7 年，毕业生可授医学博士学位。1915 年中华医学会正式成立前，先后毕业的著名西医还有俞凤宾、李清茂、牛惠霖、许松泉、陈天宠、古恩康、王弼臣、牛惠生、胡宣明、李清亮、胡兰生、高恩养、陈宗贤等人。[①] 可以说，在长沙湘雅医学专门学校（1914 年）与北京协和医学院（1915 年）产生前，圣约翰大学医学院是 20 世纪初叶国内最为正规的医学院校。由于其毕业生主要在上海、苏州、杭州、无锡一带从事医疗工作，这使得他们在中华医学会的创建与早期发展阶段发挥了重要作用。

此次七人聚会决定借博医会次年初在上海举办大会之机正式成立中华医学会，初步拟定了一份具备入会资格者的名单，其中包括参与正式成立大会的意向性人员。毫无疑问，有资格出席博医会在上海举办大会的本土西医生是正式成立大会的当然人选，至于其他意向性人选，则由七人分头去联络。因此，伍连德、颜福庆、俞凤宾、刁信德、肖智吉、黄琼仙和古恩康七人可谓当之无愧的学会创建者。值得一提的是，虽然唐乃安没有参与聚会，但他是当时上海西医界的重量级人物，有很强的社会活动能力，而且与颜福庆、肖智吉、俞凤宾等人有很好的私交。因此，他在第一时间获悉会议精神后，就主动、积极参与了筹建工作。石美玉、康爱德、曹丽云是中国近代女西医生的杰出代表，当时分别在江西九江、南昌和江苏南京的教会医院工作，应邀出席了博医会在上海举办的第六次大会。她们能够成为中华医学会的创建人，也是偶然中的必然。

在中华医学会正式成立大会上，颜福庆是主持人，并当选首任会长，这的确是众望所归。在学会早期发展阶段，颜福庆、伍连德、俞凤宾、刁信德、肖

① 有关上海圣约翰大学医学院早期毕业生，可参见徐以骅主编的《上海圣约翰大学（1879—1952）》（上海人民出版社，2009 年）一书附录四"历届毕业生、肄业生名录"。

智吉、唐乃安、黄琼仙、古恩康、石美玉、康爱德、曹丽云这 11 人对学会事业有极为突出的贡献。其中，颜福庆、伍连德、俞凤宾、刁信德曾分别担任学会前 5 任会长以及会刊的总编等重要职位；石美玉、古恩康担任过学会副会长；唐乃安、肖智吉和曹丽云曾担任过学会书记或干事。此外，唐乃安、黄琼仙、古恩康与肖智吉是上海分会的前几任会长。可以说，他们是北洋政府时期学会职员或领导层的核心。尽管由于种种原因，南京国民政府成立后这些人不再担任学会行政领导职务（肖智吉例外），但他们仍然积极参与学会的大会以及一些重要事务，例如永久会所筹建、与博医会的合并等。尤其是伍连德与颜福庆两人，可谓整个民国时期中华医学会的精神领袖。

从 1908 年受聘于天津陆军军医学堂，到 1937 年抗日战争全面爆发后重返马来亚定居，伍连德历经晚清、北洋政府与南京政府三朝，服务中国近 30 年。他是这一时期许多重大社会事件与医学事件的见证者，例如：领导 1910 年东北鼠疫的防控工作，参与创办北满防疫处、哈尔滨医科专门学校（今哈尔滨医科大学前身）、北京中央医院、全国海港检疫处等。他长期在政府医疗机构担任要职，多次代表中国参与国际医疗卫生活动，因而与中国政界上层人物和国外的一些重要医学机构有密切联系。颜福庆家世显赫，毕业于名重一时的上海圣约翰大学医学院，然后到美国耶鲁大学医学院深造。归国后相继参与创办和执掌湘雅医学专门学校、上海医学院，同学、同事和门生遍布国内重要医疗机构。事实上，民国时期中华医学会的其他一些会长，诸如刘瑞恒、林可胜、牛惠霖和牛惠生兄弟、林宗扬、朱恒璧、金宝善等人，都不同程度受到过伍连德、颜福庆的提携。两人居中协调，增强了学会的凝聚力。

作为中华医学会的两大缔造者，伍连德与颜福庆对学会百般呵护，以广泛、深厚的社会网络关系，强大的社会活动能力，为民国时期学会的生存与发展提供了许多有利的条件。他们积极推动学会与国民政府和社会的广泛合作，无论是个人还是掌管的医学机构都给予了中华医学会极大的支持。例如：南京国民政府时期与抗战时期，颜福庆领导的上海医学院一直是中华医学会的主要后援，出钱出人。伍连德在学会历次募集经费的活动中都堪称表率，在建立会所、维持公共卫生委员工作等活动中多有资助；1940 年曾独自捐款 12 000 银圆用于学会图书馆建设；1949 年中华人民共和国成立后将北京私宅无偿捐赠学会。

至于丁福保、梁重良、高恩养、刘湛燊、成颂文、陈天宠、李永和、钟拱辰、陶漱石、许世芳 10 人，虽然在西医界的声望不能与伍连德、颜福庆等人相提并论，但也绝非平庸之辈。丁福保年长于伍连德、颜福庆等海归西医精英，是近代中西医交流过程中本土社会的先行者之一。他在上海自办医院、开业行医，在中华医学会成立前几年就创办了中西医学研究会，编辑《中西医学报》；独自翻译出版了近 80 种国内外医学书籍，合称《丁氏医学丛书》。梁重良是正规医学科班出身，与民初政坛风云人物孙中山和黄兴有极好的私谊，当时在沪上开业行医。高恩养等其余 8 人，均毕业于当时国内较为著名的医学院校，在上海、苏州一些医疗机构任职或独自开业行医。在 20 世纪 20 年代的中国，能够就读正规医学院校，毕业后跻身重要医疗机构或独立开业行医者，当属凤毛麟角。他们多半是因为地缘、学缘、业缘关系，与伍连德、颜福庆、俞凤宾、唐乃安等主要创建者相识，或者是春节期间正好在上海探亲访友，碰巧赶上了中华医学会的正式成立会议。可以说，丁福保等 10 人成为学会创建者有极大偶然因素，与其说他们是学会的创建者，不如说是学会正式成立的见证者。

与颜福庆、伍连德等 11 人相比，丁福保、梁重良等 10 人对中华医学会建立的重要性及其未来发展，未必有很好的考量，也缺乏应有的使命感。因此，学会正式成立大会后，丁福保、梁重良、刘湛燊、陈天宠、李永和几乎再没参加过学会的活动；高恩养、成颂文、钟拱辰、陶漱石、许世芳也仅是偶尔现身学会大会与上海分会的活动。按常理，出席 1915 年学会正式成立大会的 21 位人员，应积极参加 1916 年学会在上海举行的首届大会。但真实的情况是：伍连德、颜福庆等 11 人全部到场；而丁福保、梁重良等 10 人中仅高恩养和钟拱辰两人与会。也许，他们缺席首届大会都有这样那样的一些特别原因和理由，但无论如何这是极不正常的现象。

较为合理的解释是，当初丁福保、梁重良等人真没把新生的中华医学会当回事。那年月，成立后不久就散伙的各种学会多了去，谁能想到中华医学会以后会如此风光，香火绵延至今。也许，他们仅仅把这当成了医道同人之间的一次聚会，当成生活中需要应酬的一次酒局。此外，笔者查阅了 1915—1924 年《中华医学杂志》前十期目录，这 10 人中，只有成颂文发表过两篇文章，这与伍连德、颜福庆、俞凤宾、刁信德、肖智吉等人对会刊的百般呵护与扶持形成鲜明对比。如今的中华医学会已经走过一个多世纪的旅程，大浪淘沙，即便是当初学会的部分所谓创建人，也只是匆匆过客！

就事而论，在当时的医界，的确还有不少本土西医精英比丁福保、梁重良、高恩养、刘湛燊、成颂文、陈天宠、李永和等人更有资格成为中华医学会的创建者。也许，他们中的一些人曾收到伍连德、颜福庆、唐乃安和肖智吉等人发放的英雄帖，但由于种种原因与中华医学会的正式成立大会失之交臂。例如许金英、舒厚仁、李清茂、许松泉等人身为博医会会员，有资格出席博医会在上海举行的大会，如果他们成行的话，自然也就会参加中华医学会正式成立大会。因此，中华医学会宣告成立后不久，舒厚仁、李树芬、全绍清、刘瑞恒、牛惠霖、牛惠生、朱恒璧、王吉民、谢恩增、胡兰生、张道中、王完白、周仲衡等一批本土西医精英就以满腔热情迅速加入了它的行列，并在学会未来的发展中扮演重要角色。

虽然在中华医学会创建及早期发展过程中，21位创建者扮演的角色有显著的差异，但他们代表了新兴的本土西医力量。整体而论，创建者群体具有如下显著的社会特征：

首先，这一群体具有极高的医学素质。在21位创建者中，黄琼仙、颜福庆、俞凤宾、刁信德、肖智吉、古恩康、高恩养、陈天宠先后毕业于上海圣约翰大学医学院（部）；唐乃安、钟拱辰、许世芳、刘湛燊先后毕业于北洋医学堂；李永和、成颂文毕业于苏州博习医院医学堂；陶漱石毕业于苏州妇孺医院女医学堂；梁重良毕业于香港医校。伍连德、颜福庆、俞凤宾、刁信德、石美玉、康爱德、黄琼仙、曹丽云等曾在欧美留学或进修医学；丁福保曾到日本考察医学。尤其是伍连德与颜福庆两人，分别获得欧美最负盛名的英国剑桥大学医学院与美国耶鲁大学医学院的医学博士学位，而且在利物浦热带病研究所、巴斯德研究所和科赫研究所等著名医学研究机构深造过。这样的学历或经历，在当时欧美本土医生中也属凤毛麟角。显而易见，除了丁福保外，其他人都接受过系统、正规的医学科学训练。他们是中国近代第一批具有独立自主意识与能力传播和发展西医的本土人才，综合医学素质与水平远高于此前成立的其他本土医学社团的创建者，甚至不逊色于大多数欧美在华医学传教士。事实上，这批人也是西医教育本土化与学科建设的开拓者。因此，新生的中华医学会可以说是闪亮登场、极具感召力，迅速吸引了刘瑞恒、牛惠霖、牛惠生、朱恒璧等其他西医精英加入。

其次，这个群体中的多数人与基督教有千丝万缕的联系。基督教新教在近代中西文化交流中扮演着十分重要的角色，尤其是医学传教士以及中华医务传道会、博医会等教会医疗机构、团体对西医在中国的传播有巨大贡献，早期的西式医院与医学校基本由他们创办。可以说，中华医学会创建时，教会医疗机构与人员仍然是中国最强大的西医力量和资源。由于种种机缘，伍连德、颜福庆、刁信德、肖智吉、成颂文、石美玉、康爱德、黄琼仙、曹丽云等人均出生于具有基督教氛围的地区甚至家庭，很早就接受西方文化的熏陶，进而就读教会学校或医学校，石美玉、康爱德、黄琼仙、曹丽云等人甚至年幼时就被教会收养或救济，并由教会资助到海外留学。也正是这一原因，石美玉、康爱德、黄琼仙、颜福庆、刁信德、肖智吉等人成为博医会的一员。因此，相比同期建立的其他本土医学社团，中华医学会最容易获得博医会、教会医学校、教会医院、中华基督教青年会等外国在华教会机构的接纳和支持，这是中华医学会迅速崛起的重要原因之一。

再次，这个群体具有极强的社会活动能力与资源整合能力。由于家世、学业、职业及宗教信仰背景，中华医学会的主要创建者颜福庆、伍连德、俞凤宾、唐乃安、古恩康以及迅速加入学会的刘瑞恒、王吉民、牛惠霖和牛惠生兄弟等人，与国家政要、社会各界精英、欧美在华教会医疗机构以及一些海外医学团体有深厚、复杂的社会网络关系。在中国传统社会，个人或团体的社会网络关系，是各种事业成功的无形资本。中华医学会的社会网络关系，使它具有超强的社会资源整合能力，不仅能够左右逢源，为自身的生存、发展营造良好的外部环境，而且能够与国家政府和社会各界相互合作，实现自己的目标。可以说，中华医学会的社会网络是它在民国时期国家卫生事业发展过程中扮演重要角色的决定性因素之一。

最后，这是一个年富力强、具有高度凝聚力与活力的群体。中华医学会创建时，创建者中年龄较大的黄琼仙、梁重良、丁福保不过 45 岁左右，年龄较小的高恩养、陶漱石只有 27 岁，其他多数人在 35～40 岁之间，平均年龄约为 36 岁。按照孔夫子的说法：后生年富力强，足以积学而有待，其势可畏。今天的中华医学会可谓百年老店，但当初的创建者们却是一群风华正茂的本土西医精英，他们接受了相似的医学科学训练，梦想以一己之长摘掉"东亚病夫"的帽子。从某种意义上说，对医学科学的尊崇以及对基督教的信仰是联结他们的一条无形纽带。当然，学业、职业甚至亲朋关系在一定程度上强化了这条纽带的张力。民国时期的中华医学会，前期会长多出自上海圣约翰大学医学院，后期则主要出自北京协和医学院，伍连德和颜福庆是串联这些会长的关键人物。因此，虽然中华医学会的领导层一直处于不断的变更之中，但组织内部极为和谐，这确保了学会正常功能的发挥。

创建人群体的社会特征，注定了创建之初的中华医学会是一个以欧美医学留学归国生及国内教会医学院校毕业医生为主体的本土西医社团，从而带着显著的欧美色彩。事实上，民国时期的中华医学会始终保持这一特色。其历任会长颜福庆、伍连德、俞凤宾、刁信德、牛惠霖、刘瑞恒、林可胜、牛惠生、朱恒碧、金宝善、沈克非等人；总干事与干事施思明、王吉民、黄子方、余新恩等人均具有欧美留学背景。另一方面，中华医学会的会员也主要来自欧美习医归国者和国内教会医学院校毕业行医者。据 1931 年（与博医会合并前）的统计，中华医学会会员为 794 人，其中毕业于国内医学院校者 652 人，毕业于国外医学院校者 142 人。以国内论，绝大多数来自教会医学院校，位居前 6 位者依次为：山东齐鲁大学医学院（108 人）、北京协和医学院（89 人）、香港大学医学院（85 人）、上海圣约翰大学医学院（68 人）、天津北洋医学院（44 人）、长沙湘雅医学院（35 人）。以国外论，依次为：美国 68 人、英国 34 人、日本 14 人、德国 13 人、法国 5 人、加拿大 4 人、奥地利 2 人、俄国与朝鲜各 1 人。[①] 又据 1932 年全国登记医师统计，毕业于国外医学院校者依次为：日本 194 人、美国 74 人、德国 42 人、英国 15 人、法国 13 人。[②] 两相对照，日本医学留学生虽然在登记医师中占有极大比例，但他们加入中华医学会的比例极小，其中原因，不言自明。

创建者群体的社会特征，也使得中华医学会先天具有与国家政府、国内医学机构尤其是欧美在华教会医疗机构等进行密切互动的能力。在类似中国这样的近代科学继发性国家，科学的体制化尤其需要来自政治权力的驱动，科学社团尤其是全国性的科学社团，是否具有与国家政府和社会的互动能力至关重要。纵观整个民国时期，民间科学社团数以百计，但真正能够穿越民国时期、具有一定规模和影响力的不外中国科学社、中华医学会等少数几家。其中原因值得深思。民国初期，欧美教会医疗及教育机构在中国依然强势，西医在中国本土化过程中如何充分利用这一资源极为关键，中华医学会在这方面显然有着中华药学会、中华民国医药学会等其他医学社团无法比拟的优势条件。南京国民政府成立后，国际关系决定了国民政府对欧美国家与国际联盟的依靠，这使中华医学会有了更大的生存空间与表演的舞台，也注定了它会在国家医事建设中扮演重要角色。

附录 创建者寻踪[③]

中华医学会正式成立后，21 位创建者的人生之路迥然不同，一些人在学会未来发展中扮演了十分重要的角色，甚至成了民国时期医界的风云人物；另一些人则只是学会的匆匆过客，渐渐淡出了人们的视野。但无论如何，他们都

---

① 中华医学会概括报告 [J]. 中华医学杂志，1932（1）：181 – 183.

② 许世瑾. 全国登记医师统计 [J]. 中华医学杂志，1933（5）：746 – 754.

③ 从 2010 年左右开始，中华医学会官方曾组织张圣芬教授等人对学会 21 位创建人进行追踪，本小节部分参考了他们的研究成果：《揭开中华医学会创建人的面纱》，连载于 2010 年 3 月《中华医学信息导报》；《中华医学会 21 位创建人》，刊载于《中华医史杂志》2015 年第 1 期。

是百年中华医学会诞生的见证人，值得我们永远铭记。由于我们在本书相关章节会专门穿插介绍伍连德、颜福庆、俞凤宾、刁信德这四位重要的创建者，因此，以下仅涉及其他17位创建者。

1. 肖智吉

肖智吉（1879—1957），祖籍浙江，出生于上海一个具有基督教背景的家庭。1896年，肖智吉与翼懋恩、吴元润成为上海圣约翰大学医学部首批学生，1900年毕业。此后，他在上海开业行医，而且是许多药房的大股东。1905年，肖智吉与翼懋恩、谭以礼被吸纳为博医会的通讯会员，他也是中华药学会的早期会员之一。据说，肖智吉曾游历欧美诸国和国内各地，广交各界朋友，为人处事很有江湖豪情与义气，对社会公益事业特别热心。

肖智吉是中华医学会的七位主要创建者之一，此后直至1932年中华医学会与博医会合并，他担任学会义务职员近20年（除1924年第五次大会落选），这在民国时期学会史上绝无仅有。肖智吉担任的具体职位为庶务、干事、书记员、执行委员、会所筹办委员之类，主要负责会刊的印刷、发行、广告以及筹建会所、筹办会务之类，被时人戏称为学会的"万金油"。当然，扮演这种角色需有十八般武艺，非等闲之辈能胜任。但话又说回来，这种角色劳心劳力却未必很出彩，加之他本人不是海归医学留学生，也没什么像样的社会头衔，因此，一直未能当选总会的会长、副会长，只担任过上海分会的第四任会长。

肖智吉很少发表文章，在学会大会和上海分会的演讲与言论，也多是有关医疗保险体检、禁毒戒烟之类的话题。他虽然1900年就毕业于圣约翰大学医科，但1922年才获得医学博士学位，想必多少带些名誉或荣誉的性质。但肖智吉是一位极出色的开业医生与药商，收入颇丰。同时，他也是一位社会活动家与实干家，组织能力非凡，除参与创办中华医学会外，还是许多其他社会团体的发起者及重要负责人。二十世纪二三十年代的上海是国际大都市和社交大舞台，外国侨民举办的各类以交际为宗旨的团体或俱乐部五花八门。为便于管理，1935年上海成立所谓"万国总会"，肖智吉被公推为会长，时任上海市市长吴铁城为名誉会长。仅此一例，就足见肖智吉在上海滩的声望。1937年抗战全面爆发后，肖智吉留在上海开业行业，渐渐淡出中华医学会甚至社交圈，1957年病逝于上海。

2. 唐乃安

唐乃安（1875—1929），上海人，家世、出生年月和早年经历皆不详。但可以肯定的是，他是北洋医学堂第四届学生，1893年入学，1898年毕业。与他同届的13名同学中，日后较为有名的是曾任北洋政府陆军部军医司司长姜文熙。① 北洋医学堂专为大清海军培养军医而设，因此，唐乃安毕业后一度任北洋水师军医。2010 年中华医学会主编的《中华医学会会史概览（1915—2010）》一书中，有一幅其女唐薇红提供的唐乃安身着大清水师服装的照片，英气潇洒。综合判断，唐乃安当出生于 1875 年前后。有文章说他曾到过德国学医，但目前尚无法查实。

甲午中日海战遭受重创的北洋水师一度重建，但国势衰微，不要说买战舰的巨资，连发薪水都难。于是，1905 年前后，唐乃安辞职回上海开业行医。据说，他的诊所主要为名门望族服务，加之他还是上海许多大药房的股东，因而收入颇丰。1907 年，蔡小香、丁福保等人在上海创办"中国医学会"，唐乃安曾参与该会活动，并协助蔡小香编辑出版《医学杂志》（1910 年 10 月创刊，共发行了 12 期）。他也是李登辉、颜惠庆 1905 年创办的"寰球中国学生会"的积极分子，该会在民国初年公演过一出话剧《十年后之中国》，唐在其中饰演内阁总理。可以说，在民国初期的上海，唐乃安属上流社会人物，子女也十分出彩。他的儿子唐腴胪是哈佛大学经济学硕士，曾任财政部部长宋子文的机要秘书，在 1931 年 7 月轰动上海滩的一场凶杀案中，被刺杀宋子文的刺客误刺身亡。他的长女唐瑛曾是上海滩与陆小曼齐名的交际名媛。

在中华医学会的创建人中，唐乃安资历较老，也十分热心积极。在学会正式成立会议上，他个人捐资 100 块大洋，由此可见其人之洒脱与慷慨。1916 年中华医学会首次大会，唐乃安当选学会书记，并代表学会参与医学名词审查工作。1917 年 4 月，中华医学会上海分会成立，唐乃安任首任会长，由此可知他在沪上西医界有极高声望。他在早期《中华医学杂志》上发表过 3 篇文章，但 1922 年后淡出了中华医学会，直至 1929 年去世。

3. 石美玉、康爱德

石美玉（1873—1954），湖北黄梅人，父母均是教会中人。七岁时，随父亲到江西九江谋生。康爱德（1873—1931），出生于江西九江一孔姓家庭，因家境贫寒，出生仅两个多月就作为弃婴被在九江传教的美国卫理公会女传教士昊格珠收养，并为她取名康爱德。1882 年前后，石美玉与康爱德进入昊格珠所办的教会学校读书。1892 年，石、康两人随昊格珠到美国，进入密歇安大学医学院，1896 年以优异成绩毕业。同年，两人结伴回国。此后，两人作为美国卫理公会本土医学传教士参与创办九江旦福德医院（九江妇幼医院前身）及护士学校，由石美玉任首任院长和校长。不久后，康爱德在南昌创办卫理医

---

① 关于北洋医学堂历届学生情况，可参见《清末海军史料》（海洋出版社，1980 年）。

院（1902年，江西省人民医院前身）。1907年后，康爱德再次负笈海外，先后在美国的西北大学和芝加哥大学攻读文学，在英国热带病院深造医学。四年后回南昌继续从事医务工作（其间曾短暂接替金韵梅任天津女医院院长），直至1931年去世。

石美玉主持九江旦福德医院及护士学校期间，曾获美国洛克菲勒基金会资助，并于1918年到美国霍普金斯大学医学院进修。但1920年归国后，她因信仰冲突而脱离美国卫理公会，到上海组织创办伯特利教会和伯特利医院（上海第九人民医院前身），还开设了两间药房和一所护士学校。石美玉相继创办的两所护士学校是本土护士的重要摇篮，累计培养上千名护士，其中600多人获中华护士会证书。抗日战争全面爆发后，石美玉的事业受严重冲击，远走美国，1954年在纽约去世。

石美玉、康爱德是中国近代第一批独立女性的杰出代表。早在1897年，梁启超就在《时务新报》发表《记江西康女士》一文，盛赞康爱德是中国妇女立学自强的典范。据说，孙中山先生也曾到康爱德主持的南昌卫理医院参观。可以说，民国初年，石美玉与康爱德已是誉满华夏的女性英雄人物。两位都是博医会的正式会员，与伍连德、颜福庆等人是老相识。她们应邀出席了1915年博医会在上海举行的大会，参与中华医学会的正式大会可谓顺理成章。两人都积极参加了1916年中华医学会在上海举行的首次大会，但此后再难见她们的身影。1922年学会第四次大会，石美玉被选为副会长，这多半是对她的一种褒奖。

4. 黄琼仙

黄琼仙（1868—1933），上海人。少年时就读于上海圣玛利亚女校，该校1881年由美国圣公会创办，是中国近代最早的教会女子学校之一，后来发展成为沪上著名的美式贵族女子学校。据说，蜚声中外文坛的张爱玲一生都以出自上海圣玛利亚女校为荣。黄琼仙从圣玛利亚女校毕业后进入文恒理执掌的虹口同仁医院医科专修护士学，算起来应是肖智吉、颜福庆等人的师姐。后来，她在湖北武昌教会医院服务近十年，获教会资助远赴加拿大多伦多大学学医，主修妇产科。四年学成归国，一度在清末维新人物端方创办的北京女医院任医生。1910年，黄琼仙到上海开业行医。她的早期经历与教会有密切联系，因而得以加入博医会，并经常参与博医会上海分会的活动。她曾在《博医会报》发表过一篇有关在中国病人家中出诊的论文，认为一名西医生尤其是本土西医生到中国人家中出诊，如何取得病人及其家属的信任是最关键的问题。她依据自己的出诊经验总结了四点：其一是机智，面对病人及其家属质疑时要学会变通；其二是了解中国文化，最好是掌握中医的一些概念，这有利于向病人解释病情；其三是要有耐心；其四是对病人要有爱心。① 仅从这篇文章便可看出，黄琼仙有极丰富的临床诊疗经验，极受病人欢迎和爱戴。黄琼仙年龄大、资历深，极受圣约翰大学医学院一众师弟尊重。她是 1914 年在俞凤宾家中筹划成立中华医学会的七人之一，又是博医会 1915 年第六次大会正式代表，因此，出现在正式成立大会上是极自然的事。1919 年，黄琼仙接替唐乃安出任中华医学会上海分会的第二任会长，也是民国时期上海分会历任会长中唯一的女性，这说明她在沪上西医界很有人气。但从现有史料看，她在总会中未担任过任何重要职务，也极少参加总会的活动。黄琼仙终身未婚，1933 年病故。

5. 曹丽云

曹丽云（1886—1922），祖籍江苏省苏州市，出生于上海一个贫寒家庭，兄妹 6 人。1905 年因教会资助到美国学医，获医学学士学位，1911 年归国后在南京贵族医院从事妇产科诊疗，并兼任金陵女子大学教员。其西医接生技术娴熟，尤其擅长妇科难产接生，因而在南京家喻户晓，并晋升贵族医院院长兼公立看护学校校长。曹丽云虽不是博医会会员，但因南京贵族医院属教会医院，因而应邀参与了博医会在上海举行的第六次大会。作为博医会大会为数不多的本土参与者，她出席中华医学会成立大会并被推举为协助员是情理中的事。她参与了学会 1916 年的首次大会，当选会员部委员，在大会上作了题为"看护士训练"的演说，该文刊登在《中华医学杂志》1916 年第 1 期。从文章内容看，曹是本土最早从事护士教育的女医生之一，有较丰富的经验。因此，1918 年，曹丽云应邀北上天津，接替康爱德出任天津女医院第三任院长兼护士学校校长。天津女医院前身为北洋女医院，由袁世凯资助创办，后增设女医学堂，金韵梅任首任院长兼校长，是当时国内最有名的女子医院与女医学校。1920 年，曹丽云积极参与了中华医学会与博医会在北京联合举行的大会，并当选卫生教育委员会委员。但遗憾的是，1922 年曹丽云因突发脑溢血英年早逝，也是学会发起人中最早离世者。为纪念曹丽云，其继任者丁懋英将天津女医院一座新楼命名为"丽云楼"，将自筹资金创办的一所护士学校命名为"私立丽云护士学校"。

6. 古恩康

古恩康（1884—1970），祖籍广东省梅州市，其祖父古今辉（1835—

① WANG A M. Out-practice among Chinese [J]. The China medical missionary journal, 1912 (2)：103 – 107.

1908）曾任大清国驻夏威夷正、副领事和正、副商会董事 23 年。据说，古今辉与孙中山相识，且对孙多有资助。1896 年，古恩康随祖父到夏威夷读书，后考入上海圣约翰大学医学院，他和许松泉、陈天宠、吴遵瀚四人毕业于 1909 年。此后，古恩康曾到美国哈佛大学医学院深造，获医学博士学位。归国后任上海同仁医院住院医师、内科主任，圣约翰大学教授等职，同时在上海开设诊所，收入丰厚。从《中华医学杂志》有关学会动态的相关记录看，学会早期因无固定会所，总会以及上海分会的一些聚会，多在古恩康私宅举行。他的房子宽敞而带有花园，不是一般上海小市民能够供养得起的。

古恩康是学会的七个主要发起人之一，参加学会正式成立大会以及学会第一、第四次大会，并参与接待工作。1925 年，他成为上海分会的会长，因而在 1926 年总会举行的第六次大会上照章成为总会副会长。古恩康为人处事低调务实，在《中华医学杂志》上未见发表什么文章。他担任上海分会会长与总会副会长期间，积极参与了学会固定会所的筹建事宜。此外，古恩康还担任过中国红十字会总医院医务研究会委员、中华麻风救济会董事等职，但南京国民政府建立后，他很少参与学会的事务。

7. 高恩养

高恩养（1888—1964），出生于夏威夷一个华人家庭，兄弟 3 人，姊妹 3 人。1902 年回中国求学，入美国圣公会开办的武昌文华书院。1910 年从文华书院大学部毕业，考入同为美国圣公会开办的上海圣约翰大学医学院，同届同学有谢源、陈宗贤、沈慈仁、吴庆元等人。1914 年毕业后，高恩养受颜福庆之邀任教于湘雅医学专门学校。当时，他因寒假到上海探亲访友，参加了中华医学会成立大会。1917 年，高恩养回檀香山省亲，随即入美国哈佛大学医学院攻读硕士学位。1920 年毕业后重返湘雅医学专门学校执教，主要讲授外科学、组织学与矫形学。1928 年后，任教于圣约翰大学医学院，同时兼任上海同仁医院与无锡医院医生。他在长沙与上海任职期间，积极参与了两地分会的活动。1930 年学会第八次大会在上海举行时，高恩养担任了外科学术讨论会的记录员，但此后很少参加学会活动。抗战期间，高恩养在上海红十字医院及同仁医院任职，同时开设私人诊所；抗战胜利后回檀香山开业行医，1964 年去世。

除以医成名外，高恩养在中国近代体育史上也是一个人物。1910 年，他曾代表武昌文华书院（华中地区）参加在南京举行的全国第一届运动会，获铅球亚军；1915 年代表中国参加在上海举行的第二届远东地区运动会。据说，他还是一名棒球高手。

8. 钟拱辰、许世芳、刘湛桑

钟拱辰（1873—?），广东香山（今中山）人，早年就读于上海中西书院，1893 年考入北洋医学堂，与唐乃安是同窗。1898 年毕业后曾到袁世凯开办的天津小站新编陆军训练基地任军医，1902 年任天津军医学堂教员。1905 年前后南下上海开业行医，1908 年任广州军医局局长，次年自费游学美国，入华盛顿医科大学专攻细菌学与病理学。1913 年归国后再度到上海开业行医。钟在学会成立后的头几年比较活跃，例如，1916 年首届大会时参与张罗会务，并代陈祀邦宣读《旧医之弱点》一文；1918 年他在上海分会的一次活动中还做了显微镜检查梅毒的演示报告。但不知何故，此后再未见他的踪影。

许世芳（1884—?），福建闽侯人，北洋医学堂第 8 届学生，1907 年毕业。他曾参与伍连德领导的东北鼠疫防治工作，任山海关防疫委员。后任德州兵工厂医官、学部名词馆医科编纂，1912 年曾作为北洋政府代表出席在美国举行的世界军医大会。1914 年授海军军医大监（大校），1915 年出任上海吴淞口海军医院院长，1918 年升任海军总司令公署军医课长，1919 授海军军医主监（少将）。南京国民政府成立后一度任海军总司令部军医处处长、国军编遣委员会海军编遣区卫生课长。他虽然出席学会正式成立大会，但不知何故，此后仅参加了 1922 年在上海举行的学会第四次大会。

刘湛桑（生卒不详）是北洋医学堂第 11 届学生，但当时他何以出现在上海，目前尚未有丁点资料可供解答。此后他与梁重良一样，再未现身中华医学会的各次大会。以笔者之见，钟拱辰、许世芳、刘湛桑均与唐乃安有师兄弟之谊，而且正好在上海，唐乃安作为学会的主要发起人，邀请自己的师兄弟参与中华医学会成立大会是很自然的事。

9. 成颂文、李咏和、陶漱石

成颂文（1873—1965），江苏苏州人，祖籍青浦朱家角（现上海青浦区），1880 年随胞兄到苏州天赐庄定居。早年就读于美国监理会创办的苏州中西书院，后进博习医院当练习生，1897 年入苏州博习高等医学堂，1902 年毕业后留博习医院工作，兼医学堂提调。1905 年赴美国进修，归国后在苏州开业行医，并兼任东吴大学校医，是当地名重一时的儿科医生。成颂文在学会早期活动中较为积极，曾在 1922 年学会第四次大会上宣读《肺痨病治疗》一文，在《中华医学杂志》上发表过 3 篇文章。1924 年，他与俞凤宾一道代表学会参加第 10 次科学名词审查会，参与生理学名词审查。抗战时期一度寓居上海，抗战胜利重回苏州开业行医，1965 年病故。

李咏和（生卒不详），江苏苏州人。1904 年毕业于苏州博习高等医学堂，留博习医院任医师，后兼任监理。由此可推断，他的年龄与成颂文差不多。1912 年前后，李咏和在博习医院创办检验室，并用显微镜观察疟原虫，成功用于诊断。从 1918 年博习医院印制的《柏乐文 60 寿庆纪念册》可知，当时美国监理会博习医院理事共计 7 人，柏乐文等 3 人为外籍人士，李咏和位列 4 位国人之首，这足以说明当时他已是博习医院的骨干人员。但不知何故，李咏和参与中华医学会成立大会后，几乎再也没参加学会的活动。

陶漱石（1888—1984），江苏苏州人。1914 年毕业于东南联合医科大学，后留校任教。由于中国参与了第一次世界大战，她曾于 1917 年秋随队到苏联符拉迪沃斯托克参与战场救护工作，归来后任职于苏州上津桥妇孺医院。1922 年曾赴美国参加世界女医师大会，并在费城妇孺医院进修 1 年，归国后相继任苏州博习医院妇产科副主任、中央大学医学院助教、上海申新二厂医务主任等职。但陶对学会的活动并不十分热心，很少出镜。她 1984 年在上海逝世，享年 96 岁，是 21 位创建人中最后离世者。

上述三人可谓师出同门，且都在苏州博习医院工作，彼此熟悉。苏州与上海咫尺之隔，博习医院也属教会医疗机构，与上海方面的教会医疗机构平时当有往来。虽然我们目前还无从知晓他们是如何与唐乃安、俞凤宾、肖智吉等学会主要发起人联系上的，但这三人应是相约参与中华医学会正式成立大会的。

10. 陈天宠

陈天宠（？—1927），福建厦门人，幼年到上海就读于圣约翰书院，后升入医学院，与古恩康、许松泉、吴遵瀚、王弼臣同届，1909 年毕业，获医学博士学位。因成绩为全班第一，由圣约翰大学校长卜舫济推荐任上海工部局医官。据其师弟、同事曹芳涛（圣约翰大学医学院 1922 年毕业）追忆，当时上海工部局只聘请两名医官，主管华人巡捕医院、印度巡捕医院、监狱医院和隔离医院的一切医务工作。陈氏精通内、外科诊疗，谈吐不凡、人缘极好，颇受工部局器重，任医官一职 18 年之久，不幸于 1927 年去世。[①] 他平常与俞凤宾、肖智吉、古恩康等师兄弟往来频繁，从而成为中华医学会的创建者之一。但此后，再未见陈天宠参与学会活动的记录。

11. 丁福保

丁福保（1874—1952），字仲祜，江苏无锡人。1895 年肄业于江阴南菁书院，次年考取秀才，1898 年受聘无锡竢实学堂教习。后因向往新学，转而学医兼学日文。1904 年任京师大学堂译书馆算学兼生理卫生教习。但两年后以

① 曹芳涛. 陈天宠医师之事略［J］. 中华医学杂志，1928（2）：136 - 137.

不习北方生活为由辞职南归，在上海开业行医。晚清新政时期，各地举行了不少医士考试。1909 年 4 月，丁福保参与上海举行的南洋大臣特考，获第一名；同年 5 月，奉盛宣怀之命赴日本考察该国医学发展状况。在日本短短 20 多天的所见所闻，让他深感中日两国医学差距之大。因此，次年 5 月，丁福保自筹经费，聚集同道在上海英租界派克路创立了中西医学研究会，出版发行《中西医学报》。丁福保是晚清中西医汇通的代表人物之一，最大的贡献是独自编译了许多日文西医书籍。因同在上海开业行医，他与唐乃安、肖智吉、俞凤宾等人熟悉，众人邀请他出席中华医学会正式成立大会。

但他与中华医学会的关系始于饭局、止于饭局，一别两宽，了无牵挂。这看似非同寻常，但自有缘由。一方面，丁福保本质上是一位中医，或者说是一位欣赏西医的中医。据其门下弟子陈存仁在回忆录《白银时代的生活》《抗战时代的生活》中披露，丁老师开业行医，虽中西医并用，但仍是以传统中医为主。因此，他大量编译、介绍西医，不过是想给传统中医注入新鲜血液，断不会"背叛"中医的。然而，从新生的中华医学会的宗旨和诸公的言行看，中医当在扫地出门之列，这肯定不是丁福保愿意看见的。另一方面，也正是在中华医学会正式成立的前后几年，丁福保的人生轨迹发生了重大变化。按他自己的说法，"年逾四十，而道不明，德不立，晓夜以思，为之惧且耻，茫乎未知人生究竟为何也"。于是悉弃其向所为学，一心学佛。事实上，从 20 世纪20 年代后期起，丁福保心已不在医界，中西医学研究会也由其子丁惠康接手。这个样子的丁福保，那是不可能再掺和中华医学会的事务了。

12. 梁重良

梁重良，广东南海人，生卒年不详。1912 年 8 月 15 日，孙中山、黄兴、陈其美等人联名在上海《民权报》刊登《介绍西医士梁重良启事》："梁君重良，南海名士，精研医学，确有心得。早岁毕业香港医校，历任南京中西医院医师、广东军医学堂监督……民军起义，编卫生队出秣陵关，救护受伤兵士。雨花台之役，不避艰险，于硝烟弹雨之下，设幕救伤，始终不懈。受创者多赖以全活。金陵既克，任江浙联军军医部部长，暨宁垣中西医院院长，热心毅力，万人同钦。现因事平，辞职来沪，任《天铎报》协理。同人等以梁君学有渊博，经验甚丰，竭力请其于馆政余暇，以仁术济世，业蒙慨允，用术大略，以告当世，倘亦卫生家所乐闻乎。"《天铎报》由浙江人汤寿潜于 1910 年3 月创办于上海，初为商业报，由戴季陶、陈布雷主编。广州起义后，逐渐倾向革命，成为辛亥革命时期上海最受欢迎的革命报纸之一。该报时常发表猛烈抨击清廷的伪立宪与亲贵内阁方面的文章，提倡以革命手段解决中国问题。袁世凯当政后，也采取不合作态度。

从行文中可知，梁重良是广东南海人，在香港接受过正规的西医教育（或许是孙中山的小师弟），积极参与了孙中山等人领导的推翻清朝的革命活动，并以一技之长救护伤兵，官至江浙联军军医部部长。他于1912年在上海开业行医，但医术是否真如启示中所说的那般精湛，今已无从考证。但无论如何，一个人想在上海开业行医，能有民国初期政坛风云人物孙中山、黄兴和陈其美等人为他站台做广告，单凭这一点就绝非等闲之辈。中国社会，凡事新开张，总要邀请些有头面的人物来壮声威，梁重良显然有这样的分量。据说1918年梁重良因卷入南洋烟草公司经理简寅初敲诈勒索案而被迫离开上海，不知所踪。

第三章　乱世崛起

1911 年，辛亥革命成功终结了中国两千多年的君主专制，建立民主共和政体。次年 3 月，袁世凯在北京就任中华民国临时大总统，由此直至 1928 年 12 月张学良"东北易帜"归顺南京国民政府，史称中华民国北洋或北京政府时期。1916 年 6 月袁世凯去世，北洋政府陷入内讧。与此同时，以孙中山为首的南方革命党人一直在积蓄力量与北洋政府抗衡。这一时期，由于北洋政府根本无力控制全国局势，国家事实上处于南北分治、军阀割据状态。就时代背景而言，1915 年成立的中华医学会可谓生逢乱世，前路艰难。然而，在颜福庆、伍连德、俞凤宾、刁信德、牛惠霖、刘瑞恒、林可胜等人的领导下，中华医学会大力招兵买马、建立各地分会；积极开展医学名词审查、西医教育本土化与城市公共卫生教育等活动，从而在动乱时局中迅速崛起。

一、壮大队伍

1916 年 2 月 7 日至 12 日，中华医学会首次大会按预期在上海四川路中华基督教青年会殉道堂举行。早在半年前，俞凤宾、肖智吉、唐乃安、刁信德、黄琼仙、康爱德、谭以礼、高恩养、古恩康等上海会员已组成大会筹备委员会，对相关事宜做了妥善安排。在唐乃安、肖智吉和俞凤宾的四处奔走下，上海中英大药房、五洲大药房、华英大药房、华安合群保险公司和金星保险公司等社会机构提供了赞助。由于大会安排在中国农历春节期间（正月初五至十一）举行，加之为外地会员免费提供食宿，与会者极为踊跃，来自吉林、辽宁、黑龙江、山东、河北、广东、湖南、江浙等地的会员和特邀代表共计约 70 人。尤其值得一提的是，博医会的精英人物，诸如会长维纳布尔、北京协和医学院院长柯美克、湘雅医院院长胡美、上海哈佛医学校校长胡恒德、上海圣约翰大学医学院院长莫瑞斯、上海工部局医官斯坦利、中华基督教青年会卫生部部长毕德辉等应邀到会。此外，中华民国医药学会会长汤尔和、北京医学会会长力舒东、陆军部军医司司长方擎、北京红十字会会长吕海寰等也在特邀之列，但由于种种原因，只有力舒东到会。

颜福庆在大会致辞中，把发展会员、壮大队伍视为学会当务之急。他认为，中华医学会要成为名副其实的全国性西医学会，必须广泛吸收会员，迅速壮大队伍。他建议吸收博医会和中华民国医药学会的会员为跨会"同志会员"，并迅速在全国各地建立分会，以增强中华医学会实力。颜福庆明确指出，学会未来一段时间的工作重点是医学名词审查、统一以及公共卫生。①

本次大会共举行演说会 6 次，讨论会 4 次，议事会 4 次，论题共 24 则，讨论了医师责任、医学教育、名词编译、地方卫生、医药注册、便药取缔、小学卫生课本编辑七大问题。会议一致决议：①鉴于国内医事行政尚无头绪，要求政府设立医事行政部以重视卫生；②要求政府切实施行 1912 年海牙和平会议所订鸦片公约，严禁吗啡进口销售；③要求教育、外交两部使用美国退还庚子赔款经费派遣医学生出国留学，每年以 10 人为限；④要求各省设法阻止结核病及花柳病的蔓延；⑤建议政府特设机关统辖医学事项。大会还决议，拟定促进公共卫生的方法，送政府内务部颁发施行；编辑卫生教本及教授法，送政府教育部审定，以备列入小学课程，供全国小学应用。

此外，大会通过的《中华医学会章程》规定学会每两年召开一次大会；决定成立编辑部、会员部、医学名词部、公众卫生部以处理学会日常相关事务。大会选举伍连德为会长，俞凤宾、力舒东为副会长，牛惠生、唐乃安为书记，刁信德为会计，肖智吉为庶务，伍连德、刘瑞恒、俞凤宾为《中华医学杂志》总编辑。大会举定内务总长朱启钤、财政总长周学熙、北京英国公使馆医生格雷、总统府顾问莫里循，以及胡美、胡恒德、克里斯蒂、斯坦利、毕德辉、梅腾根等 10 人为名誉会员。② 大会期间，博医会发来贺电，并主动伸出橄榄枝，邀请中华医学会联合举办下一次大会。

1917 年 1 月 24—30 日，中华医学会第二次大会与博医会第七次大会在广州基督教青年会礼堂联合举行，会议由博医会华南分会和刚成立不久的中华医学会广东分会共同承办。广东分会是中华医学会建立的首个地方分会，由时任广东光华医学专门学校校长郑豪担任会长。广州是近代西医传入中国的桥头堡，中国第一家西式医院——广州眼科医院、第一所西医学校——博济医校都诞生于此。由于西医教育起步早，广州本土西医人才数量极为可观，加之毗邻港澳，西医业较为发达。这是西医传入中国百年多来，中外医生首次大集会，两会正式代表约两百人，中华民国医药学会会长汤尔和也亲临大会。时任北洋

---

① Presidential address [J]. National medical journal of China, 1916 (1)：5.

② 俞凤宾. 中华医学会第一次大会记 [J]. 中华医学杂志, 1916 (1)：29 – 38.

政府总统黎元洪发来贺电，广东省省长朱子桥在刚落成不久的东亚大酒店设宴款待两会代表。由于广州与香港两地新闻媒体连续报道，大会引起了国内各界高度关注。

首日联合大会，中华医学会会长伍连德、博医会会长维纳布尔分别以"中国医界执业之问题""未来医学传教的策略"为题向大会致辞。两会合并召开医学科学讨论会4次；中华医学会单独举行医学科学讨论会2次、议事会3次。两会召开特别联合会通过决议：①博医会与中华医学会将在北京举办下一次联合大会；②要求政府设立中央医事行政部以重视卫生；③要求政府切实施行1912年海牙和平会议所订鸦片公约，严禁吗啡进口销售。中华医学会对其章程进行了修订，吸纳医学传教士和外籍医生为"同志会员"。大会选举伍连德连任会长，汤尔和、俞凤宾为副会长，刁信德为会计，刘瑞恒、周逵分别为中文、英文书记，肖智吉为干事，俞凤宾、伍连德为《中华医学杂志》总编辑，并决定增设研究部开展相关研究工作。

大会期间有两个有趣的插曲：其一，当时新生的中华医学会与博医会、中国基督教青年会联合开展城市公共卫生教育活动，每会需承担年度经费1 500银圆。当时学会经济困难，广东分会雪中送炭捐赠3 000银圆。由此可见，当时广州西医生收入极为可观。其二，在选举下一任会长时，时任会长伍连德坦言，因下次会议将在首都北京举办，希望推选一位在医界与政界更具影响力的人物出任会长一职。伍连德力荐汤尔和为会长候选人，此举无疑是对中华民国医药学会的示好。虽然最终选举结果伍连德以56票连任会长，汤尔和获24票当选副会长，但伍连德的一片苦心，众人皆知。

1920年2月21—28日（农历正月初二至初九），博医会与中华医学会第二次联合大会在刚落成不久的北京协和医学院举行。对于此次大会，总部位于北京的中华民国医药学会表现得十分积极和大度，汤尔和、侯希民等人亲自组团参加，并多次设宴款待中华医学会会员代表。大会期间，中华医学会单独举行中文学术报告会1次、会务讨论会2次，与博医会合并举行医学教育、公共卫生、教会医院、鸦片及吗啡等讨论会5次，解剖学与人类学专科讲座3次，内科、外科、产科、眼科、耳鼻喉科、解剖科演讲会和表演会共18次；两会联合提议向各国政府表明，严禁吗啡和鸦片等毒品的制造与输出。大会最后一天，时任大总统徐世昌在总统府怀仁堂接见两会全体会员，国务总理靳云鹏、海军总长萨镇冰到会致辞。[①] 中华医学会选举俞凤宾为会长，刁信德、全绍清

---

① 本会第三次大会纪要 [J]. 中华医学杂志，1920（1）：41－46.

为副会长，谢恩增、牛惠生为书记，牛惠霖为会计，肖智吉为庶务，伍连德和俞凤宾为《中华医学杂志》总编辑。

俞凤宾（1884—1930），字庆恩，出生于江苏太仓名门望族。其父俞棣云（1856—1918）早年入上海广方言馆学习外语与自然科学，1877 年以郡试第一补博士弟子员。1881 年，俞棣云入天津电报局工作；1887 年到台湾开发电报事业；1889 年回上海电报总局就职；曾任上海电报学堂总办，是我国电报事业的先驱之一。俞凤宾 1901 年入上海圣约翰大学医学部，1905 年毕业后旋即应聘服务于邮传部高等实验学堂，并组建脚气病研究所。1911 年辛亥革命爆发，俞凤宾曾与胞弟俞颂华等人组织救护队到南京浦口等战地救护革命军伤员。1912 年留学美国宾夕法尼亚大学专修热带病学及公共卫生学，获公共卫生学博士学位。1915 年回国，在上海开业行医，兼任南洋大学校医、上海圣约翰大学医学部教授。俞凤宾是中华医学会的主要创始人，对会务十分热心，学会办事处设在其私人诊所内。因伍连德担任会长期间居住哈尔滨，学会的许多事务实际上由担任副会长的俞凤宾操办。因此，他接替伍连德任会长也在情理之中。1930 年，46 岁的俞凤宾英年早逝。其八位子女都曾留学美国且成就卓著，其中俞焕文、俞松文继承父业。其孙俞顺章是新中国预防医学专家，曾任上海医科大学公共卫生学院院长。

成立不久的中华医学会与博医会在广州、北京南北两地联合举行两次大会，获得了北洋政府的高度关注，迅速提高了学会的社会知名度。对博医会的主动示好，中华医学会诸公视为对自己的奖掖提携，俞凤宾感言："外国名医，不耻下问，其虚怀若谷，有以诱掖吾人于无穷也。"① 虽然博医会与中华医学会均有意继续举办联合大会，但因两会大会周期难以协调而作罢。中华医学会闪亮登场，短短几年就初具规模。据统计，1920 年中华医学会会员已从1915 年创建之初的 36 人增至 165 人，并相继成立了广东分会与上海分会，开始在医学名词审查及公共卫生教育活动中崭露头角。

1922 年 1 月 31 日至 2 月 4 日，中华医学会第四次大会在上海四川路中华基督教青年会总部举行，来自各地的会员代表 110 余人。上海分会一如既往为远道而来的外地代表免费提供食宿，并组织会员参观沪上著名医学机构。值得

---

① 俞凤宾. 中华医学会第二次大会记［J］. 中华医学杂志，1917（1）：3.

注意的是，美、英、法、德、日等国医学会均派代表参加此次大会，说明中华医学会获得了国际医学界的承认，对外学术交流活动开始起步。

大会重点围绕公共卫生与医学名词审查、统一等方面工作进行了4次学术演讲与讨论会、1次卫生演讲会，宣读论文18篇。大会通过议案，再次呈请内务部尽速颁布医生注册条例；呈请教育部尽速审定医学名词审查会呈送的医学名词，以利早日推行；呈请内务部按世界惯例，准许中华医学会会员及会外正当医家，在正常医疗活动中使用吗啡、鸦片、可卡因及相关仪器，以治疗疾病；以中华医学会名义，商请南洋兄弟烟草公司每年向美国增派医学生3名。大会选举刁信德为会长，石美玉、牛惠霖为副会长，王完白、肖智吉为书记，张道中为庶务，牛惠生为会计，刁信德、俞凤宾为《中华医学杂志》总编辑。公推颜惠庆、熊希龄、伍廷芳、聂其杰、高士兰、胡登、鲍姆7人为学会名誉会员。①

> 刁信德（1878—1958），广东新宁人，1903年毕业于上海圣约翰大学医学部，次年与颜福庆等人远赴南非担任中国矿工医生。1911年留学美国，获宾夕法尼亚大学卫生学和热带病学博士学位。1915年回国，历任上海同仁医院内科主任，上海红十字医院院长，圣约翰大学医学部教授、教务长、院长，同仁、宏仁医院主席、董事等职，同时在上海开业行医。刁氏擅长治疗麻风病，是中国近代麻风病专科的主要奠基者之一。同时，他也十分热心社会公益事业，除参与创建中华医学会外，还参与创办中华职业教育社、中华麻风救济会等民间社团。刁信德是中华医学会的主要创建者之一，学会成立后，曾担任前两届会计，第三届副会长，出任第四任会长可谓实至名归。他担任会长的同时还兼任《中华医学杂志》总编辑，促成会刊由季刊改为双月刊。刁信德曾两度任圣约翰大学医学院院长（1927—1931年；1941—1946年），门生遍布沪上医界。中华人民共和国成立后，刁信德曾任中国麻风防治协会理事长（1951年），1958年逝世。

第四次大会后，中华医学会继续扩张。1922年11月，北京分会正式成立，选举陈祀邦为会长、方石珊为副会长，时有会员60多人。当时，其声势已不让上海与广东分会。这与北京协和医学院、中央防疫处、北京医学专门学校的建立和发展不无关系，也预示着北京医界将在学会未来发展中扮演重要角

---

① 第四次大会纪事 [J]. 中华医学杂志，1922（1）：42－46.

色。1923 年 5 月，中华医学会南京分会正式成立，吴谷宜任会长，并主动邀请学会在南京举行第五次大会。

1924 年 2 月，中华医学会第五次大会在南京国立东南大学召开。此次大会由南京分会承办，并免费为外地会员代表提供食宿；东南大学免费提供体育馆为会议举办场所。东南大学校长郭秉文，中国科学社竺可桢、任鸿隽等名流盛情款待与会者；江苏省省长代表及博医会代表到会致辞祝贺。大会共举行学术演讲会 4 次、卫生演讲会 1 次，宣读论文 60 篇。大会专门举行特别会务会议，听取会员发展、科学名词审查、卫生教育、学会开支、杂志销售、分会活动情况以及学会各部门工作报告，并重点讨论了购置学会会所，与博医会合作翻译医学书籍等问题。大会选举牛惠霖为会长，胡兰生、李清茂为副会长，高镜朗、牛惠生为书记，周仲衡为会计，张道中为庶务，俞凤宾、刁信德为《中华医学杂志》总编辑。学会增设职员部负责协调学会各部门工作；增设翻译委员会，开展编译工作。

牛惠霖（1889—1937），上海人，其父牛尚周为大清第一批留美幼童（1872 年）。在美国时，牛尚周和表弟温秉忠（1873 年第二批留学幼童）因缘结识来自中国海南的务工者宋耀如。1881 年牛尚周归国后，成为中国电报业的拓荒者之一，并一度在江南制造局充当帮办。同期回国的温秉忠先在上海经商，后在宁波美国领事馆工作，最终成为清廷重臣，曾两次率团出访美国。男婚女嫁，自古讲究门当户对，学业有成的牛尚周和温秉忠分别迎娶上海中国牧师倪韫山的两位女儿倪桂清与倪桂妹为妻。1886 年，宋耀如以传教士身份回国，在牛尚周和温秉忠两人撮合下，娶倪韫山的小女儿倪桂珍为妻，成了宋霭龄、宋庆龄、宋美龄、宋子文、宋子良、宋子安的父亲。自然，牛尚周和温秉忠也就成为宋氏三姐妹的姨父，牛惠霖与宋氏三姐妹、三兄弟是血亲表兄妹！

富家子弟进贵族学堂，1907 年牛惠霖毕业于上海圣约翰大学医学院，随即留洋英国剑桥大学，1914 年获医学博士学位。此后几年，牛惠霖曾在伦敦医院、伦敦叶普斯惠区医院任职，并在第一次世界大战期间参与了英方的救护伤员工作。因其卓越表现，被英国皇家外科学会吸纳为会员，并拥有英国皇家内科医师学会开业证书。牛惠霖 1919 年归国后任上海仁济医院副院长兼外科主任，次年与胞弟牛惠生合办"霖生医院"，成为沪上著名西医。牛惠生（1892—1937），1910 年毕业于上海圣约翰大学，获文学学士学位，随即赴美学医，1914 年获美国哈佛大学医学博士学位。1915 年归国，任上海哈佛医学院解剖学讲师。1916 年获洛克菲勒基金会资助再度赴美镀金，专攻骨科，曾任麻省医院住院骨科医生，并成为美国医学会与骨科医师协会会员。1918 年，牛惠生再度回国，先任职于北京协和医院，两年后返沪开业行医，创办了上海乃至全国首家骨科医院，后任上海红十字会医院总办。

牛氏兄弟家世显赫，与宋氏家族及当政者有深厚关系。牛惠霖结婚时，其表妹夫孙中山特送一只银盾，上面镌刻"鸾凤和鸣"。另一位表妹夫蒋介石对牛氏兄弟也是极为器重，北伐期间曾任命牛惠生为军医总监。西安事变蒋介石所受外伤，也由牛氏兄弟诊疗。有趣的是，牛氏兄弟也曾因表妹宋庆龄所托，为日后的共产党大将陈赓治疗过枪伤。[①] 牛氏兄弟对中华医学会的事务十分热心，归国后双双迅速担任学会的职员，牛惠霖上次大会就被选举为副会长，升任会长顺理成章，此后牛惠生也做了两任会长。牛氏兄弟在物力、财力上对中华医学会贡献很大，这突出反映在学会永久会所的建设方面。

1915 年 2 月中华医学会正式成立后，将总部设在上海，并暂借俞凤宾在南京路 34 号的诊所为临时事务所，1920 年随迁到南京路 352 号。当时南京路一带是上海最繁华的商业区，寸土寸金。俞凤宾的诊所面积极为窄小，白天开门营业时，根本不可能另作他用，只有到晚间停业时才能充当会员们的小型聚会场所。因此，所谓中华医学会临时事务所，其实只是一个通讯联络处而已。不知不觉中，这一状况竟然维持了十年。随着学会发展壮大，学会居无定所的状况迫切需要解决。牛惠霖任会长后即倡议建立永久会所，并建议学会先行筹集基金。因此事绝非一日之功，作为权宜之计，1925 年 3 月，牛惠生征得上海红十字会董事会同意，将其主持的上海红十字会时疫医院（西藏路 545 号）的两间房屋借给学会使用，分设学会图书室与事务所，学会通讯处仍为南京路 352 号俞氏诊所。

1926 年 2 月，中华医学会第六次大会在上海西藏路时疫医院内举行。大会通过三大重要议案：①筹划学会永久会所，以巩固中华医学会根基；②要求政府分拨部分英国庚子赔款用于中国公共卫生事业，并组成"促进中国公共卫生委员会"，全权负责与英国庚款委员会接洽；③通过本会与上海医师公会、中华民国医药学会三团体就反对旧医列入学校系统及改良中国医药的根本途径致各省教育会书。会后成立了由牛惠霖、张道中、胡兰生、周仲衡、伍连德和古恩康组成的会所委员会，全权负责会所建设工作。鉴于地方分会的重要

---

①　张圣芬. 民国医界翘楚牛氏兄弟 [J]. 世纪，2011（4）：59 - 63.

性，此次大会对学会章程作了修改，规定各分会选举一人任学会副会长。大会选举刘瑞恒任会长，古恩康（上海）、陈祀邦（北京）、朱恒璧（湖南）、郑豪（广东）任副会长，高镜朗、林宗扬分任中、英文书记，周仲衡为会计，胡兰生为庶务，高镜朗、王吉民为会刊中文版正、副总编辑，伍连德、陈永汉为英文版正、副总编辑。[①]

> 刘瑞恒（1890—1961），字月如，天津人。其父刘桐轩是天津一座教堂的牧师，布道之余还创办了一所英文小学校。因此，刘瑞恒从小就进入教会学校，13 岁考入北洋大学。1906 年，刘瑞恒作为北洋大学官派生赴美国哈佛大学留学，1909 年获理学学士学位。当时，同来的许多同学都回国了，但刘瑞恒幸运地获得了曾在中国海关工作过的德瑞（E. D. Drew）教授的帮助，顺利得到了再延长四年的奖学金。1913 年，刘瑞恒获哈佛大学医学博士学位，后在波士顿市立医院担任了两年的住院医师，1915 年回国，任职于上海中国哈佛医学院。[②]

1911 年 4 月，美国哈佛大学医学院的部分校友在上海创办中国哈佛医学院，希望为中国培养一批西医精英。但由于各种原因，该学院运行至 1916 年便难以为继。陷入困境的刘瑞恒曾致信伍连德，希望到东北防疫处任职。但伍连德劝他坚守外科专业，并将他推荐到新成立的北京协和医院外科任职。[③] 刘瑞恒 1918 年进入协和医院后如鱼得水，由普通外科医生、讲师迅速晋升为副教授、教授以及协和医院首位华人院长。其间，他曾到美国洛克菲勒医学研究所学习肿瘤移植方面的技术，在协和医院建立了肿瘤实验室，成为中国肿瘤外科方面的权威人物。1925 年初，孙中山因肝癌入住协和医院、1926 年梁启超因血尿症入住协和医院，均由刘瑞恒亲自主刀。南京国民政府成立后，刘瑞恒长期执掌卫生部，成为医界的显赫人物。

在中华医学会创建与早期发展过程中，上海西医界的精英们功不可没。因此，1926 年前中华医学会的历任会长，除伍连德外，颜福庆、俞凤宾、刁信德、牛惠霖皆出自上海圣约翰大学医学院，甚至于这一时期的学会职员，也多由上海会员担任。但进入 20 世纪 20 年代后，由于美国洛克菲勒基金会的大力扶持，北京协和医学院的整体水平已逐渐超越上海圣约翰大学医学院、湘雅医

---

① 中华医学会第六次大会记录 [J]. 中华医学杂志，1926（2）：196 – 197.

② 刘似锦. 刘瑞恒博士与中国医药及卫生事业 [M]. 台北：台湾商务印书馆，1989：12 – 17.

③ 伍连德. 鼠疫斗士：伍连德自述 [M]. 长沙：湖南教育出版社，2012：440.

学专门学校、齐鲁大学医学院等教会医学院校，加之中央防疫处、中央医院等重要医学机构位于北京，因此，北京事实上已成为中国西医发展的中心。作为当时北京协和医院院长，刘瑞恒成为中华医学会的第六任会长，可视为北京协和医学院势力在中华医学会内部上升的一个标志。因此，1928 年，中华医学会第七次大会选择在北京举行也就绝非偶然。

1928 年 1 月 26 日至 2 月 2 日，中华医学会第七次大会在北平红十字医院召开，到会会员 100 余人，教育总长刘哲以及内务、外交、军事各部总长代表到会致辞。大会学术讨论、演讲首次按内科、外科、生理学、内外科临床、妇产科、眼科、耳科、实验医学、医学教育、公共卫生等学科分别进行，这是中华医学会学术研究与交流功能增强的反映。在会务讨论中，有关学会总部究竟是设在上海还是北京被提上议事日程。学会执行委员会决议将《中华医学杂志》移至北京编辑出版，表明刘瑞恒等人倾向于把学会总部设在北京，而由林可胜接替刘瑞恒任会长一职，也显现了这一趋势。值得一提的是，当时中华医学会与中华民国医药学会已有合并之意向，并决定对合并的相关事宜进行协商。[①]

> 林可胜（1897—1969），祖籍福建厦门，生于新加坡，父亲是当地著名医生与社会活动家林文庆。受家庭环境影响，林可胜 8 岁到英国读书，1913 年入爱丁堡大学医学院。不久后第一次世界大战爆发，林可胜参与英国军队的战地救护工作，学业断断续续，1919 年毕业，1921 年才获得医学博士学位。但林可胜在大学时期就显露出卓越的学术研究能力，加之毕业留校后担任著名生理学家沙佩·谢佛的高级助手，因此迅速在生理学界蹿红，1923 年当选为英国皇家学会会员。1925 年，林可胜因洛克菲勒基金会聘请进入北京协和医学院，迅速开创了生理学研究的一片新天地。1926 年，林可胜发起成立中国生理学会，并任首任会长；他主编的英文季刊《中国生理杂志》也引起了国内外生理学界的高度关注。[②]

林可胜是民国时期中国医界乃至科学界一流的研究人才，除担任英国皇家学会会员外，他还是德国自然科学院名誉院士（1932 年）、美国科学院外籍院

---

① 本会第七次大会纪略 [J]. 中华医学杂志, 1928 (1)：57 - 67.
② 有关林可胜的早期经历及回国之原因，详见：曹育. 中国现代生理学奠基人林可胜博士 [J]. 中国科技史料, 1998 (1)：26 - 41.

士（1942 年）和中华民国中央研究院院士（1948 年）。但客观而论，林可胜是中华医学会后来者，1928 年被选举为学会第七任会长之前，几乎没有参与学会的活动，也不是学会的职员。按学会惯例，新当选的会长，一般都曾任过学会职员，甚至于副会长或会刊总编之类的职位。林可胜可以说是一个例外，以他当时的资历、声望和组织管理经验，未必是会长的最佳人选。但林可胜的舞台是北京协和医学院，站在他身后的是刘瑞恒和洛克菲勒基金会。当然，姨父伍连德的声望也是不可或缺的因素。于是，林可胜成为中华医学会历史上最为年轻的会长，时年 31 岁。

虽然北洋政府时期国内政局极为动荡，但由于伍连德、颜福庆、刘瑞恒等人与南北政要和医疗、教育机构的良好关系，中华医学会却能在此动荡时期左右逢源，并在艰难困苦中取得了可喜的成绩。从 1915 年至 1928 年，中华医学会会员从 36 人上升为 477 人，相继在广州、上海、北京、南京、香港、长沙、汉口等地建立了分会。兵强马壮、声势浩大的中华医学会底气十足，1928 年北京大会宣言指出："纯粹外国之医学事业，已不适宜今日之中国。外人在华经营医学事业，无中国领袖参加即能充分发展之时机业已过去。维持外人在华已成之医学事业须用远大政策，使其逐渐成为适宜之社会事业，果尔，则一方得合作之益，一方可免除骈枝机关作无谓之竞争。"① 经过十多年的韬光养晦、积蓄力量，中华医学会全面主导中国医界的格局即将来临。

二、加入医学名词审查工作

近代西医传入中国后的相当长一段时期，西医药书籍的翻译工作主要由医学传教士承担。在此过程中，诸如合信、嘉约翰、德贞、傅兰雅等人充分意识到形成统一的汉语医学名词的重要性，并尝试规范西医译名。虽然他们做了许多有益的尝试，但这一浩大工程远非少数几个医学传教士能完成。1886 年博医会成立后，其下设的名词委员会在西医名词的统一方面开展了大量有组织的工作，取得了不俗成绩。但博医会诸公也清楚，没有本土力量的参与，这项工作难以为继。进入 20 世纪，中国本土西医群体逐渐形成，尤其是从日本归国的医学留学生及其组成的医学社团，诸如中华药学会、中国国民卫生学会等，开始在西医书籍的翻译中扮演重要角色。但由于他们主要是将日文医书翻译成中文，因此译名体系与博医会名词体系有极大差异，这尤其不利于西医教育的体制化。在此背景下，如何统一医学名词并经中国政府审定和推广，成为当时

---

① 本会第七次大会纪略 [J]. 中华医学杂志，1928（1）：64.

医学界面临的一大问题。1915 年相继成立的中华医学会与中华民国医药学会也都把这项工作当作头等大事，这客观上为博医会与本土医学团体的合作创造了条件。

1915 年 2 月，博医会名词委员会在上海举行医学名词审查会时，主动派人与江苏省教育会接洽，希望它出面邀请中外医学专家，合力推动医学名词统一工作。江苏省教育会是清末民初学会大潮中涌现出来的地方教育社团之一，以推动、普及教育为己任，对博医会的请求欣然应诺。于是，2 月 11 日，时任江苏省教育会副会长的黄炎培邀请部分医药团体、医学院校和新闻出版机构人员座谈审查医学名词事宜，俞凤宾代表刚成立几天的中华医学会与会。黄炎培原则上同意在江苏省教育会下增设名词研究机构，但由于教育会缺少医学方面的人才，具体工作仍需医学相关团体来做。他认为，首先应由医学团体提供名词审查草案，然后再邀请专家开会讨论并呈请中央政府派员会同审定。由于博医会是这项工作的开拓者，拟请高似兰将博医会已修正的医学名词表送各医学校及医学会共同研究。

1916 年 1 月，博医会名词委员会的高似兰将修正后的名词草案四册分送医学界征求意见。2 月，中外医学名流汇集上海，参加中华医学会第一次大会。江苏省教育会借机邀请了中华医学会、博医会、中华民国医药学会、江苏医学专门学校、浙江医学专门学校、浙江军医院、杭州医药学会等机构 31 名代表，再次商讨医学名词审查事宜。俞凤宾、伍连德、刘瑞恒、唐乃安代表中华医学会与会。博医会代表聂会东率先介绍了博医会提供的四册名词草案；中华民国医药学会代表亦表示将于会后提出自己的草案。俞凤宾鉴于已有两种草案，表示中华医学会拟不另提草案，但愿积极参与讨论。与会代表经磋商达成六项决议：①博医会、中华医学会、中华民国医药学会和江苏省教育会四团体各举代表组织医学名词审查会，每团体人数在五人以内（若另有团体成立照此加入）；②俟医药学会第一期名词草案提出后定期开会，以每年暑假为限；③以省教育会为各团体通讯总机关，审查会即在内开会；④审查会举行时请教育部派员与会；⑤审查后宣布于全国医学界，满若干期时作为定稿呈请教育部审定公布；⑥各团体或专家愿另行提出草案者，最好先与代表会接洽，免致一团体有同样之草案提出。①

同年 8 月 7 日至 14 日，医学名词审查会首次会议在江苏省教育会所在地上海举行，中华医学会委派医学名词部委员周仲衡、刘瑞恒、俞凤宾、唐乃

---

① 医学名词第三次谈话会纪事 [J]. 中华医学杂志，1916（1）：43 - 44.

安、王弼臣为代表。除博医会、中华医学会、中华民国医药学会和江苏省教育会四大团体代表外，教育部委派代表汤尔和与会，以便采纳审查结果。所谓客不压主，江苏省教育会代表余日章虽不懂医学，但被公推为主席。余日章（1882—1936），1905年毕业于上海圣约翰大学（与俞凤宾同届），获文学学士学位；1908年获美国传教士资助进入哈佛大学研究生院主修教育学，获博士学位。1911年归国后积极参加社会政治活动，是孙中山的热烈追随者。但他无意官场，热心社会慈善事业与平民教育，时任职于江苏省教育会。此后，他长期担任中华基督教青年会全国协会总干事和中华基督教协进会会长，为中华医学会的事业提供了不少帮助，其子余新恩日后一度担任中华医学会专职总干事。

此次会议审查了中华民国医药学会提出的"解剖学通用骨骼名词草案"，通过名词共计1 200条。在俞凤宾笔下，医学名词审查之艰辛、与会者精益求精的态度跃然纸上：

> 第一日（七日）讨论解剖学三字约费一时间有半，因此事最重要也。……第四日（十日）脑筋或译神经，此问题尤大，讨论剧烈，共费二时间。每日讨论共费四时间，其较为不重要字，通过较易。每当讨论时均反复辩论，毫不相让。然苟有公理发现，无不舍己从人。此四团体，殆皆真能副尊崇公理不意气用事之佳评。博医会诸君有时于中国字义略起疑点，一经沈恩孚君就字学源流细细疏解，无不涣然冰释。……中文笔记详记各方面所持之理由，每日约五千共三万余字，亦足见论定一字之煞费苦心也。[①]

毫无疑问，对某些复杂、重要的医学名词，要完全达成共识是不可能的。因此，1917年1月11—17日举行的第二次医学名词审查会制订了一个变通方案："①到会三分之二以上决定者作为统一之名词；②不满三分之二者取比较多数，存两种名词再决一次；如仍不满三分之二者并存之，但以多数者列前；③第二次之公决，若有人主张尚待考查者，得于下一日决之。"[②] 此次大会除发起四团体外，理科教授研究会加入。审查会分为两组，分别审查解剖学的韧带、肌肉、内脏，以及化学名词。此外，会议还决定医学名词审查会在上海设执行部，由余日章任主任，每团体派一人参与，具体为博医会皮比、中华医学

---

① 俞凤宾. 医学名词审查会纪略 [J]. 中华医学杂志, 1916 (3): 2-3.
② 俞凤宾. 医学名词审查第二次开会记 [J]. 中华医学杂志, 1917 (1): 16-17.

会俞凤宾、江苏省教育会沈信卿、中华民国医药学会汪企张、理科教授研究会吴和士，相关费用由各团体分担。同年 7 月，执行部开会起草医学名词审查会章程，并呈报教育部恳祈准以组织医学名词审查会，不久获教育部批准备案。

1917 年 8 月 2—8 日举行的第三次医学名词审查会，华东教育会加入，汤尔和代表教育部出席。此次会议主要审查解剖学之一部分及化学术语，各团体参与人员分解剖学与化学两组进行工作。中华医学会代表俞凤宾、唐乃安、张近枢、胡宣明、曹惠群、徐凤石分别参加审查，最后联合报告审查结果。大会通过执行部起草的《医学名词审查会章程》，并送教育部备案；大会提议将医学名词审查会更名为科学名词审查会，扩大团体成员，并欢迎非团体成员临时加入。

1918 年 7 月，医学名词审查会召开第四次会议，审查解剖学、细菌学和化学名词，沈信卿、吴和士、严智钟为各组主席。由于近代医学以物理、化学、生物等科学学科为基础，医学名词审查工作的推进势必涉及其他科学学科。因此，同年医学名词审查会正式更名为科学名词审查会并获教育部批准。

1919 年 7 月，科学名词审查会在上海举行第五次（承接医学名词审查会）会议，除原有团体外，中国科学社与中华博物学会加入。此次会议仍分解剖学、细菌学和化学（含化学器械）三组审查名词。大会讨论并通过了科学名词审查会章程，决议：①1920 年第六次会议在北京协和医学院举行；②各参与团体本年度应助费用大洋 150 元；③除执行部外，增设基金监督团监理公积款，每团体派一名代表参加。

1920 年至 1926 年每年 7 月，科学名词审查会相继在北京、上海、苏州、杭州、南京等地举行了第六至十二次会议，分别对病理、生理、药学、生化、有机化学、植物学、动物学、物理学、算学、矿物学等学科名词进行审查。正式参与科学名词审查的团体也由最初的 4 个增加到最终的 11 个，依次为：教育部、江苏省教育会、博医会、中华民国医药学会、中华医学会、理科教授研究会、华东教育会、中国科学社、中华博物学会、中国工程学会、中国农学会。此外，北京协和医学院、东南大学、同济大学、南京高等师范学校、广东师范学校、厦门大学等高校也一度临时加入这项活动。历时 12 个春秋，医学或科学名词审查会已审查并按学科编辑成册的名词共 41 册，其中医学 17 册，化学、植物学各 6 册，物理学、动物学和算学各 4 册；已审定出版 11 册。在此期间，科学名词审查活动经费主要由各参加团体分担，教育部、洛克菲勒基金会曾给予部分资助。1927 年底，鉴于南京国民政府设立的中华民国大学院已筹备成立译名统一委员会，科学名词审查会执行部召开常务会议，认为统一科学名词工作理应由中央教育行政机关直接办理，科学名词审查会作为辅助中央教育行政机关开展科学名词审查的使命业已完成，遂宣告解散。

北洋政府时期，中国尚无国家级的科学管理与研究机构，政府也无力资助科学活动。新兴的中国民间科学社团作为一支独立的、具有影响力的民间社会力量，自发组织开展了科学名词审查这一浩大工程，为科学在中国的自主传播与研究奠定了坚实的基础。有学者认为，科学名词审查是中国近代科学史上历时最长、参加人数最多的一项重要的科学活动，是中国科学史上科学界的第一个共同行动纲领，是中国科学社团的成人礼。①

虽然在医学书籍翻译和医学名词规范方面，中华医学会较之博医会、中华民国医药学会起步稍晚，但它是发起成立医学或科学名词审查会的四大团体之一，全程参与了这项工作。中华医学会尽遣精英参加医学名词审查活动，除参与其他团体提供的名词审查草案的审查外，还提供了细菌学名词审查草案及医学器械名词审查草案，出版发行了《医学词汇》《汉英医学字典》等名词审查成果。同期，《中华医学杂志》对每次审查会均有报道，代表中华医学会参与科学名词审查会的俞凤宾、王完白等人对所在小组的审查讨论会有生动、详细的记录，这成为今日研究这段历史的第一手资料。

据统计，相继代表中华医学会参与科学名词审查工作者有伍连德、俞凤宾、周仲衡、唐乃安、刘瑞恒、王弼臣、曹惠群、胡宣明、张近枢、徐凤石、王完白、全绍清、郑兆鸿、朱恒璧、李清茂、赵士法、吴宪、刁信德、高镜朗、李广勋、江清（镜如）、汤兆丰、王以敬、应元岳等20余人。他们大多曾留学欧美，具备良好的医学、语言素质和无私的奉献精神，其中贡献最大者首推俞凤宾。

从医学名词审查会筹备成立之日起，俞凤宾就以中华医学会代表身份参与谋划。在《医学名词审查意见书》一文中，他明确指出："用外国文介绍新知识为过渡时代之一阶段，非永久不变，长此终古之事也。故用西文教授医学，实出于不得已。"他高度赞扬了博医会和从日本归国的医学留学生在此方面已取得的成果，但认为两者的译名体系均有严重不足，如果彼此能取长补短，效果会更好。因此，"吾中华医学会对医学名词之翻译，应具如何之观念，急需筹划，不能作壁上观"。② 历时11年的医学与科学名词审查活动，各参加团体推荐的代表频繁变动，但在12次名词审查大会中，俞凤宾一共出席了9次，

① 邓铁涛，程之范. 中国医学通史：近代卷 [M]. 北京：人民卫生出版社，2000：357.
② 俞凤宾. 医学名词审查意见书 [J]. 中华医学杂志，1916 (1)：11-15.

98

这在各参与团体代表中可谓绝无仅有。事实上，俞凤宾不仅是医学名词审查方面的专家，而且是医学（科学）名词审查会主要的领导者之一（长期担任执行部委员），承担了大量事务性工作。

由于医学和科学名词审查工作是以民间科学社团为主的自发性活动，历时漫长，参与团体和人员多，加之当时医界派别林立，门户之见极深，因此，如何协调各方关系绝非易事。俞凤宾的家世、学业、职业背景以及随和圆融的个性，使他在为人处世方面既能洁身自好，又能兼容并蓄，广交各界朋友。他同时是中华医学会、博医会、中华民国医药学会、江苏省教育研究会、南社等社团的会员。尤为难得的是，在中西医界形同水火的那一特殊时期，他与许多中医界的著名人物也保持良好的私谊。朱恒璧对俞凤宾的德才曾有如是评价：

> 俞先生一生待人宽宏博大，他自己却是规律得很严格的，不失学者态度。凡与他有一面之缘的人，都觉得他和蔼可亲，有长者之风。从前我们同仁里面偶然发生意见不妥洽的时候，得他一言，双方就意见冰释，言归于好，这都是他感人的美德。古人云君子隐恶而扬善，俞医师确有这种态度：同仁之长，扬之唯恐不远；同仁之短，隐之唯恐不尽。医界中有时因见地不同往往发生门户观念，大家发生争执。但俞医师是大公无私的，丝毫没有这种观念的。他非但自己没有这种观念，并且感化大家消除门户观念。我们开会的时候，有时会场中空气很沉闷，得他一来，就满室生春，这又是他过人的本领。[1]

如此这般的俞凤宾，自然是医学和科学名词审查过程中各方都极为器重的人物。邹韬奋1921年从上海圣约翰大学文科毕业后，在黄炎培创办的中华职业教育社从事教育与编辑工作。因该社与科学名词审查会同在江苏省教育会内办公，碰巧科学名词审查会需要一个人编辑已审查过的各科名词，因此，黄炎培就介绍邹去打短工。据他观察，科学名词审查会的日常事务主要是由江苏省教育会的沈信卿和中华医学会的俞凤宾两位先生主持。俞凤宾是西医行家、精通英文；沈信卿虽是医学门外汉，且不识英文，却有深厚的古汉语根底。由两人搭档主管科学名词审查一事，也算是"中西合璧，相得益彰"，传为一时之美谈。

令人不可思议的是，这一时期的俞凤宾，一边要开业就诊，另一边要负责医学或科学名词审查会的事务。但他竟然还给《中华医学杂志》《申报》《生

---

① 医界七团体追悼俞凤宾医师 [J]. 中华医学杂志，1931（2）：206.

活周刊》撰写了大量的医学稿件，并编著了《婴儿保育法》《学校卫生要旨》《个人卫生篇》《性欲卫生篇》等 19 种书籍。常言道，积劳成疾，1928 年俞凤宾一病不起，1930 年底去世，时年 46 岁。他是民国时期中华医学会痛失的第一个重量级人物，学会的巨幅挽联是对其一生业绩的盖棺论定："任讲师勤著述，后进久倾心，不料恶（噩）耗忽传，顿使典型空想象；组学会定名词，群流推独步，方期长才永赖，何堪中道失瞻依。"[1]

医学或科学名词的规范与统一是一项长期的任务，并不会因科学名词审查会的解散而结束。此后，中华医学会相继成立的一些专科学会，如眼科学会、外科学会、儿科学会等，都曾大力开展医学名词的规范与统一工作。对于新兴的中华医学会而言，发起和参与科学名词审查活动对其自身的发展有重要的作用。一方面锻炼了队伍，增强了学会自身的凝聚力，扩大了学会的影响。代表中华医学会直接参与医学和科学名词审查工作的这些人，多是当时医学、生物、化学领域的精英人物，日后都逐渐成为中华医学会的中坚力量。借助于科学名词审查会这一平台，中华医学会及其会刊《中华医学杂志》迅速获得了医界甚至全国科学界的认同。另一方面，这一活动使中华医学会与中国科学社、国立东南大学等当时国内其他科学社团和著名大学建立了良好的社会关系，为学会未来的全面崛起积累了广泛的社会资源，例如，1924 年中华医学会的第五次大会能够在东南大学举行，与时任东南大学校长郭秉文给予的大力支持不无关系。

三、推进西医教育本土化

中国近代西医教育，发端于鸦片战争前后医学传教士在教会医院或诊所对中国助手的培训。伯驾坦白道："如果有几位受过良好教育、掌握西医药知识的中国青年来医院服务，这对医院工作效率来说是非常有益的。中国助手不仅能够参与治疗和护理工作，减轻传教医生的负担；而且是与中国病人沟通的良好媒介，能够增进他们对西医诊疗技术与医院的信任。"[2] 早期西医教育类似于传统中医的师徒制模式，以临床示范、口传身授为主，随意性大，真正能出道者屈指可数。当时的一些医学传教士，也曾尝试选派部分资质较好的中国青年到海外接受正规医学院教育。例如，黄宽、金韵梅、何金英、石美玉等人就

---

① 俞凤宾博士荣哀 [J]. 中华医学杂志，1931（1）：102.
② 王吉民，伍连德. 中国医史 = History of Chinese medicine [M]. 上海：上海辞书出版社，2009：317.

曾在教会资助下赴英美学习，然后以医学传教士身份归国为教会医疗机构服务。但中国对西医人才的巨大需求，显然不可能靠海外培训来满足。因此，西医教育的本土化与体制化也就成为一种必然。

中国近代西医教育从师徒制向学院制过渡的标志性事件是 1866 年广州博济医院开办博济医校。医校由嘉约翰主持，学生主要来自广州的教会医院和其他教会机构。本着对中国学生进行西医系统化教育的理念，嘉约翰亲手编著中文教材，并聘请黄宽担任解剖学、生理学与外科学课程，请关韬教授中医课程并指导学生临床实践，他本人则亲自讲授药物学与化学课程。据嘉约翰同期提交给中华医务传道会的报告，学校每周二、周六上两次理论课；除利用狗等动物做解剖实验外，还曾进行过几例人体解剖示范教学。[①] 1876 年，学校增添了实验室设备，建立了标本室。1879 年，博济医院正式设立博济医科，定名为南华医学校，规定学制 3 年，同时招收女生，学习期满后进行临床实习。虽然南华医学校主要还是以临床指导向学生传授医疗技术，多少带着师徒制教育的痕迹，但它对课程设置、学制、实习制等有了初步的规范，具备了近代西医学校的雏形。此后，在华欧美基督教传教差会陆续建立了一些医学校与护士学校，其中较为著名的有苏州博习医院医学校（1883 年）、杭州广济医学校（1884 年）、香港西医书院（1887 年）、上海圣约翰大学医学部（1896 年）和广州夏葛女子医学堂（1899 年）等。尽管这些医校的规模与水平都极为有限，但在妇产科、护理等方面的教育具有开拓性。

1886 年博医会成立后，极力主张整合在华欧美基督教传教差会的医学教育资源，创办正规、大型的医学院校。在 1890 年博医会举办的首次大会上，嘉约翰起草的《医学教育大纲》明确了医学教育的三大目标：其一，造就教会医院内的医生；其二，为一般民众造就才学俱全的中国医士；其三，造就医学教员。显而易见，嘉约翰等人已充分意识到，要让西医在中国落地生根，必须培养大量直接面对中国大众的本土西医人才，尤其是本土医学教师。在博医会的组织协调下，西医教育在 20 世纪初期取得了极大的进步，出现了多家传教差会联合办学的局面。例如：1904 年，英国伦敦会与美国长老会、美部会联合创办华北协和医学堂（北京协和医学院前身）；1908 年，汉口成立大同医学堂；1909 年，英国浸礼会和北美长老会在济南合办共和医道学校（齐鲁大学医学院前身），南京成立华东协和医学校；1911 年，福州成立协和医学堂；

① 王吉民，伍连德. 中国医史 = History of Chinese medicine［M］. 上海：上海辞书出版社，2009：319.

1914 年，成都华西协和大学设医科。据统计，1915 年，教会联合创办的医学院校已达 23 所，护士学校 36 所。

在中国西医院校初具规模，朝正规化、体制化方向迈进之时，美国洛克菲勒基金会的介入起了推波助澜的作用。美国洛克菲勒基金会由老约翰·洛克菲勒（John D. Rockefeller）于 1913 年创立，宗旨简单明了："在全世界造福人类。"它早期重点资助的项目主要集中在医学、公共卫生和农业方面，例如，大力资助和扶持了当时美国城乡公共卫生体系的建立，后来在中国享有盛名的兰安生就曾参与其中的部分项目。虽然洛克菲勒基金会的资金主要用于美国，但在海外也有不少投资，中国是重点资助对象之一。洛克菲勒基金会成立后，先后派遣了两个"中国医药调查小组"来华，调查中国在医药卫生方面的状况与需要。根据调查组的详细报告，洛克菲勒基金会决定建立"中华医学基金会"（China Medical Board）开展对华工作。它的第一大手笔是买断华北协和医学堂，并以美国霍普金斯大学医学院为范本，重组、扩建为"北京协和医学院"。根据 1947 年年度报告，1916—1947 年的 32 年间，用于创建、维持和发展这所"远东独一无二"的医科大学的拨款总数达 44 652 490 美元。除北京协和医学院外，中华医学基金会还资助了齐鲁大学医科、湘雅医学专门学校、博医会、中华医学会、广州教会医学联合会等医学机构。事实是，它资助的范围并不局限于医学领域，当时中国一些大学和研究机构也曾或多或少获得支持。①

英美教会、博医会以及洛克菲勒基金会在中国近代西医教育体制化过程中扮演的重要角色，使中国西医教育基本因袭英美医学教育体制。例如：北京协和医学院以美国霍普金斯大学医学院为样板；上海圣约翰大学医学院主要效仿美国宾夕法尼亚大学医学院；华西协和大学医学院采用的则是加拿大多伦多大学医学院的模式。事实上，当时中国著名的教会大学与医学院大多在国外注册，如苏州东吴大学在美国田纳西州注册；南京金陵大学在纽约注册；湘雅医学专门学校则在康狄克州注册。至于课程设置与教学计划，基本上也是沿袭美国医学院联合会制定的方案。英美医学教育体制发端于医院医学教育，医学院校附属于医院，并不具有独立地位。它以临床观察和诊疗示范为重点，主要功能是满足医院对医疗与护理人才的需求。受自由主义传统的影响，英美医疗卫生体制化进程主要受知识权威系统驱动，医学共同体与教会等民间组织居主导地位。因此，英美的医院与医学院具有高度自主性，较少受政府干预与影响，

---

① 资中筠. 洛克菲勒基金会与中国 [J]. 美国研究，1996（1）：58 - 69.

这在一定程度上也削弱了它们与国家政府、社会之间的互动与合作。

　　然而，面对中国的现实社会环境，无论是博医会还是洛克菲勒基金会都清醒地认识到，西医教育本土化终将由中国人来完成。1913 年、1915 年博医会举办的第五、第六次大会，把寻求与中国政府和社会力量合作开办医院与医学院作为工作的总方针，计划在华南、华东、华中和华西等区域各建一所较高水平的医学院。1921 年 9 月，洛克菲勒二世（John D. Rockefeller, Jr）在北京协和医学院开业典礼上的致辞也清晰地表达了这一点：

　　　　显然，无论西方医学能为中国提供什么，对中国国民来说都没有什么大用处。除非有一天，由中国人接管并使其成为国民生活的一部分。因此，我们必须期盼有朝一日，即便不是所有教职员职位都由中国人来担任，那么大多数职位……也要由中国人担任；现在，校董事会由学校创建机构委任的代表和在中国传播西方文明的代表组成，到那一天，将有中国的重要成员在董事会任职；学校目前的资助，来源于创建机构的拨款，到那一天，除了这些拨款和学费外，学校获得的资助如同世界上其他国家类似级别的医学院校一样，源于中国人的捐赠与政府的资助。让我们为实现这一目标，为中华大地上永久地建立起世界上最好的医学科学携手共进。[①]

　　由于错综复杂的原因，中国对近代西医及其体制的接纳过程极为缓慢，这在西医教育方面有明显反映。1881 年，直隶总督李鸿章在天津创办的"总督医学堂"是本土西医教育的开端，也是 20 世纪前由中国人自办的唯一一所西医学校。1893 年，总督医学堂更名为"北洋医学堂"，1913 年再度更名为"直隶公立医学专门学校"（现今河北大学医学院前身）。事实上，总督医学堂或北洋医学堂虽名为官办，但实际由医学传教士与外籍医生负责教学和管理，加之它主要为北洋海军培养军医，因而对民间社会的影响极为有限。这也从一个侧面说明，当时本土西医人才的数量与质量尚难以支撑自主西医教育的开展。

　　清末民初，中国本土西医人才群体与医学社团初步形成，自主传播发展西医的意识增强，国家政府也将西医教育正式纳入高等教育体制。正是在这样的时代背景下，国内陆续出现了一些公立或民办的西医学校。1907 年冬，由英商经营、往返广州与香港的"佛山号"轮船发生一起命案，英属印度警察踢

---

① 福梅龄. 美国中华医学基金会和北京协和医学院 [M]. 闫海英，蒋育红，译. 北京：中国协和医科大学出版社，2014：1.

死了一位华人船工，但肇事者谎称尸检死因为突发心脏病，推卸法律责任。为维护民族尊严和自主医权，次年 3 月，广州医药界、工商界的一批有识之士建立"光华医学社"，并集资创办了光华医学堂，学制 4 年，用中文教材授课。这是中国近代第一所"民办自教"的西医学校，校名本身带着民族主义和爱国主义的色彩。1912 年 10 月，北洋政府创办了第一所国立民用医学校——北京医学专门学校，任命汤尔和为首任校长。汤尔和在第一届开学典礼上坦言："医校目的，自主观言，在促进社会文化，减少人民痛苦。自客观言，西来宗教，都藉医学为前驱。各国的医学会和印刷物中，没有我们中国人的地位，实在是一件最惭愧不过的事。所以这所学校，不仅给诸位同学一种谋取职位的本领，使你们能挣钱，实在是希望诸位负起促进文明、用学术来和列强竞争的责任。"① 除了这两所标志性的西医学校外，同期国人自办的西医学校还有浙江公立医学专门学校（1912 年）、直隶公立医学专门学校（1913 年）、江苏公立医学专门学校（1915 年）、江西公立医学专门学校（1921 年）、私立广东公医学堂（1909 年）、私立南通医学专门学校（1912 年）、私立震旦大学医科（1915 年）和私立山西川至医学专门学校（1919 年）等。这些西医学校为西医教育的本土化奠定了基础，并以各种方式延续至今。例如，现今的中山大学医学院、上海交通大学医学院仍然流淌着光华医学堂、江苏公立医学专门学校的血脉。

整体而论，清末民初中国人自办的公立、私立西医学校，是教育救国论或医学救国论的一种社会实践，创办者大多是从日本、德国归国的医学留学生，学制与课程设置也多仿效日本。与毕业于国内教会医学院校和留学欧美的西医精英相比，日德医学留学生具有更为强烈的民族主义与爱国主义情结。他们赋予了国人自办西医学校超越发展医学科学之外的另一种历史使命，那就是与欧美势力尤其是教会经营的西医教育一争高下，打破外人对中国西医教育市场的垄断，尽快收回西医教育的自主权。长远看，这当然是值得称道的。但就当时中国社会经济发展水平与西医资源状况而言，国家政府与民间社会尚难以给予本土西医教育强劲支持，欧美国家在华的医疗投入与机构仍然占有极大比重。因此，过分渲染与欧美教育势力的对立，无形中阻碍了与它们的合作，未必是一种理智选择和务实态度。事实上，由于不能充分利用和整合外来的资源，这一阶段国人自办的西医学校都陷入了资金与师资短缺的困境，规模和水平与教

---

① 转引自：慕景强. 西医往事：民国西医教育的本土化之路 [M]. 北京：中国协和医科大学出版社，2010：131.

会或外国人办的西医院校有一定差距。

中华医学会具有显著的欧美特征，而且与在华欧美基督教传教会尤其是博医会有密切的关系，这使它能够较为容易地利用教会医疗资源以及海外资金来推动自己的各项事业。几乎是在中华医学会筹建的同时，颜福庆在湖南长沙开始了西医教育本土化的探索与实践。1912年，雅礼会的哈克斯捐赠一笔巨款，并指定用于在中国建立一所新的医学机构。颜福庆与胡美敏锐地意识到这是在长沙建立一所医学校的大好机会，于是游说湖南政府与雅礼会进行合作，最终促成1914年9月"湘雅医学专门学校"的产生。有关湘雅医学专门学校的建立及早期发展过程，颜福庆本人曾有专文详细描述。① 大致说，这是一所经北洋政府批准，由美国民间社团与中国湖南省政府合资创办、共同管理，学制和课程按美国甲种医学院标准建立的医学校。其间，美国洛克菲勒基金下属的中华医学基金会、湖南民间社会也曾给予大力资助。高起点、高标准和相对充裕的资金，使湘雅医学专门学校在短短十年内迅速崛起，成为华中地区著名的医学校，中国医界甚至一度有"北协和、南湘雅"之说。

如果单就本土西医资源论，当时的内陆城市长沙显然不能与北京、上海、广州、南京、武汉等沿海、沿江城市相提并论。按照胡美的说法，颜福庆几乎是当时长沙城内唯一接受过正规医学科学训练的中国人。因此，湘雅医学专门学校能够横空出世、异军突起，与颜福庆等本土人士审时度势、借力上道不无关系。经过十多年的中外合作，1926年，在收回教育主权的大潮中，湘雅医学专门学校收归中方全权管理，更名为私立湘雅医学院，1940年成为国立医学院之一。显而易见，在西医教育本土化问题上，颜福庆等人采取的是渐进策略与迂回战术，尽可能利用欧美国家与团体的资源。尽管在民族主义与爱国主义的大潮中，这难免会遭到部分国人与医界同人的误解甚至攻击，但事实证明这是务实和明智之举。颜福庆作为中华医学会的主要发起人、首任会长和精神领袖，自然会对学会在医学教育方面的工作有所期待和影响。

虽然中华医学会在创建初期，理论上也强调西医教育本土化的重要性。但客观而论，它在创办西医学校、推进西医教育本土化方面的具体努力，远不如由留学日本西医精英组建的中华民国医药学会等团体那般主动积极。其中的重要原因之一是中华医学会的许多成员都任职于教会医疗机构，各方面的待遇相对不错，缺乏自主创办医学院校的动力。对于这种状况，颜福庆多少是有些不

---

① YEN F C. An example of co-operation with the Chinese in medical education [J]. The China medical missionary journal, 1917 (3).

快的。1924年，中华医学会第五次大会在南京东南大学举行，颜福庆向大会提交英文论文《我们在医学界的位置》。鉴于以欧美留学生为主体的中华医学会在医学教育方面明显不如日德留学生团体，颜福庆痛切道，目前正是我们依靠会员力量在医学教育领域争得一席之地的大好时机，如果不抓住机会，中华医学会的声誉将受到严重影响。[①] 颜福庆提议在中华医学会会员最为集中的东部地区大城市上海或南京筹建一所中国人自办的高水平医科大学，并希望学会成立医学教育委员会来开展相关工作。当时，主办大会的东南大学已办医学预科多年，正着手开办正式医科，校长郭秉文表达了与中华医学会合作的意愿。但遗憾的是，中华医学会的经济状况难以扶持这样的项目，能够给予的只能是道义上的声援。

1926年底，湘雅医学专门学校因故停办，颜福庆暂时受聘北京协和医学院常务副院长一年。与此同时，他一直积极谋划在上海建立一所高水平的本土医学院校。得益于创办湘雅医学专门学校的经验，颜福庆清楚建立高水平医学院所需经费巨大，在国家政府暂时无力大规模投资的情况下，非借助外资不可。其基本操盘方案是，以中华教育文化基金会（管理美国返还的庚子赔款）、洛克菲勒基金会和上海圣约翰大学的名义先行成立私立上海协和医学院，然后再寻求与其他民间医疗团体以至国家政府部门的合作。1927年南京国民政府成立后，在江苏南京筹建国立第四中山大学，拟设文、理、工、农、医等九个学院。颜福庆等一度想将私立上海协和医学院扩充为附属于国立第四中山大学的私立上海医科大学。此举的目的是便于医科大学筹集资金及与外国民间医疗机构的合作，待条件成熟后再将其转为国有。虽然最终国立第四中山大学医学院以江苏省立医学专门学校为基础组建（1932年独立为国立上海医学院），但它能够发展成为民国时期国人自办的一流医学院，同样是得益于海外医疗机构或基金会的大力资助。例如：1934年洛克菲勒基金会捐赠给上海医学院135亩地产，时价值近600万银圆；1928—1934年，洛克菲勒基金会合计捐款397 326.24墨币；中华教育文化基金会合计捐赠21万美元。[②] 南京国民政府时期，中国西医教育本土化提速，其间建立的中央大学医学院、国立中正医学院、国立贵阳医学院以及一些省立医学专门学校，在此后抗日战争中发挥了巨大作用。

---

① YEN F C. Our place in the field of medical education [J]. National medical journal of China, 1924 (1).

② 有关上海医学院建立过程以及海外机构的资助，钱益民、颜志渊的《颜福庆传》（复旦大学出版社，2007年）有较为详细的记述，可参考。

虽然在推进西医教育本土化过程中，中华医学会的精英们充分利用海外资源，借鉴欧美国家的先进经验，但在学制、学科建设及人才培养目标等诸多方面，他们都立足现实进行了调整或者选择。例如，以中国的社会经济发展水平、严重影响大众健康的疾病谱和医学资源状况，伍连德和颜福庆等都认定，公共卫生与预防医学是提高国民整体健康水平最重要的途径，因而也迫切需要这方面的医学人才。1914 年湘雅医学专门学校创办之初，颜福庆就开设了预防医学系并兼任主任，亲自讲授公共卫生学。同样，上海医学院创办时，公共卫生与药物学是两大重点学科。无论是湘雅医学专门学校或是上海医学院，都在乡村公共卫生实践方面做了许多极有价值的探索与尝试。

中国经医学科学训练的西医人才奇缺，以平均每万人口拥有医生数计，与欧美国家和亚洲的日本的差距不可以道里计，科班出身的医学生真是抢手货。据说，颜福庆曾反复告诫门下弟子，进出医学院校的大门，就不要想着开业行医求富贵，应以解除天下苍生疾苦为己任。当然，伍连德、颜福庆等人也清醒认识到，类似于北京协和医学院那样的精英教育模式，可遇不可求，重点是通用、应用型医学人才的培养。此后，中华医学会的精英们大力倡导和拥护公医制度，并努力使医学教育适应和服务于这一国家医学模式。

四、大力倡导公共卫生

公共卫生是一门通过有组织的社会活动来改善环境、预防疾病、延长生命和促进心身健康，并能发挥个人更大潜能的科学与艺术。其范围包括环境卫生、控制传染病、个体健康教育、组织医护人员对疾病进行早期诊断和治疗，并建立起一整套社会体制保障公民享有应有的健康与预期寿命。近代公共卫生运动的兴起，与人类生产方式与生活方式的变革有密切联系。R. 罗格斯基认为，公共卫生是近现代社会的核心问题之一，其实质是医学知识与政治权力的联姻，国家以法律形式规范医疗活动与大众行为，依靠医学与社会化的手段改造环境、控制疾病、维护公众健康。作为一种政治历史过程，公共卫生运动将国家政府推到了健康防护的前台，也使得公共卫生成了国家政府的重要功能。[①] 从某种意义上说，公共卫生是现代化的重要内容与标志之一。

中国传统医学虽然强调对疾病的预防，并且很早就使用"卫生"一词，但主要偏重于个体层面。受中央集权制与小农经济双重影响，中国古代社会欠

---

① RUTH R. Hygienic modernity：meanings of health and disease in treat-port China ［M］. Berkeley：University of California Press，2004：142.

缺公共空间意识与观念，对公共卫生问题缺乏应有的关注。可以说，中国近现代公共卫生是西医东渐的产物。19 世纪传入中国的西医虽以临床诊疗技术为主，但当时翻译出版的西医书籍中或多或少涉及公共卫生方面的知识与观念，一些医学传教士以及博医会等医学团体也在力所能及的条件下开展了公共卫生教育与传染病预防工作。尤其是在列强把持的海关与租界内，初步移植了西方公共卫生管理体制，这对当时中国的精英阶层产生了一定的启示和影响。与临床医学相比，公共卫生的社会性与复杂性，决定了它在中国的实践需要本土各级政府与民众的广泛参与。

伍连德、颜福庆留学欧美时，恰逢微生物理论与细菌学说发展的黄金时期，公共卫生正由传统的环境卫生向传染病预防和控制转变。对于西方公共卫生体制及其在解决当时中国健康问题方面的重要作用，他们有超乎常人的洞见。因此，中华医学会创建伊始，伍连德、颜福庆等人把公共卫生作为学会工作的重中之重。1916 年 2 月，中华医学会第一次大会决议成立公众卫生部全权负责公共卫生方面的工作，由伍连德、颜福庆和刁信德任委员。同年 3 月，学会公众卫生部与博医会卫生教育委员会、中华基督教青年会演说部卫生科联合组成中华卫生教育联合会，共同在当时的主要大城市开展公共卫生教育工作。卫生教育联合会总部设在上海，由博医会代表胡恒德任会长、中华医学会代表刁信德任副会长、中国基督教青年会代表毕德辉任专职总干事并主持日常工作。

毕德辉（W. W. Peter）1882 年生于美国俄亥俄州艾利斯顿，1910 年毕业于伊利诺伊州芝加哥拉什大学医学院，获医学博士学位；次年，受美国福音派协会差传部派遣到中国湖北武昌仁济医院从事医学传教工作。毕德辉深入接触中国社会和病患者后，充分认识到中国不仅公共卫生条件恶劣，而且民众普遍缺乏公共卫生知识与观念，因此，各类传染性疾病成为影响中国民众健康的最危险因素。于是，他将注意力由临床治疗转向公共卫生，希望通过开展大众公共卫生教育来培养中国民众的现代公共卫生意识。1913 年，因博医会会长高似兰力荐，毕德辉出任中国基督教青年会演说部专职干事，负责组建卫生科，筹备开展公共卫生教育工作。此后几年，毕德辉在公共卫生教育方面做了不少有益的尝试，例如：以举办卫生大会为传播公共卫生知识的重要途径；以卫生演讲、播放电影和幻灯片、卫生用品展览等方式在一些城市进行卫生宣传。他甚至一度携带卫生演讲用具进入北洋政府总统府，向时任总统黎元洪展示卫生挂图、讲解卫生要义，以期引起中国政府对公共卫生问题的重视。中华卫生教育联合会的成立，无疑为毕德辉提供了实践其大众公共卫生教育理念的更大舞台。1917 年初，毕德辉因故暂时回美国，推荐胡宣明任中华卫生教育联合会专职副总干事及中文秘书，接替他主持日常工作。

胡宣明（1886—1965），福建龙溪人，1910 年毕业于上海圣约翰大学，获文学学士学位。同年，与胡适、赵元任、竺可桢等人一起考取第二届美国庚款留美生，入读霍普金斯大学医学院，1915 年获医学与公共卫生学博士学位。此后，胡宣明在哈佛大学与麻省理工学院合办的卫生行政专门学校继续深造，并考察了美国一些城市的卫生行政管理。在美期间，胡宣明密切关注国内公共卫生发展状况，尤其钦佩毕德辉等人在艰难困苦中开展的大众卫生教育工作。因此，他 1917 年学成回国后，欣然接受了毕德辉的邀请任中华卫生教育联合会专职副总干事和中文秘书。1921 年，胡宣明受广州市市长孙科之邀任广州市首任卫生局局长；1922 年再度回上海参与中华卫生教育联合会的工作，其间曾在黄炎培资助下，与俞凤宾、牛惠生等人创办中国卫生学会。南京国民政府成立后，胡宣明一度任内务部卫生司技正、铁道部卫生处处长。

中华卫生教育联合会创建之初，日常活动经费由博医会、中华医学会和中国基督教青年会三个发起团体每年各承担 1 500 元。但对一个全国性的科普社团而言，要想开展大规模的活动，区区 4 500 元的经费可谓杯水车薪。事实上，当时卫生教育联合会并无规范章程可循，专职人员也就毕德辉、胡宣明两人而已。对此，胡宣明本人有如是回忆："本人新任副总干事回国之时（1917年 6 月），毕德辉已不在中国了。即往上海昆山花园 4 号见博医会秘书比必博士商议工作进行之方针，并得一小房间为办公室。这时全会的职员不过一人而已，但必要时，可借用博医会的打字员和工人帮忙。半年之后，方才添了一人，每日服务三小时。由于各方认捐的经费只到账 1 000 余元，所以无法推动工作，只能作一点准备工夫。"[①] 虽然举步维艰，但毕德辉和胡宣明一如既往地依托中国基督教青年会的地方组织，在北京、天津、上海、广州、福州、长沙等大城市举办了十余次卫生大会。他们利用公共卫生讲座、图片展览、海报、幻灯片和电影等通俗易懂的方式，以使文化程度相对较低的民众能够理解和接受卫生知识。例如：1917 年 2 月，毕德辉等人在浙江湖州开展公共卫生运动周活动，共吸引观众约 2.3 万人次；1918 年 12 月，胡宣明等在厦门进行公共卫生运动周活动，观众约 1.3 万人次。这些活动都获得了当地政府的强有力支持，一些地方政府甚至在卫生运动周活动结束后建立了常设卫生教育机构，继续开展公共卫生教育工作。

---

① 胡宣明. 中华卫生教育会史略 [J]. 中华医学杂志, 1949 (11 - 12)：459 - 461.

由于举办卫生大会受时间、场地和经费的制约，胡宣明开辟了公共卫生教育与宣传的新途径：①发行卫生小册子，每册8页，用简明文字介绍公共卫生常识；②编辑图文并茂的卫生小丛书；③尽可能利用报刊发表有关卫生知识方面的通俗小文章。在这些方面，中华医学会发挥了重要作用，诸如伍连德、颜福庆、俞凤宾、牛惠生、唐乃安、石美玉等头面人物都放下身段，"编辑卫生通俗论说，送登各报，俾阅者增进卫生知识"。① 这种借助文字宣传卫生的新方式，不仅使卫生教育联合会的影响波及边远地区与乡村，而且销售卫生小册子、丛书的收入也在一定程度上缓解了联合会的经济压力。

1920年，由于中华基督教女青年会、中国基督教教育会和中华护士会加入，中华卫生教育联合会更名为中华卫生教育协进会，1922年再度更名为中华卫生教育会。据《卫生教育会大纲及细则》：卫生教育会为一独立机关，不附属于任何团体。其宗旨为各参与之团体共同保持和促进中国之卫生事业；各团体之参加组织者得借以进行其事业之一部分。卫生教育会设执行委员会，由各参与团体各派1名代表组成，负责筹集活动经费、制定活动大纲；执行委员会下设总理部，总管各项事务；总理部又下辖总务部、编辑部、学校卫生部、社会卫生部、婴儿卫生部和牙医卫生部等。② 中华卫生教育会还在一些城市建立了分会和健康中心，依托它们进行大众健康宣传和教育。1923年，长沙建立起中国第一个健康中心，为当地儿童提供健康教育和指导。此后，北京、香港、杭州、广州等城市也相继建立了一些健康中心。与毕德辉早年推崇的卫生大会相比，健康中心为卫生知识与健康理念的传播提供了一个更为稳定与长期的平台，使公众卫生教育更具可持续性。

1924年3月，中华卫生教育会创办会刊《卫生季刊》，采取中英文合刊方式，每年4期。《卫生季刊》的内容，除涉及学校卫生、婴儿卫生、社会卫生及各类传染病的预防外，还发布卫生消息、记录国内各地卫生事业发展状况、介绍欧美卫生发展动态。尤其值得一提的是，1924—1926年，中华卫生教育会每年举办一次卫生征文比赛，征文题目依次为：《医学为一生之职业》《我家乡的卫生及医疗设备的实况及改良方法》《中西医理，对于促进我国人民之健康及国家之进步，孰较有效》。卫生征文比赛吸引了众多学校学生的参与，获奖的优秀文章均刊登在《卫生季刊》上，在社会上产生了极大轰动效应。与此同时，中华卫生教育会加大了卫生小册子、卫生丛书、卫生挂图、卫生教

---

① 俞凤宾. 卫生教育联合会之进步 [J]. 中华医学杂志, 1916 (3)：4.
② 卫生教育会大纲及细则 [J]. 中华医学杂志, 1923 (4)：352-355.

科书以及卫生专著编辑出版发行的力度。据统计，1922 年至 1924 年，中华卫生教育会就出售各类卫生丛书 606 507 册，卫生专著 20 764 册。1928 年 1 月，上海特别市卫生局成立后，中华卫生教育会曾与其短暂合作共同推进卫生教育与宣传工作，《卫生季刊》改为《卫生月刊》。但 1928 年底南京国民政府卫生部成立后，中华卫生教育会认为自己的历史使命已完成，遂宣告解散。①

从中华卫生教育联合会演变为中华卫生教育会直至最终解散，中华医学会始终是参与的主要团体之一。尽管中华卫生教育会对参与团体所承担的经费与义务并无硬性规定，但中华医学会在力所能及的条件下给予了有力的支持。除早年直接分担日常活动经费外，中华医学会的领导层及各地会员积极参与了相关活动，例如：杭州王吉民、常州王完白、长沙张维、北京陈祀邦等，均主动配合中华卫生教育会在当地开展卫生教育与宣传活动。如前所述，发行卫生期刊，编辑出版各类卫生书籍是中华卫生教育会最为重要的事业，对此中华医学会贡献极大。以俞凤宾为例，他曾多次向中华卫生教育会免费赠送自己有关卫生方面的著述，仅 1926 年 12 月便一次性赠送《卫生丛话》上下卷 200 余册。同期他应中华卫生教育会邀约，义务为报纸杂志撰写的各类通俗卫生小文章更是难计其数。

在大力开展公共卫生教育活动的同时，中华医学会积极推动北洋政府制定卫生法律和法规以规范全国的医疗活动，尤其是制定传染病法以控制传染的发生与蔓延。1916—1918 年，北洋政府内务部颁布了《传染病预防条例》《检疫委员会设置法规》《火车检疫法规》《清洁方法消毒方法》等法规。由于中国是 1912 年海牙国际鸦片大会的缔约国，因此，中华医学会大力敦促政府立法严禁吗啡与鸦片等麻醉毒药之制造与输出，其下属各分会也积极参与了当地戒除鸦片烟的工作。中华医学会精英阶层的公共卫生理念及其对国家层面公共卫生体制的筹划，在争取英国退还庚子赔款用于公共卫生事业的活动中有更充分的体现。

1901 年 9 月，中国被迫与俄国、德国、英国、法国、美国、日本等 11 个国家签订屈辱的《辛丑条约》，赔偿列强巨额白银，史称庚子赔款。1925 年 6 月，英国国会正式通过《中国赔款法案》，放弃中国尚未支付的庚子赔款。但英国政府仍打算控制所谓"中国赔款基金"的使用权与具体用途："①中国赔

---

① 有关中华卫生教育会的详细活动，请参见：奇倩倩. 中华卫生教育会研究（1916—1930）[D]. 保定：河北大学，2011；史如松，张大庆. 中国卫生"启蒙运动"：卫生教育会的贡献 [J]. 医学与哲学（人文社会医学版），2010（5）：73 - 78.

款基金用于教育或其他中英两国共同有益之事；②用途分配由英外部大臣商咨询委员会后决定；③咨询委员会由十一人组成，全部由英外部大臣任命，该会向外部大臣提供意见，仅备咨询；④每年支付账目，由英政府向下议院申报。"① 至于款项的用途，主流观点来自当时在华英国教会机构与商会，他们大多主张用于扶持英国教会医院、学校或投资于交通。

中国各界强烈反对英国对退还庚款的控制，要求其"无条件退还"。但在外争主权的同时，国内不同利益集团对这笔巨大款项的用途有各自诉求。教育界主张仿效美国庚款，全部用于文化教育事业；科学界强调建立科研机构的重要性；实业界倾向于投资建设铁路、运河等与民生有关的基础设施。当时，全国教育联合会、中华教育改进社、中国科学社、中华学艺社、中国道路建设协会等民间社团纷纷集会、发表宣言，以谋取英国退还庚款之使用权。

有鉴于此，1926 年初，英国政府决定由庚款咨询委员会会长威林顿率考察团来华调查研究庚款用途与管理办法，成员包括英国内政部工厂安全视察女委员长安特逊、牛津大学教授苏德赫、中国北京大学教授胡适、中国地质调查所所长丁文江和中东铁路督办王景春。胡适（1891—1962），1910 年赴美留学，获哲学博士学位。1917 年归国后任北大教授，是新文化运动的风云人物。丁文江（1887—1936），曾留学日本与英国，是中国地质事业的主要奠基者之一，他领导的中国地质调查所成绩卓著，享誉世界。王景春（1882—1956），早年在美国驻北京公使馆任翻译，1904 年赴美国参加在圣路易斯举办的国际博览会，后去卫斯里安大学、耶鲁大学、伊利诺伊大学主修市政工程和铁路管理。北洋政府时期，曾相继出任京汉铁路副总经理、交通部总监、华东铁路总经理及中东铁路督办等职。他们三人分别代表中国教育界、科学界和工商界。由于来华考察团的人数（6 人）超过了咨询委员会（11 人）的半数，考察结果无疑对咨询委员会最终提交的报告具有举足轻重的作用。因此，当时中国各方势力（包括英国在华教会机构及商会）均希望对考察团施加积极影响，尤其是争取三位中国委员支持。

对于英国退还庚款和考察团来华一事，中华医学会高度重视。1926 年 2 月 16 日至 22 日在上海举行的第六次大会决议成立由第六届执行委员和历任会长组成的"促进中国公众卫生委员会"，具体人员为颜福庆、伍连德、俞凤宾、

① 王树槐. 庚子赔款 [C] //"中央研究院" 近代史研究所专刊：31. 台北：台湾 "中央研究院" 近代史研究所，2011：446 - 447.

刁信德、牛惠霖、刘瑞恒、肖智吉、高镜朗、张道中等。① 会后，中华医学会诸公迅速采取行动，一方面借助沪上中外媒体造势，另一方面则是谋求与威林顿等人面谈。然而，威林顿在上海时，"本会委员屡次请谒，皆以时间匆促不获要领"。因此，上海方面特致函北京方面的刘瑞恒会长，希望他能相机晋谒赴京的威林顿。②

同年 2 月 26 日，刘瑞恒在北京试办公共卫生事务所召集议事会，决定由中华医学会与中华民国医药学会共同组成"分拨英国庚款办理公共卫生促进会"，委员共计 10 人，分别是中华医学会的刘瑞恒、伍连德、李清茂、施赞元、陈祀邦；中华民国医药学会的侯希民、全绍清、严智钟、姜文熙、方擎（石珊）。会议推定全绍清为委员长，陈祀邦为英文秘书，方石珊为中文秘书。为争取考察团成员的支持，这份名单可谓下足了功夫。一方面，除姜文熙外，其他人都曾在海外学医，且大多数人是当时国内公共卫生方面的专家，并在北洋政府卫生机构中担任过要职。另一方面，他们大多与胡适、丁文江和王景春有较好的私谊，例如：施赞元与胡适同为第二届庚款留美学生；侯希民与丁文江曾同期在日本留学；伍连德、全绍清与王景春是老朋友。此外，促进会全力争取北洋政府的支持，除致函和造访内务部、外交部要员外，特聘请卫生司司长、警厅卫生处处长等人为促进会顾问。

3 月 3 日至 4 月 20 日，分拨英国庚款办理公共卫生促进会相继召开四次议事会，就相关事宜的进展情况进行汇报与讨论，并决定下一步该采取之行动。从相关记录看，促进会主要开展了下列几项工作：

其一，借助北京与天津两地的中外报刊介绍促进会之成立及工作进展情况，以引起社会广泛关注。

其二，分头与威林顿、丁文江、王景春接洽，使庚款咨询委员会了解促进会的打算与具体要求。

其三，分别致函内务部、外交部、中国驻英使馆、英国驻华使馆等政府部门，请求声援和帮助。

其四，致函国内公共卫生学方面的专家学者，广泛征求他们对利用庚款开展公共卫生的具体意见，以制定促进会的具体办法草案。

其五，争取博医会尤其是在华英国医学传教士的支持。

其六，由刘瑞恒及侯希民起草促进会有关分拨英国庚款办理公共卫生的具

---

① 中华医学会第六届大会记录 [J]. 中华医学杂志，1926（2）：178 – 198.
② 中华医学会执行委员会议记略 [J]. 中华医学杂志，1926（2）：200 – 201.

体办法草案，再由伍连德审查、修正后送考察团。[①]

为打动英方委员，促进会在提交考察团的具体办法草案中，明确提出了为期六年的公共卫生项目规划以及实施路径。根据规划，第一年为筹备期，重点建立一个集卫生行政与技术为一体的中央卫生机构，负责管理、监督卫生项目的开展。后五年为项目的扩展期，大致可划分为四个阶段：首先，实施大都市的公共卫生工作；其次，进行各省会城市的公共卫生工作；再次，在各省卫生行政基础上构建国家卫生行政体系；最后，建立乡村公共卫生体系。[②]

经过三个月的在华实地考察，威林顿等人提交了一份详细的调查报告。1926年10月，英国庚款咨询委员会召开了三次会议（胡适与王景春参加），最终对《中国赔款法案》做出了实质性修改，建议如下：

其一，解散咨询委员会，另组成一个基金委员会，设置于中国，其下设分组委员会。基金会由11人组成，中国6人，英国5人，初由中国政府任命，但必得英国政府之同意，以后由委员会推选，任期三年，可连选连任，主席中英均可担任，由委员会推举。

其二，庚款基金中每年支15万~35万英镑作补助之用，余款作为基金，共350万或500万英镑，作为生利之用。

其三，庚款用途之补助方面：农业方面占30%；科学研究占23%；医务与公共卫生占17%；教育事业占30%。[③]

上述建议不仅明确了中国对退还庚款的主权，而且对其具体用途及比例作了明确的界定。从科学研究与教育事业所占比例看，胡适和丁文江可谓不辱使命。但医学与公共卫生能够单列并且占总补助费的17%，可谓非凡的成绩。但随后不久，广州国民革命军开始北伐，北洋政府退出历史舞台，该计划未能付诸实施。但超越功利，分拨英国庚款办理公共卫生促进会所开展的活动却有着深远的影响。

首先，由于促进会的努力与中外媒体的大力渲染，公共卫生理念在国家政府与民间社会得以强化。晚清以来，尽管西医疾病观和外科诊疗技术逐渐获得中国精英阶层与大众认同，但中国传统卫生观的转变则显得十分迟缓。因此，

---

① 本会庚款委员会报告［J］. 中华医学杂志，1926（4）：424-428.

② Memorandum on the need for a public health organization in China, presented to the British boxer indemnity commission［G］//Peking. Association for the advancement of public health in China, 1926.

③ 王树槐. 庚子赔款［C］//"中央研究院"近代史研究所专刊：31. 台北：台湾"中央研究院"近代史研究所，2011：453-454.

民国初年产生的西医社团，大多高举公共卫生大旗，以期获得国家政府与社会支持。在说服北洋政府要员和英庚款咨询委员会来华考察团的过程中，促进会对公共卫生与国家现代化的相关性做了系统的阐述，并借助中外媒体造势。就事而论，胡适、丁文江和王景春并非医学界人士，而且各自代表不同利益集团。以他们的学识与品性，当初能够接纳促进会的具体办法草案，并促成医学和公共卫生事业在庚款分配中单列，多半是基于对公共卫生理念的认知与赞同。促进会倡导的公共卫生理念，也为此后南京国民政府将公共卫生视为国家政府的基本职能奠定了理论基础。

其次，促进会广泛征求国内外公共卫生专家的意见，精心设计了一个切合中国国情的公共卫生项目规划。促进会的精英们充分认识到，与西方国家相比，中国幅员辽阔、公共卫生资源极为匮乏，而且主要集中于东部沿海大城市。因此，要在中国建立一个全国性的公共卫生体系，只能选择自上而下、从城市到乡村的路径。其中，中央卫生行政机构的建立至关重要。这一规划的要旨是基于中国的卫生资源现状，循序渐进地构建一个全国性的公共卫生体系。它虽然未能获得英国退还庚款的支持，却对南京国民政府成立后的卫生行政、服务体制的建立产生了直接影响。有学者认为，1931 年南京国民政府卫生部与国际联盟卫生组织提出的国家卫生服务体制建设三年规划，其蓝本源于促进会分拨英国庚款办理公共卫生的具体办法草案。[①]

最后，也是最为重要的一点，通过与国家政府和社会的互动，中华医学会及中华民国医药学会充分展现了民间西医社团的力量。虽然当时西医人才数量远不能和中医相提并论，但伍连德、颜福庆、刘瑞恒、全绍清等精英人物的远见卓识和深厚的社会网络关系，却使他们具有巨大的能量，从而对国家医疗卫生体制的构建施加积极影响。1928 年南京国民政府卫生部成立后，"西医在朝、中医在野"的格局基本形成，并一直持续至今。究其根本，西医界以公共卫生为切入点，促成了医学知识与政治权力的"联姻"，从而获得了整个医界的话语权。这为刘瑞恒、伍连德、颜福庆等西医界的精英人物入主国家卫生部、国家卫生委员会铺平了道路。

---

① YIP K C. Health and national reconstruction in nationalist China ［M］. Ann Arbor：University of Michigan Press，2002：24.

第四章　黄金十年

　　从南京国民政府成立到抗日战争全面爆发，是民国时期社会较为安定的十年。1928 年 10 月，国民政府卫生部应运而生，刘瑞恒、伍连德、颜福庆等中华医学会的精英人物相继成为国家卫生行政和服务机构的主要领导者，从而奠定了"西医在朝、中医在野"的基本格局。这为学会的生存与发展创造了良好的外部环境条件，促进了学会与国家政府之间的良性互动。1931 年 8 月，中华医学会建成第一处正式会所，有了较为稳固的根基。次年 4 月，中华医学会与博医会正式合并，成为最具影响力的民间西医社团以及国家政府整合民间社会医学资源的一条无形纽带。为适应学会事业快速发展的需要，中华医学会不断完善其组织结构，相继建立了一系列专门委员会与专科学会，并逐渐形成了一支职业化的管理团队，极大地促进了学会各项事业的发展。与此同时，它对国家卫生决策和医学模式的选择与构建产生了积极影响。

一、问鼎卫生部

　　北洋政府成立后，孙中山领导的国民党一直致力于推翻其统治。1924 年，孙中山在苏联支持下改组国民党，创建了一支以黄埔军校学生为主力的国民革命军，具备了夺取政权的军事实力。1925 年 7 月 1 日，广州国民政府成立。1926 年 7 月，国民革命军挥师北伐，一路势如破竹，相继占领和控制了长沙、武汉、南昌、南京、杭州、上海等长江中下游地区。1927 年元旦，国民政府正式以武汉为首都行使职权。

　　国内政局的激烈变化，使西医界的精英们把未来国家医疗卫生事业发展的希望寄托在国民党领导的新政权上。他们纷纷在报刊发表言论声援北伐，并通过不同渠道与南方政界要人接触，以期实现多年夙愿。1926 年 11 月 29 日，时任北京协和医学院公共卫生系主任兰安生致信长沙湘雅医学专门学校校长颜福庆，希望他抓住这千载难逢的机会，促使武汉国民政府的卫生行政走上正轨。兰安生（John B. Grant，1890—1962）出生于中国宁波，其父兰雅谷（James S. Grant，1861—1927）1889 年毕业于密歇根大学医学院，受美国浸礼会指派到宁波行医传教，曾任宁波华美医院院长。兰安生童年在中国度过，1906 年回加拿大读高中，1913 年依照父亲愿望进入密歇根大学医学院，毕业后进入洛克菲勒基金会国际卫生部，1920 年在霍普金斯大学医学院获公共卫生学硕士学位。1921 年，他受洛克菲勒基金会指派到北京协和医学院担任公共卫生学教授及首任系主任，同时兼任洛克菲勒基金会国际卫生部驻远东代表。

1925 年，兰安生在时任协和医学院院长胡恒德支持下，与当时管理北京卫生事业的京师警察厅协商，在东城区创办卫生示范区，命名为"京师警察厅试办公共卫生事务所"（后更名为"北平市卫生局第一卫生事务所"）。兰安生创造性地在卫生示范区内建立了一个三级医疗保健网络：基层为包括学校、工厂等在内的地段保健；中层为卫生事务所提供的各种基本医疗保健与门诊；上层为协和医院等合作医院。这种融预防、医疗、保健、康复、健康教育等服务于一体，通过合理利用社区资源与适宜技术，以满足人们基本医疗卫生需求的城市社区公共卫生服务方式，被称为"兰安生模式"，为当时中国以至国外其他城市仿效。[①] 兰安生的背景及其在城市公共卫生领域的卓绝贡献，使他成为当时中国社会炙手可热的人物。

1917 年，颜福庆主管的湘雅医学专门学校曾与洛克菲勒基金会国际卫生部合作，在当时中国最大煤矿——江西萍乡安源煤矿开展钩虫防治实验，因而与兰安生相识，彼此引为知己。在兰安生看来，以颜福庆的家世背景以及领导才能，较为适合担任国家卫生行政管理者的角色。据说，兰安生此举一定程度上也代表了洛克菲勒基金会国际卫生部的意旨。但此时湘雅医学专门学校正处于大革命的风口浪尖。北伐大军进入湖南境内、占领长沙后，唤醒了湖南工农大众的民族自主意识，掀起了空前的反帝浪潮。在此过程中，部分过激民众不问青红皂白围攻教会学校与医疗机构、驱逐传教士及其他外国人。严峻的局势使胡美、颜福庆等人不得不暂时关闭湘雅医学专门学校及湘雅医院，于 1926 年 12 月 15 日仓促逃离长沙。胡美取道汉口回美国，受聘纽约医学研究院执行副院长。颜福庆一家老小滞留汉口同仁医院，暂住妹夫舒厚仁医生家中。

茫然之中，兰安生的来信点燃了颜福庆的梦想。于是，他和舒厚仁等人频繁与武汉国民政府中的要人接触，试探建立中央卫生部的可能性。12 月 26 日，颜福庆在回复兰安生的信中写道："我已同宋子文、孙科面谈设立中央卫生部一事。他们都认为，虽然现在设立卫生部的时机还不成熟，但希望我来筹

---

① 有关兰安生的生平与主要业绩，请参见：索尔·本尼森. 兰安生自传 [J]. 张大庆，译. 中国科技史杂志，2013，34（4）：502-517.

备卫生部。……为此，我们希望你到汉口来，请用电报告诉我你离开北京的确切时间，来得越早越好。请带上筹建中央卫生部和地方卫生处的所有相关书籍，例如：有关英国和法国中央卫生机构的著作、上海吴淞区卫生机构的组织大纲、北京第一卫生事务所的组织大纲，以及你最近提交英国庚款委员会的册子等。"① 颜福庆清楚，兰安生的背景与身份可以增添成功的砝码。虽然当时兰安生正忙于照顾病危的父亲，但仍欣然应邀到了汉口。

次年 2 月 24 日，颜福庆在致胡美的一封信中道出了自己积极参与筹建卫生部的真实动机："现在，我应南方政府之请起草一份建立卫生部的草案。如果卫生部真建立起来，政府要我担任首任部长，我会接受。你知道，我接受职务只是为了达到另外一个目的，因为在卫生部部长职务内，我可以处在更加有利的位置，同时关照长沙的医学院和上海的医学院。这个消息务请保密。"②

颜福庆与兰安生几经讨论，以欧美国家卫生行政机构为范例起草了建立中央卫生部之草案——《国民政府应设中央卫生部之建议》。他在文中列数了欧美国家卫生行政的优越性和中国卫生行政之弱点，对于建立中央卫生部的重要性与紧迫性作了如是阐述：

> 诚以一国贫民之增多及其生产力之减弱，最大原因由疾病及不幸之夭亡所致。其次，一国国力之厚薄，纯视其国民之强弱为标准，若多软弱无用及发育不全之国民，必无强国之希望。再次，如中央无卫生行政机关，全国卫生设施不全，安能施行适当之防疫政策；海关检疫所亦附（付）缺（阙）如，吾国在国际之地位行将降低，而于国际贸易大受影响。综上诸端，足征（证）卫生关系民族之强弱，民生之裕绌，国权之隆替，其重且大。……中央卫生部之产生，其目的在于免除一切职权之抵触，而谋行政上之敏捷与统一。且同时应负卫生立法与司法之职责。各地卫生处若能各司专责，则彼此推诿之弊立可免除。若复有中央卫生部，施以相当之指导与监督，其成绩自易完美。③

此外，颜福庆还对中央卫生部组成的基本原则、具体功能、近期发展规划等作了详细的说明，并初步拟定了卫生部经费预算书、卫生部编制表与卫生行

---

① 转引自：钱益民，颜志渊. 颜福庆传 [M]. 上海：复旦大学出版社，2007：90.
② 转引自：钱益民，颜志渊. 颜福庆传 [M]. 上海：复旦大学出版社，2007：92.
③ 颜福庆. 国民政府应设中央卫生部之建议 [J]. 中华医学杂志，1927（4）：229-241.

政机关系统表。

但中国政局波谲云诡，远非颜福庆能想象。1927 年 3 月 13 日，国民党第二届中央执行委员会第三次全体会议在武汉召开，宋庆龄正式提议中央设立卫生部，管理全国卫生行政事宜，孙科、宋子文等人随即附议，大会表决一致通过。次日举行的执行委员会第一次会议，通过了"刘瑞恒为卫生部部长"的决定。① 在 3 月 22 日致胡美信中，颜福庆的无奈与失望跃然纸上："最近与卫生官员的接触，令我顿生厌恶。他们以损失国家和公共利益为代价，来公报私仇……我被你上次提到的那个人有意边缘化了，刘瑞恒正好被草率通过，只有他一个提名……"②

刘瑞恒时任北京协和医院院长与中华医学会会长，以他的声望和背景的确是武汉政府卫生部长的合适人选之一。3 月 24 日，刘瑞恒南下汉口，临行前他写信向美国中华医学基金会驻华代表顾林告假："有关我本周将离京赴汉口而不得不延长假期一事，想必胡恒德院长已告知你。希望你理解此举绝非出于我个人的私利，中国的公共卫生事业和协和医学院的未来发展，使我做出这样的选择。如果我能对这两者都有所帮助的话，那就不虚此行。"③

显而易见，无论是颜福庆还是刘瑞恒都十分珍惜大变局中的机会。他们主动靠近南方国民政府，积极参与筹建卫生部，除了国家利益与个人前途外，一定程度上也想为中华医学会、北京协和医学院、湘雅医学专门学校寻求靠山或者资源。然而，政局再起波澜。1927 年 4 月，蒋介石等人在南京另组国民政府与武汉国民政府相抗衡。随之而来的宁汉纷争，使武汉国民政府的组织建设陷入停顿，卫生部自然名存实亡。无奈之下，刘瑞恒只好回北京继续做协和医院院长；颜福庆则受顾林之邀北上，暂时担任协和医学院副院长一职。一年后，颜福庆南下上海筹建国立第四中山大学医学院（上海医学院前身）。

经过一番明争暗斗，1927 年 9 月，南京国民政府与武汉国民政府合并，史称宁汉合流。1928 年 8 月，国民党二届五中全会宣布国家进入训政时期，同年 10 月，新改组的南京国民政府正式成立，并获国际社会承认。南京国民政府以行政院、立法院、司法院、考试院、监察院为基本构架，五院院长谭延闿、胡汉民、王宠惠、戴季陶和于右任都是德高望重的老资格国民党党员。五

---

① 卢艳香. 中国国民党中政会研究：1924—1937 [M]. 北京：社会科学文献出版社，2016：253.

② 转引自：钱益民，颜志渊. 颜福庆传 [M]. 上海：复旦大学出版社，2007：93.

③ 刘似锦. 刘瑞恒博士与中国医药及卫生事业 [M]. 台北：台湾商务印书馆，1989：327.

院之上设国务会议，由以上 5 人及其他 12 人，即蒋介石、冯玉祥、孙科、陈果夫、阎锡山、李宗仁、李济深、何应钦、张学良、林森、杨树庄和张继组成，蒋介石被推举为主席。

由于南京国民政府很大程度上是蒋介石、汪精卫、冯玉祥、阎锡山、李宗仁等各方政治势力的大拼盘，因此，在行政院组阁过程中，其下属各部人员安排自然要平衡各方利益。最初，冯玉祥派系把持军政部与内政部，这引起了阎锡山派系的强烈不满。在被迫将内政部让给阎锡山派系后，作为补偿，冯玉祥派系的薛笃弼获准筹建卫生部。薛笃弼（1890—1973），山西运城人，山西法政学校毕业。早年参加同盟会，曾任北洋政府司法部次长、国务院代秘书长、内务部次长、北京市市长。1927 年后，任南京国民政府卫生部部长，以及水利委员会委员长、水利部部长。薛笃弼在北京任职期间，曾大力支持刘瑞恒、兰安生等人创办公共卫生示范区，加之冯玉祥夫人李德全曾在北京协和医院社会服务部工作。因此，薛笃弼特别希望北京协和医学院方面能支持他筹建卫生部。

据兰安生的回忆，他接到薛笃弼电报后立即造访了李德全，希望她向冯玉祥进言，举荐刘瑞恒为卫生部次长。[1] 当时，刘瑞恒正穿越西伯利亚前往欧洲度假，接到兰安生等人电报后迅速回到北京。1928 年 11 月 5 日，刘瑞恒在致顾林的亲笔信中写道："南京政府已指令我担任新成立的卫生部次长一职，虽然我本人极不愿意离开协和医学院，但义不容辞。由于此事仍有变数，现在我还不打算辞去协和医学院的职务。在局势明朗前，请容许我临时告假。"[2]

毫无疑问，去年在武汉筹组卫生部的不愉快经历，让刘瑞恒心有余悸，想给自己留条后路。事实证明刘瑞恒并非多虑，他到南京后获知卫生部下属的医政、保健、防疫、统计和总务五个司的负责人早已内定，而且均非医学界中人士。这令刘瑞恒极为不满，甚至一度萌生退意。后经宋子文、孔祥熙等人的周旋，刘瑞恒及其引荐的严智钟、金宝善、蔡鸿等控制了卫生部的实权。一年后，刘瑞恒如愿接替薛笃弼出任卫生部部长。

洛克菲勒基金会在华事业的进一步扩展无疑需要中国政府的支持与合作，因此，其对中国政局的变动异常敏感，乐见刘瑞恒入主南京国民政府卫生部。鲍尔斯认为，对北京协和医学院来说，刘瑞恒到南京政府卫生部任职算是一种

---

① 刘似锦. 刘瑞恒博士与中国医药及卫生事业 [M]. 台北：台湾商务印书馆，1989：208-212.
② 刘似锦. 刘瑞恒博士与中国医药及卫生事业 [M]. 台北：台湾商务印书馆，1989：348.

双赢，因为从此在政府高层有了友好和理解的声音。① 1929 年，南京政府教育部颁布规定，在中国注册的高等教育机构必须由中国人担任院长、校长职务，而且董事会的大部分成员必须是中国人。此时刘瑞恒已离开协和医学院，但协和医学院董事会仍然聘请其担任院长一职至 1938 年。虽然刘瑞恒不可能过问协和医学院的具体事务，但他对协和医学院的关照也是少不了的。投桃报李，在刘瑞恒主持卫生部（署）工作期间，兰安生成为了卫生部的高级顾问。

从当时的国际关系看，新生的南京国民政府已同苏联分道扬镳，与一度支持北洋政府的日本更是势如水火，迫切希望获得欧美国家和国际联盟支持。因此，在行政院组阁过程中，具有欧美留学背景者自然成为香饽饽。纵观南京国民政府时期，无论政界、教育界或是科学界，欧美留学生声势显赫，这与留日学生在北洋政府中担任要职形成鲜明对比。刘瑞恒曾留学美国，与北京协和医学院、洛克菲勒基金会、中华医学会和博医会有千丝万缕联系。因此，他能够入阁，也是偶然中的必然。南京国民政府时期，政界要员变动极为频繁，刘瑞恒虽非国民党党员，却稳居卫生部（署）长一职近十年。1937 年抗日战争全面爆发后，他相继担任后方军事委员会勤务部部长、香港协和药品有限公司总经理、中国驻美国华盛顿物资采购团医药组代表等要职。抗战胜利后，任行政院善后救济署卫生委员会主任。这除了刘瑞恒自身非凡的行政能力和政治谋略外，与宋美龄、宋子文兄妹和孔祥熙等人力挺不无关系。刘瑞恒早年在美国哈佛大学留学期间与宋氏兄妹结缘，一生都与蒋、宋家族保持亲密关系，尤其受宋子文器重，这无疑是他后来跟随蒋、宋到台湾的重要原因之一。

事实上，除刘瑞恒、颜福庆外，时任东北防疫处处长的伍连德也曾是南京国民政府极力笼络的重量级人物。南京国民政府成立后，伍连德以其巨大的影响力四处游说，积极推动最高当局建立统一的卫生行政管理体系。在《对国民政府卫生前途之希望》一文中，伍连德为南京国民政府在卫生事业方面的当务之急开了一个清单：①在南京设立中央医务处，编制编辑法律条文，以管辖医业事宜；②每省都会至少设医校一处，其程度应与世界医校相等；③在南京再设一中央卫生行政总处，从事实际、积极服务；④设置国立海港检疫处；⑤宜由大城市卫生总处，设法奖励城镇卫生事业；⑥奖励医药卫生之研究；⑦根据科学方法，研究土产药物，借以发明良药正确之作用。②

① 约翰·齐默尔曼·鲍尔斯. 中国宫殿里的西方医学 [M]. 蒋育红, 等译. 北京：中国协和医科大学出版社，2014：87.
② 伍连德. 对国民政府医学前途之希望 [J]. 中华医学杂志，1928 (4)：305－309.

据伍连德回忆，在刘瑞恒出任卫生部次长之后，蒋介石曾发公文委任伍为军政部军医署署长，负责组建全军的医务工作，并致力于进行必要的改革。时任军政部部长冯玉祥也力劝伍连德就任，并保证提供充足经费。但伍连德权衡利弊后，婉拒了蒋介石的任命。[①] 虽然当时伍连德服务中国政府已近20年，但从严格意义上说，他是英籍华人（伍氏出生地马来亚槟榔屿为英属海峡殖民地，伍在华期间一直保有英国护照），对中国官场复杂的人事关系历来心存畏惧，更愿意从事纯技术性的工作。此后，伍连德负责筹建全国海港检疫处，并担任首任处长。伍连德的英籍华人身份是抗日战争全面爆发后他回归马来亚的重要原因之一，或许，这也是1948年他未能参选首届中央研究院院士的重要因素。

1928年12月1日，南京国民政府颁布《全国卫生行政系统大纲》。据此，国家卫生部由咨询委员会、行政司、特种科室和原则上由卫生部管辖的卫生机构四大部分组成。其中，咨询委员会包括中央卫生委员会与国际卫生顾问委员会。中央卫生委员会属卫生设计、审议机构，主要职责是商议国家重大卫生事务、制定卫生发展规划与方针。按《国民政府卫生部中央卫生委员会组织条例》，该机构设委员13~17人，由卫生部负责聘请社会上富有卫生学识、药学经验的精英充任，卫生部部长、次长、技监及中央卫生实验所所长为当然委员。此外，该机构还设秘书1人、事务主任1人和事务员2~4人。中央卫生委员会首届部聘委员为：中央执行委员褚民谊、国立第四中山大学医学院院长颜福庆、东三省防疫总处处长伍连德、北平协和医学院生理系主任教授林可胜、北平首善医院院长方石珊、铁道部技正胡宣明、陆军军医学校校长杨默、上海市卫生局局长胡鸿基、南京市卫生局局长胡定安、北平市卫生局局长黄子方、天津市卫生局局长全绍清、广州市卫生局局长何炽昌，以及著名西医师余云岫、俞凤宾、牛惠生、宋梧生、周君常共计17人；当然委员为：卫生部部长薛笃弼、次长刘瑞恒和胡毓威、技监陈方之共计4人。除薛笃弼、胡毓威外清一色西医出身，而且大多曾留学欧美。尤其值得一提的是，颜福庆、伍连德、俞凤宾、刘瑞恒、林可胜是中华医学会的前几任会长，牛惠生、全绍清、胡宣明、黄子方等人也多是中华医学会的重要成员。

国际卫生顾问委员会由国际著名卫生专家组成，其职责是为中国政府的重大卫生政策提供咨询。首批聘任的专家为国际联盟卫生组织负责人拉西曼、洛克菲勒基金会国际卫生部的赫斯和英国公共卫生官员雷斯霍姆三人，这一人事安排，从一个侧面反映了国际联盟卫生组织和洛克菲勒基金会在民国时期中国

① 伍连德. 鼠疫斗士：伍连德自述 [M]. 长沙：湖南教育出版社，2012：414-415.

卫生体制化中扮演的重要角色。国际联盟卫生组织由顾问委员会与卫生委员会构成，其主要目标是解决国际的各种卫生疑难问题，推动各国卫生行政当局的合作，派遣技术团体指导和促进各国公共卫生事业的发展。此后，中国卫生部与国际联盟卫生组织开展了广泛的合作，刘瑞恒曾任国际联盟卫生委员会副主席，伍连德、黄子方、林可胜、严智钟、褚民谊等人也曾相继任国际联盟卫生组织各专门委员会委员。

直属卫生部的五个行政司分别为总务司、医政司、保健司、防疫司与统计司，它们的主要功能包括对地方卫生行政的管理、健康教育、卫生监督、传染病预防与检疫等，工作重点主要集中在公共卫生服务领域。卫生部建立之初，就明确其四大基本任务为：制定卫生行政管理法规、培训卫生人力资源、建立有效防疫体系和控制传染性疾病。特种科室包括秘书室、参事室、技术室与编译室，主要功能是为各行政司提供技术服务，编辑出版医学报刊、书籍等。此外，尔后相继成立的各省卫生处、各特别市卫生局、中央卫生实验处、中央防疫处、中央医院、全国海港检疫管理总处等，原则上均归卫生部直接管辖。虽然南京国民政府时期中央卫生行政机构的规模与隶属关系多次变更，但始终以卫生部（署）和中央卫生实验处（院）为核心，国民政府也相继颁布了一系列卫生法规，明确了中央与各级地方政府在卫生工作方面应尽的职责。

历史地看，刘瑞恒、伍连德、颜福庆、金宝善、陈方之等西医精英入主中央卫生行政机构，实现了西医知识与政治权力的联姻，使西医获得了中国医学界的绝对话语权。导致这一格局的原因虽然错综复杂，但根本在于西医的医疗卫生体制与中国近现代社会的管理体制相匹配，从而被纳入国家政府的管理系统。相反，传统中医因在中央卫生行政机构中缺乏代言人而逐渐边缘化，甚至一度有被取缔之危机。其直接的后果，乃是"西医在朝、中医在野"格局的基本形成，并一直延续至今。对中华医学会而言，刘瑞恒、伍连德、颜福庆等精英人物的登堂入室，自然为学会自身在南京国民政府时期的生存和发展营造了良好的外部环境条件。在与南京国民政府卫生部的良性互动中，中华医学会超越中华民国医药学会，奠定了它在民间医学社团中的盟主地位。可以说，南京国民政府时期，中华医学会成为国民政府卫生事业发展倚重的主要民间医学力量，也是政府联系和整合民间医学资源的中介或纽带。例如，正是借助这一中介与纽带，南京国民政府实现了对教会医疗资源的整合与利用，这成为不久后中华医学会与博医会合并的背景。

二、中西合璧

1915 年，中国并存中华医学会、中华民国医药学会和博医会三大全国性西医社团。从学会宗旨看，它们均以"推动医学科学在中国的发展"为己任；从所开展的诸如办医刊、翻译书籍、审查医学名词、创办西医学校、普及卫生常识等具体医学事业看，三者也是大同小异。如果硬要说它们之间有什么区别的话，那就是各自会员主体的国别与派别有所差异。博医会会员以欧美医学传教士及在华外籍医生为主体；中华医学会以欧美医学留学生及国内教会医学院校毕业生为主体；中华民国医药学会则以日本医学留学生及国内仿效日本模式建立的西医院校毕业生为主体。事实上，当时中国的西医资源极为有限，受过医学科学专门训练的人才也就两千人左右。三大西医社团并存的格局，压缩了每一个团体的生存、发展空间，不利于中国医疗卫生事业的整体发展。因此，随着它们之间的相互合作与竞争，三者合流是历史大趋势。但实际整合过程可谓一波三折，充满戏剧性。

北洋政府时期，中华医学会与中华民国医药学会的发展各有千秋，整体上都取得了显著的进步。中华医学会总部位于上海，而且东南沿海一带的广东、福建、浙江和东部沿海的江苏、山东也是中国近代社会经济和西医事业相对较为发达的地区，加之它能够利用教会医疗机构的资源，因此财政状况较好。在伍连德与颜福庆等人的领导下，中华医学会精诚团结、韬光养晦，在积极参与医学名词审查、城市公共卫生教育等活动的同时，不断完善规章制度、加强自身组织建设。它建立了以会长为核心的职员制度，相继设置了编辑部、会员部、医学名词部、公众卫生部、医学研究部、翻译部等职能部门负责开展日常工作；在上海、广州、北京、南京举办了 7 次大会；在广东、上海、北京、南京、香港、湖南、汉口等地建立了近 10 个分会。短短十几年，队伍逐渐发展壮大，各项事业均有极大起色。中华医学会成立的当年（1915 年），会员只有36 人，最初几年增长极为缓慢，1920 年仅为 165 人。但进入 20 世纪 20 年代后，其会员增长极为迅速，1931 年（与博医会合并前）已达 794 人。尤其值得一提的是，中华医学会中英文并列出版发行的会刊《中华医学杂志》，已成为这一时期国内医学交流的主要平台。

同期，总部设在北京的中华民国医药学会也在汤尔和、侯希民、严智钟等人的领导下砥砺前行。该会设正、副会长各 1 人，会长总理全会事务，副会长协理；医学部、药学部主干各 1 人，负责管理与该部相关的调查、研究及报告的事件；理事部主干 1 人，负责编辑财务报告、发行会刊；评议员 14 人（后增为 16 人），统筹全会事务。由于中华民国医药学会的会员以日本归国的医药留学生为主体，加之北洋政府时期政界、教育界的官员也多有留学日本的背景，因此，它与北洋政府及日本医界的互动较之中华医学会更为密切，但与博医会及教会医疗机构较少往来。中华民国医药学会与中华医学会是全程参与科学（医学）名词统一与审查工作的两大本土科学社团，就事而论，它在这方面的贡献比中华医学会更为突出。尤其值得一提的是，中华民国医药学会是率先对国产药物进行科学研究的本土医学社团之一，而且取得了不俗的成果。1929 年中华民国医药学会总部南迁上海前，共举行年会 11 次（每年一次），会员近 600 人。但与中华医学会相比，中华民国医药学会的组织结构较为松散，凝聚力不足，经济状况也差强人意。以其会刊《中华民国医药学会会报》为例，1917 年问世，但仅出了两期便夭折，直至 1931 年，该会才推出《新医药》以代会刊，但时断时续，也仅仅出版了 5 卷 45 期。可以说，缺乏必要的人力和物力维持一份像样的会刊，是中华民国医药学会的一个短板。

然而，在中国两大本土医学社团迅速崛起的同时，博医会的发展却遇到了双重阻力。一方面，第一次世界大战导致的经济衰退，使英国、法国、德国等国家的宗教团体纷纷削减海外传教事业的投入。进入 20 世纪 20 年代后，除美国外，欧美其他国家对在华教会医疗机构的财政支持力度大幅度下降，这直接影响了博医会各项事业的扩展。另一方面，英国、法国、德国等殖民强国综合国力的衰弱，间接促了亚、非、拉国家的民族独立与解放运动。"五四"运动后，中国的民族主义高涨，知识精英与青年学生开展了反基督教运动。胡适在《今日教会教育的难关》一文中指出，基督教在华教育面临三种新的困难：首先是中国新民族主义精神增强导致恢复教育主权运动；其次是青年知识分子的"新认识的理性主义"向基督教信条本身提出挑战，要求"拿证据来"；最后是教会教育事业充满内在弱点，它主要由宗教而非学术方面的人员创办。[①]从 1925 年起，国内掀起收回教育主权、医疗主权的运动，教会学校与医疗机构的行政管理人员随之本土化，例如，刘瑞恒成为北京协和医学院的首任华人院长。1928 年，南京国民政府正式颁布法令，规定教会学校必须在中国教育部立案注册，学校董事会成员中国人须占半数以上，并由中国籍人士担任校长。

博医会会员主要来自教会医疗、教育机构，自然不可能置身事外。由于教

---

① 费正清，费维恺. 剑桥中华民国史：1912—1949：下卷 [M]. 北京：中国社会科学出版社，2007：377.

会医院和医学院校的行政管理权陆续转移到中国人手中，加之部分教会医疗机构关闭，博医会下属的医学教育委员会、医院行政管理委员会和医院技术标准委员会的工作几乎陷入停顿。面对新形势，博医会主动求变，1925 年在香港举行的第十次大会决议将英文名称"The China Medical Missionary Association"中的"Missionary"一词删除，只在学会下设医学传教委员会继续负责相关事务。与此相适应，博医会一度封闭的大门终于向教外人士敞开：无论是否服务于教会团体，凡毕业于正规医学院校的任何国籍的医生均可成为博医会会员。① 1928 年，胡惠德②成为博医会首任华人会长，也是博医会最后一任会长。这一变化开启了博医会向纯粹医学社团转变之门，的确吸引了不少中国医生加入该会。相关统计表明，1915 年博医会已有近 500 名会员，但此后十多年增长极为缓慢，截至 1929 年只有 649 人，而且其中 93 人为中国医生。这从一个侧面说明，当时在华医学传教士及外籍医生基本已入会，要继续扩大规模、保持至尊地位，唯一途径就是吸收大量中国医生入会。姑且不论这是否现实，它会导致两大新问题：其一，随着会内中国医生比例的增大甚至占优，他们必然要求主导学会的发展；其二，如果博医会最终由中国医生主导，其性质便与中华医学会趋同，单独存在的意义也就不大。博医会的性质和功能，注定它在中国近代医学发展过程中扮演的只是一个过渡性角色，迟早会退出历史舞台，问题只是退出的时机与方式而已。

中华医学会与中华民国医药学会成立之初，两大阵营之间确有隔阂，但它们在医学名词审查、禁烟、争取英国庚款用于公共卫生等方面曾有成功合作，也是反对中医的同盟军。应该说，在处理协调两会关系方面，中华医学会的伍连德、颜福庆、俞凤宾等人十分大度，伍连德甚至曾力荐汤尔和任中华医学会会长。事实上，北洋政府时期，两会都有不少跨会会员，其中不乏俞凤宾、全绍清、金宝善、朱恒璧、余云岫、方石珊等知名人物，这无疑为两会的合并创造了必要条件。1928 年初，中华医学会第七次大会在北平召开，中华民国医药学会的重要人物汤尔和、侯希民、严智钟及在京的一些会员都参加了会议，

---

① 王吉民，伍连德. 中国医史 = History of Chinese medicine［M］. 上海：上海辞书出版社，2009：674.

② 胡惠德祖籍广东鹤山，1888 年生于香港，1913 年毕业于英国伦敦大学医学院，后获美国洛克菲勒奖学金赴美留学，先后在纽约产科医院、霍普金斯大学医院及美奥医院学习。归国后被聘为北京协和医学院妇产科副教授，国民政府外交、交通两部医事顾问。1925 年到香港开业行医，同时兼任香港大学医学院妇产科教授。1928 年成为博医会首任华人会长，1932 年博医会与中华医学会合并后担任副会长。

两会的合并被正式提到议事日程。时任中华医学会会长刘瑞恒在大会致辞中明确指出：

> 关于医学事业，宜联合同志组织统一机关，以专责成。现有中华医学会与中华民国医药学会，机关骈枝，宗旨相同，多数医士皆兼任两处会员。两会并存，事实上既无特别利益，行政上复感不便。……兹查外人所立博医会，英文名为中国医学会，似与本会名称相抵触，内容亦不甚符合。鄙意希望更改名称或商请与本会合并。①

大会议决医学会之间的合并以会刊为突破口，具体措施为：中华医学会中文会刊与中华民国医药学会中文会刊合并发行；中华医学会英文会刊与博医会英文会刊合并发行。会后特别成立了由刘瑞恒、颜福庆、刁信德、俞凤宾、方石珊和侯希民组成的两会合并委员会，具体协商两会合并之方法、新会名称、组织法和会员资格等相关问题，积极筹备举办两会联合大会。显而易见，当时学会合并计划实质上只涉及中华医学会与中华民国医药学会两家。

但年底国内政局发生巨变，南京国民政府正式成立，刘瑞恒入主卫生部。基于卫生行政管理者的立场，刘瑞恒迫切希望各种民间医学团体能联络一致，使政府得以对付单独之组织，收统一之成效。刘瑞恒身份与角色的变化，无形中使医学会的合并打上了行政主导的烙印。由于刘瑞恒本人此前是中华医学会会长，中华医学会无形中成了这台合并大戏的主角。

北洋政府时期，博医会与中华医学会在年会、医学名词审查、公共卫生等方面进行了广泛合作，两会关系极为融洽。因此，博医会对医学会合并一事，持理智、开放态度。1929年2月，博医会在上海举行第十二次大会，对中华医学会有关合并的倡议正式做出回应。大会执行主席 Dr. Arthur Woo 展望博医会的未来，认为"中国医学的未来将掌握在中国人手中，博医会会员也将以中国医生为主，并由中国人来管理"②。他表示，博医会衷心欢迎和支持学会之间的合并计划，并将认真考虑合并的具体事宜。

然而，此时的中华民国医药学会却对合并一事显得异常的冷淡。一年前，中华民国医药学会对合并持积极态度，是基于平等协商、长期共存的原则。如今由中华医学会扮演主角，就有被别人收编、吞并之嫌，这让其难免耿耿于

① 本会第七次大会纪略［J］. 中华医学杂志, 1928 (1): 64.
② 王吉民, 伍连德. 中国医史 = History of Chinese medicine［M］. 上海: 上海辞书出版社, 2009: 771.

怀、心存芥蒂。1929 年 10 月，伍连德以强者姿态为《中华医学杂志》撰写社论《医学会亟宜统一论》，再次敦促为政府登记承认的中华医学会与中华民国医药学会尽速合并为"中国医学会"，以作为中国医界的代表。① 但中华民国医药学会沉默以对。1931 年 4 月，中华民国医药学会在上海举行第 12 次年会，大会修订会章，改革组织机构，改会长制为委员制，选举新职员，决定出版新会刊。由此可见，它坚持独立自主发展，再无意与中华医学会合并。

于是，刘瑞恒、伍连德等人精心策划的三会合并大戏变成了中华医学会与博医会的"二人转"。1932 年 4 月 15 日，两会在上海召开执行委员会联席会议，公推中华医学会首任会长颜福庆担任会议主席，正式宣告两会合并。学会中文名称仍为"中华医学会"，英文名称改为"The Chinese Medical Association"。依两会合并前商议：《中华医学杂志》中、英文部分分别与《齐鲁医刊》《博医会报》合并分开出版，中文版刊名及卷次沿用《中华医学杂志》，英文版刊名定为 The Chinese Medical Journal，其卷次沿用 1887 年创刊的《博医会报》，并与其衔接；两会原有会员自动转为合并后的中华医学会会员。② 就中华医学会和博医会原有的规模与实力，两会合并可谓强强联手、优势互补。合并后，中华医学会会员达 1 703 名，在当时国内科学社团中名列前茅。尤其值得一提的是，在中华医学会会员中，外籍会员占了近三分之一，使学会带有"国际性"色彩，这在当时国内的科学社团中可谓绝无仅有。这种特色不仅十分有利于中华医学会的国际学术交流与合作，而且使它获得了洛克菲勒基金会、美国红十字会等国外医疗机构的资助。

1932 年 9 月 29 日至 10 月 6 日，中华医学会与博医会合并后的第一次大会（原中华医学会第九次大会）在上海爱文义路李斯特研究院隆重召开，到会会员 400 余人。时任卫生署署长刘瑞恒出席开幕式并发表讲话，呼吁中华医学会大力辅佐政府卫生机构推进医学事业发展。学术会议分内科、外科、公共卫生、病理学、生理学、眼耳鼻喉科、妇产科、皮肤科、放射学、麻风病学等组进行，宣读论文共 150 余篇，并与中国细菌学会、中国生理学会、中华麻风救济会联合举办相关学术会议。此次大会还邀请了部分国外著名医学专家，实含有国际性学术会议性质。大会临时添设教育和医药用品两个陈列所，分别陈列医药标本模型、图表、照片、药品及医疗器械等。

大会选举牛惠生连任执行委员会主席，莫里司、胡惠德任副主席，贝培

① 伍连德. 医学会亟宜统一论 [J]. 中华医学杂志，1929 (5)：457 – 458.
② 中华医学会、博医会执委会联席会议 [J]. 中华医学杂志，1932 (3)：509 – 510.

森、乐文照、金弗兰、肖智吉为执行委员，朱恒璧为总干事，方嘉成为会计，李涛为《中华医学杂志》总编辑，林宗扬、马士敦为《中华医学英文杂志》总编辑，历任会长或主席为监察委员。大会决定，学会日常工作由执行委员会主持，其下设医学教育、公共卫生、医院注册、出版、医学研究和教会医事委员会，公推颜福庆、李廷安、白良知、孟合理、欧尔、莫里司为上述委员会主席。[①]　大致看，合并后的中华医学会领导层，原中华医学会与博医会的精英各占约一半，但以本土人士为主导。

为适应两会合并后的发展需要，大会通过新的《中华医学会章程及细则》，规定学会宗旨是：①集合曾受科学训练而合格之医师为整个之组合；②推广医学知识，增进科学医学，提高医学教育标准；③维持医界高尚道德，保障医界正当利益，并促进会员间之友谊，努力与其他各种医事机关合作期达上述之目的；④发行中华医学杂志并于每两年举行大会一次，以期贯彻本会之主张。[②]　与中华医学会创建之初的宗旨相比，不难发现新宗旨的视界更宽，目标也更为具体与宏大。会员资格条款的显著变化是入会不分国籍，只论学历，会员分会友、会员及名誉会员三种。

博医会与中华医学会合并是中国近代医学发展史的一个转折点，标志着中国人全面主导西医发展的开始。两会从合作走向合并的过程，是中外医生促进中国医学事业发展的一场接力赛。如果说博医会曾是领跑者，那么，中华医学会则扮演了承前启后的角色。这一堪称圆满的结局，让博医会光荣、体面地告别中国医学的舞台，并以一种独特的方式延续了自己的生命。另一方面，拒绝合并的中华民国医药学会不久后便因内讧而分裂。受伪满洲国成立的影响，中华民国医药学会的东北分会闹独立，并妄称自己为中华民国医药学会正宗，这当然遭到了关内广大中华民国医药学会会员的强烈反对。中华民国医药学会将总部从北京南迁上海后，一度想重整旗鼓，但在中华医学会强势之下，却很难摆脱边缘化的命运。尤其是抗日战争全面爆发后，创始人汤尔和公开叛国投敌，无异于给了中华民国医药学会致命一击，它由此结束会务，黯然退出历史舞台。

几乎在中华医学会与博医会进行合并、重组的同时，在国际联盟卫生组织支持下，国家政府主导的医疗卫生服务体系建设全面铺开。1931 年 4 月，国家卫生部颁布了医疗卫生体系建设的三年规划，基本内容为：①设立中央卫生

---

①　中华医学会大会纪要 ［J］. 中华医学杂志, 1932（6）: 1140 – 1146.
②　中华医学会章程及细则 ［J］. 中华医学杂志, 1933（1）: 30 – 35.

实验区与中央医院，为全国医药与卫生事务中心；②创立试验医科学校和改良现有的几所医学专门学校，以备训练将来的卫生工作人员；③逐步发展海港检疫组织；④图谋全国新式卫生机关的合作。该规划被纳入国家经济建设的总体规划之中，并对所实施的项目、步骤与经费预算作了通盘考虑。这是一个兼容临床治疗与公共卫生的服务体系，着眼于建立一系列国家级的卫生示范机构与卫生试验基地，从而为诸如传染病预防与控制、工业卫生、乡村卫生、妇婴保健、学校健康教育等中长期项目的全面扩展培养卫生人力资源、奠定组织基础。国家医疗卫生事业的发展，为中华医学会提供了一显身手的大舞台。

1934年3月31日至4月7日，中华医学会第十次大会在南京隆重举行，到会会员377人，来宾21人。励志社、卫生署、中央医院、鼓楼医院免费提供会场与住宿；行政院、卫生署、教育部、卫生实验处、中央研究院、中央医院、金陵大学等机构与团体设宴会或茶话会款待与会代表。时任行政院院长汪精卫、行政院秘书长褚民谊、教育部部长王世杰、卫生署署长刘瑞恒、南京市市长石瑛等到会并发表演说；监察院院长于右任、立法院院长孙科、实业部部长陈公博、军政部部长何应钦、中央研究院院长蔡元培等题词祝贺。南京《中央日报》、上海《申报》发特刊连续报道大会盛况。汪精卫、刘瑞恒等政府官员的致辞与发言，恳请中华医学会积极配合国家政府医疗卫生事业发展的各项工作，尤其是开展乡村医疗卫生服务工作，使医学科学能够真正地惠及普通大众。

此次大会就公共卫生、内科、外科、医院标准和门诊管理等方面安排了15个专题报告，并分内科、外科、公共卫生、妇产科、眼耳鼻喉科、放射学、皮肤花柳科、生理学和病理学9个专业组进行学术交流，共宣读论文274篇，这也从一个侧面反映了中华医学会学术研究与交流水平的大幅提高。在自身的角色定位上，中华医学会更为强调自己是一个全国性的民间学术团体，以区别于全国医师公会等职业团体。此次大会，中华医学会组织结构的一个重大变化是改执行委员制为理事制。学会设理事10人，总干事、会计、会刊中英文版主编为当然理事，其余6人由大会选举产生，理事会成员自行推选其中1人任理事长。经选举，林宗扬成为学会会长，李树芬、施尔德为副会长；牛惠生、马雅各、莫约西、劳纳、金宝善、伍长耀、李廷安、朱恒璧、方嘉成、余云岫等10人为理事，并以牛惠生为理事长。值得注意的是，无论会长或是副会长均非理事会成员，它们成为一种荣誉头衔。学会的运行，实际上由理事长、总干事领导的理事会全权负责。

林宗扬（1891—1988），祖籍中国福建海澄（今龙海），出生于马来亚槟榔屿。1916 年毕业于香港大学医学院，获医学学士学位。1918 年应伍连德邀请回国，历任北京中央医院细菌室主任，北京协和医学院细菌诊断室主任、教授兼教务长，北京大学医学院细菌学和公共卫生学教授。1919 年曾赴美国霍普金斯大学公共卫生学院进修，并于 1922 年获公共卫生学博士，其间曾到英国利物浦大学热带病专门学校学习制备疫苗。林宗扬在 1926 年学会第六次大会上当选英文书记，此后长期担任会刊英文编辑、主笔和主编，对会务有突出贡献。他当选会长时 43 岁，任期 1934 年 4 月至 1935 年 11 月。

按惯例，中华医学会第十一次大会本应在 1936 年举办，但 1935 年为广州博济医院创立 100 周年、国父孙中山学医和开展革命活动 50 周年、广州岭南大学孙逸仙纪念医学院奠基典礼。因此，中华医学会第十一次大会应邀提前于当年 11 月在广州博济医院举行。这是继 1917 年第二次大会后，学会再度在广州举办大会，广东地方政府及广州市医疗机构提供了大力赞助。当时，全国各地到广州的交通极为不便，但出人预料的是与会会员竟达 357 人，来宾 100 人。中华医学会会长和元老级人物颜福庆、伍连德、牛惠生、林宗扬、朱恒璧、王吉民、胡惠德、胡美、林文庆等纷纷到会，参加三大纪念活动。

本次大会共举行内科、外科全体会议各一次，分 8 个专业组举行讨论会 6 次，共宣读论文 298 篇，较上届略有增加。尤其值得一提的是，妇女节育与精神病预防成为学会关注的两个新领域。大会还通过了公共卫生人员训练、花柳病与结核病管制、医院注册标准、护士学校注册标准及护士训练等议案。大会选举朱恒璧为会长，金宝善、嘉惠霖为副会长；牛惠生、余岩（云岫）、方嘉成、马雅各、戚寿南、陈永汉、富文寿、莫约西、翁之龙、苏达立为理事；并选聘了董事会、监事会、编辑部及各专门委员会成员。理事会第一次会议推举牛惠生为理事长、马雅各为副理事长，全权负责学会日常管理工作。

朱恒璧（1890—1987），江苏阜宁县人。1916 年毕业于上海哈佛医学院，随后就职于上海红十字会医院。1918 年赴美国哈佛大学医学院进修病理学，次年回国任长沙湘雅医学专门学校病理学讲师；1923 年再度赴美国西奈医学院进修药理学，1925 年回国后任长沙湘雅医学专门学校药理学副教授，1927 年任北京协和医学院药理学系代主任。1929 年参与筹建国立第四中山大学医学院，出任教务主任兼药理学副教授。1938 年任国立上海医学院代理院长，1941 年任院长。朱恒璧曾任学会第六、第七届副会长以及第八届执行委员，尤其是1931年后任学会总干事近5年，当选会长可谓众望所归，任期1935年11月至1937年4月。

1937年4月，中华医学会迎来了民国时期最盛大的第十二次大会。该次大会与中国生理学会、中国病理生理学会和微生物学会、中华麻风救济会在国立上海医学院联合举办。开幕式与上海医事事业中心（中山医院）落成典礼一并举行，由上海医事事业中心董事长孔祥熙、教育部部长王世杰、中华医学会会长朱恒璧组成主席团。上海医事事业中心是颜福庆等人经过数年努力、募集近百万银圆打造的远东一流医事中心，集临床治疗与医学教育为一体。参加开幕式及落成典礼的与会会员和来宾近千人，此外还有陆海空少校以上军医120人、卫生署公共卫生训练班学员80人、各地医院考察团数十人，上海医事事业中心主任颜福庆、卫生署署长刘瑞恒、上海市市长吴铁城先后致辞。

大会期间进行的分组学术讨论专设军医组，这充分说明医界与中华医学会已敏锐意识到中日全面战争即将来临，战时医疗救济与军医培养刻不容缓。公共卫生组将"公医制"作为讨论的中心议题，以促成国民政府将其作为基本国策。这次大会最突出的成果是在分组学术会议基础上，成立了公共卫生、内科、外科、妇产科、小儿科、眼科、耳鼻喉科、皮肤科、结核病、放射学、医院管理和医史学共12个专科学会。[1] 这是中华医学会高度体制化的重要标志之一，也是中华医学会努力回归学术本位的体现。大会选举金宝善为学会会长，马雅各、王吉民为副会长；许雨阶、牛惠生、余岩（云岫）、方嘉成、富文寿、莫约西、谭信、陈宗贤、王光宇、黄雯、王吉民为理事，富文寿和莫约西分任理事长和副理事长，主管学会日常工作。

金宝善（1893—1984），浙江绍兴人。1910年考入南京水师学堂，后转入杭州医学专门学校学习。1911年赴日本千叶医学专门学校及东京帝国大学留学，1919年回国后从事生物制品研究工作，并任教于北京医学专门学校与军医学校。后赴美国霍普金斯大学公共卫生学院进修，1927年获公共卫生学硕士学位。归国后历任国民政府中央卫生防疫处处长、卫生部保健司司长、卫生部次长、卫生署署长。金宝善此前曾任学会执行委员会委员、理事，当选中华医学会会长时44岁，任期1937年4月至1943年5月（连任两届）。

---

[1] 其中医史学会已于1936年2月成立。

南京国民政府时期，中华医学会因与博医会合并而全面崛起，成为国家政府发展医疗卫生事业依靠的重要民间力量，并在国家医疗卫生事业体制化进程中发挥了重要作用。对这一时期学会的发展，为人低调的牛惠生与朱恒璧劳苦功高。为购置永久会所，两人多方交涉，周旋于房主与银行之间，自己也出资不少。为学会合并及其他会务，两人北上济南、青岛、北京，南下长沙、广州、香港，这在民国时期中华医学会领导层中也并不多见。须知，牛惠生开业行医，朱恒璧任职上海医学院，两人均以义务职身份尽专职理事长或总干事之责，没领取过学会一分薪酬。尤其是牛惠生，1915 年就加入学会，并在 1916年首次大会上成为学会职员，与学会风雨同舟二十多年。由于家世背景，牛惠霖、牛惠生兄弟与南京国民政府政要有非同一般的关系，这对民间医学社团的生存与发展有不言而喻的重要作用。1937 年 5 月 4 日，牛惠生病逝于上海；同年 11 月 20 日，牛惠霖因病去世。可以说，这一时期俞凤宾和牛氏两兄弟的英年早逝（均不满 50 岁），是中华医学会的巨大损失。

三、中医存废的旋涡

近代西医的疾病观、诊疗方法和医疗体制与传统中医有显著差异，因此，西医传入中国后，中外医界人士自然会对两者进行比较研究。早在 1857 年，医学传教士合信就曾在其中文著作《西医略论》中有这样一段评述：

> 西国医士，必须屡考，取列有名，方准行世。其贵如中国举人、进士之名。其法略如中国考取文士之例，所以习之者精益求精。中国医士人自为之，不经官考，不加显荣，此不精之故一也。人身腑脏百体如钟表轮机，若不开拆看，无以知其功用及致坏之由。是以西国准割验死者，故西医明脏腑血脉之奥。华人习医不明此事，虽数十年老医，不知脏腑何形。遇奇险不治之症亦不明病源何在，此不精之故二也。余愿中国创设医局，悉心考试，罪犯判死亡人，令医士割验，则中土之医必精过前人矣。①

显而易见，合信将西医的优势归结为严格的医师管理制度、精细的人体解剖和病灶定位。因此，西医活动相对规范、庸医难以藏身；外科治疗明显强于中医。对此，当时中医界以至社会精英大致是认同的。但他们对中医的长处依然充满自信，也即中医历史悠久，长于气化，在内科理疗与养生保健方面强于

---

① 转引自：赵洪钧. 近代中西医论争史 [M]. 北京：学苑出版社，2012：57.

西医。例如，晚清洋务运动的风云人物郑观应曾在《盛世危言》"医道"一篇中，从医理、医法、解剖、大脑与心血管系统的功能、治疗与病症分类多个方面对中西医进行比较：

> 西国医理、医法虽与中国不同，得失亦或互见。然实事求是，推念病源，慎重人命之心，胜于中国之漫无稽考。西医论人身脏腑、筋络、骨节腠理，如钟表机轮，非开拆细验，无以知其功用及致坏之由。……今中国习医绝无此事，虽数世老医，不知脏腑何形。遇奇险不治之症，终亦不明病源何在。……西医内症更持机器于腕中，以辨声音之虚实；置寒温表于口内，以察脏腑之寒温。一切药性病源无不本化学研究而出，故考求有素，识见自真。①

从郑观应行文看，他多半阅读过合信的中文著作，对西方科学和医学的实证、定量分析法有深刻认识，十分推崇西医诊疗技术，尤其是外科。但郑观应认为中医自有其长处："西法虽精求卫生之道，全在形质上考求，不知无质生质、无形生形之妙。我国讲求修养之术者，如洞悉真阴真阳造化之旨，服气延年，非但不患土性盐类结聚，且能返老还童，岂西医之所能知?"② 应该说，20 世纪前，中西医之间的互动大致是平等互惠的。这一时期中医界的一些开明医生，如陈定泰、朱沛文、唐容川等，曾主动接纳西医，试图对中西医进行汇通，尤其是借鉴西医的人体解剖学说"察脏腑官体之用"。当然，也有一些医学传教士认为，中医治疗方法尤其是药物疗效值得西医借鉴。例如：合信在华行医时就曾用过一些中药；1886 年博医会成立后，曾有计划地开展对中药的研究。

对近代中西医论争的历史渊源与演变，赵洪钧在专著《近代中西医论争史》中有详细梳理，并把 1915 年视为一个重要的时间节点。他认为在此之前，西方教会机构仅把行医作为传教的一种重要手段，与中医开业者没有根本的利益冲突，犯不着与中医为敌。虽然在华医学传教士和外国医生对中医时有批评，但言辞较为温和，属学理之争。中医界内部在中西医汇通方面虽也不乏纷争，但总体对西医持开放接纳之态。不可否认，1895 年甲午战争与 1901 年"庚子之变"引发的民族生存与文化危机，曾使俞曲园、严复、梁启超等社会精英一度对中医有猛烈的批判和诘难，谓其学理根于臆造而非实测、近于玄

---

① 郑观应. 郑观应集 [M]. 夏东元，编. 上海：上海人民出版社，1982：150.
② 郑观应. 郑观应集 [M]. 夏东元，编. 上海：上海人民出版社，1982：161.

学；诊疗之法，类于巫术。但这毕竟是非医学专业人士的见解，对中医侮辱性极强、实质性伤害不大。事实上，清末民初学会大潮中出现的本土医学社团尚无明显的中西医学划界。

然而，1915 年相继成立的中华医学会与中华民国医药学会，主要是由从欧美或日本习医归国者发起成立，无论从宗旨还是会员资格上看，都是十足的西医社团，旗帜上写着"医学科学"四个大字。于是，中国医界由此产生裂变，出现了两种信仰不同的医疗集团。套用美国著名科学史家库恩的说法，这两个医学共同体信奉两种迥然不同、难以通约的医学"范式"。因此，中西医之间的论争也由此成为一场有组织的"内战"。① 由于这场内战必然会影响到两大医疗集团的医疗实践空间或者说各自的饭碗，注定会从学理层面上升到制度层面。

一提民国时期的中西医论争，余云岫（1879—1954）就是一个无法绕过的标志性人物。他早年入浙江镇海浔溪学堂，1905 年公费赴日本留学，两度在大阪医科大学习医；1916 年毕业归国，相继任上海公立医院医务长、商务印书馆编辑，后在上海开业行医。余云岫不仅学贯中西，而且是位热心公益事业的社会活动家。他是民国时期中华民国医药学会、中华医学会、上海医师公会、全国医师联合会、中国卫生学会等民间医学社团的重要成员甚至发起人，南京国民政府卫生部成立后曾任两届中央卫生委员会委员。

1917 年，余云岫发表《灵素商兑》一文，剑锋直指中医命门《灵枢》《素问》，直接引发了中西医的正面交锋。但余云岫并不是一个人在战斗，他不过是近代留日习医群体的一个重要代表。中国医史学界普遍认为，受日本明治维新取缔汉医影响，近代留日习医归国者是力主废除中医的中坚力量，以汤尔和为首的中华民国医药学会（1915 年）和以余云岫为首的上海医师公会（1925 年）是他们依托的两大组织；《中华民国医药学会会报》《社会医报》《新医与社会》则是他们的主要舆论阵地。因此，中华民国医药学会成立不久，余云岫就对中医亮出"匕首"也就绝非偶然。

为与西医界抗衡，1926 年中医界在上海发起成立医界春秋社，宗旨为：以宣传中医学术，内而唤醒中医之努力，外而应付西医之侵略。该社出版发行的《医界春秋》杂志，从 1926 年创办到 1937 年停刊，始终是中医界的舆论中心。由此可见，当时中西医界已剑拔弩张、水火不容。整体而论，以留学欧美归国者为主体的中华医学会对待中医的态度，不像留日习医归国者那般极端，

① 赵洪钧. 近代中西医论争史 [M]. 北京：学苑出版社，2012：35.

但作为民国时期尤其是南京国民政府时期最显赫的西医社团，它在中医存废中所扮演的角色与作用，并不亚于中华民国医药学会与上海医师公会。

事实上，早在余云岫之前，中华医学会的精英人物伍连德与俞凤宾已公开表明他们对中医的态度。1915 年 11 月，伍连德在会刊《中华医学杂志》创刊号发表《医学现在之取缔及将来之挽救商榷书》；在次年会刊第 1 期，伍连德与俞凤宾又分别发表了《陆海军参用中西医论》《保存古医学之商榷》两文。中华医学会以推进西医在中国的传播与发展为己任，甫一建立，就在会刊上高调地刊载类似的文章，无疑是寻求社会对其身份的认同。自然，如何对待中医也就成为中华医学会不能回避的问题。

伍连德出生于英属海峡殖民地，从小接受西式教育，后赴欧洲学医并以西医生为职业，推崇西医自不待言。1910 年伍氏领导中国东北鼠疫防控，对中医生的奉献精神极为钦佩，但对中医的疾病观与治疗传染病的方法大摇其头。不过总体上看，伍氏对中医的批评是较为克制、温和的。在《医学现在之取缔及将来之挽救商榷书》中，他针对中国医界混乱无序状态，主张对行医者的资格进行严格的认定，并由政府颁发行医执照。他要取缔的不仅包括中医中的巫医与江湖医生，也包括西医中的庸医。伍连德深知断然废止中医会引发医界动荡，主张徐徐渐进，而且对中药的价值也是极为认同的。① 俞凤宾虽然是西医出身，却极力主张保存中医，甚至主张中西医汇通。据说其《保存古医学之商榷》也颇受中医界的赞赏，特摘录如下：

> 我以为中医之弊在数千年间一成不变，而中医之有价值在数千年间之阅历功深，正不少精确处。凡应验良方，莫不为名医穷智竭虑之作，故可谓国粹的而非偶然的。研究国学者，每觉中医学之可贵，诚以其中的确有不灭之论理。间有卫生方法，与西洋现行者相吻合也。若徒以其旧而全废之，则将昔人所阅历者扫荡尽净。丧失国粹，岂不可惜乎。……愚见以为，古医学理当保存，要在得其法耳。其一，须去其腐败，存其精华。所谓腐败者，即种种粗劣秽浊之药品，而与卫生之道相背驰者也。其事繁重，姑置不论。其二，须用科学的技术化验中药，务使每一药品明其成分，断其功用，与生理作用相合否。又集数各药料为一药剂，则须研究各剂之量是否适中，有过与不及之弊否。凡此疑难之点，如一一得圆满之解决，则中医正不嫌其旧也。且

---

① 伍连德. 医学现在之取缔及将来之挽救商榷书 [J]. 中华医学杂志，1915 (1)：8 - 13.

我国领土广大，特产药甚富，颇有为泰东西所无，而功效特著。是当利用之，岂可弃置耶。诚能弃旧医之短，采西医之长，折中至当，则我国医学行将雄飞于世界矣。①

尽管俞凤宾是中华医学会与上海医师公会的主要发起人，但他本人与上海中医界的许多著名人物保持着良好私谊，甚至在《医界春秋》杂志也不时发表文章。由此或许多少能够说明，民国时期的中西医论争不能归之于个人恩怨，而是历史潮流使然。对于留学欧美、日本，系统接受过医学科学训练者而言，传统中医的弊端极容易被放大，欲除之而后快。

除伍连德与俞凤宾外，同期刘瑞恒、牛惠生、胡宣明等其他中华医学会的精英人物也曾在不同场合发表过对中医的看法。虽然他们与中医界人士之间无短兵相接的战斗，但基本观点与中华民国医药学会、上海医师公会核心人物汤尔和、余云岫、汪企张、胡定安等人的观点并没有本质的不同。在西医阵营看来，近代西方医学与中国传统医学的差异，并非地域性差异，而是时代性差异，他们用"新医"与"旧医"，或者说"科学医学"与"非科学医学"来标注这两种医学体系。以他们的立场，应该彻底抛弃中医有关疾病的玄虚理论和许多类似巫术的诊疗方法。即使是长期在临床治疗中极具效果的药方，也需用科学方法加以分析与提炼、弄清其药理。最直白、通俗的说法就是"弃医存药"，这成为西医阵营排斥中医的行动纲领。

有学者将民国时期中医面临的危机归结为学理危机、价值危机、存亡危机与权利危机，而最根本者无疑是存亡危机。② 概言之，在国家卫生行政管理体制下，是否该给中医医疗实践活动的空间。当时西医界的态度十分鲜明和强硬，他们认为传统中医作为一种经验医学，只能经由科学化之路而被纳入医学科学体系中，它只是医学科学研究的一种材料，而不能作为一种医疗活动继续存在。余云岫作为力主迅速废除中医的领军人物，断然否定中西医汇通的任何可能性，他把新医取代旧医称为"医学革命"，中医因其旧而成为革命对象，其命运不言而喻。在中医界看来，西医界以科学为幌子抛弃祖宗的医学遗产，其终极目的是砸中医的饭碗，从而独霸中国医疗市场。西医界清楚，要使中医退出历史舞台，最严厉的手段当然是立法严禁中医行医。但立即砸碎成千上万中医从业者的饭碗无疑有巨大风险和隐患，最好是让它逐渐消亡。西医的突破

① 俞凤宾. 保存古医学之商榷 [J]. 中华医学杂志, 1916 (1): 4-6.
② 郑洪. 危机与生机: 民国时期中医发展新评 [J]. 中华医史杂志, 2015 (3): 150-156.

口，在于剥夺中医的教育权、阻断中医的代际传承。对此，中医界也是了然于胸。于是，中医教育权成为攻防双方的要塞。

民国时期对中医的制度性排斥始于民国元年，当时，北洋政府教育部颁布的医学专门学校章程未列入中医课程，也即所谓"教育系统漏列中医案"。为此，1913 年中医界组织"医药救亡请愿团"进京向北洋政府请愿，要求将中医纳入教育系统。最终，双方达成妥协，中医虽然未被正式列入教育系统，但北洋政府对中医开办的学校予以事实上的承认。但在中国，名分向来是很重要的，没有名分，也就意味着没有地位。因此，1925 年中医界借中华教育改进会、中华教育联合会在太原、长沙举行大会之机造势，再次提出《请教育部明定中医课程并列入医学规程案》。但此举立即遭到西医阵营的强烈抵制，时任上海医师公会会长余云岫率先发难，特撰《旧医学校系统案驳议》一文，对中医界的诉求进行批判，并主动联络中华医学会与中华民国医药学会达成攻守同盟。1926 年，上海医师公会、中华民国医药学会和中华医学会联名发表《三团体致各省教育会书》，痛斥中医界开历史倒车，应予以制止。北洋政府最终附和了三西医团体的意见，以"不合教育原则，未便宜照办"为由拒绝了中医界的请求。客观而论，三西医团体的联合行动以上海医师公会为主角，连《三团体致各省教育会书》也是余云岫执笔而成，但中华医学会的倾向性是显而易见的，而且积极主动配合余云岫发起的攻势。遭受挫折的中医界能够聊以自慰的是，北洋政府不久就退出了历史的舞台，他们把希望寄托在新成立的南京国民政府身上。

然而，南京国民政府对中医的政策比北洋政府更为严厉。1929 年 2 月 23—25 日，首届中央卫生委员会会议在南京举行，薛笃弼、林可胜和黄子方因故缺席，实到委员 18 人，列席人员 12 人（参与讨论但无投票表决权）。此次会议共审议表决各类议案 49 件，其中与中医生死攸关的四大议案分别为：余云岫《废止旧医以清除医事之障碍案》、黄子方《统一医士登记办法》、胡鸿基《制定中医登记年限》和李达潮《拟请规定限制中医生及中药材之办法》。余云岫将十多年来对中医的系统批判归结为废除中医的四大理由，其中直指中医软肋的是：中医乃个体医学而非社会医学，根本缺乏卫生组织与行政管理能力。他放言"旧医一日不除，民众思想一日不变，新医事业一日不能向上，卫生行政一日不能进展"。其议案核心内容如下：

其一，处置现有旧医。①由卫生部施行旧医登记方案，只有获得执照的旧医才能营业。②政府设置医事卫生训练处，凡是登记过的旧医必须接受该机构主持的补充教育，教育内容为卫生行政上所需的知识训练。结业后给予证书，可拥有永远营业的权利。在训练证书颁发后的规定年限后，尚无此项证书的旧医将不得继续营业。③对旧医进行登记的法限时间为两年，在民国十九年（1930年）底后不再登记。④针对旧医的补充教育为期5年即止，在民国二十二年取消该制的同时也停止颁发训练证书，以后亦不再训练。⑤旧医研究会等组织的自由集会可如常运行，并由政府奖励。但需注意的是此允许范围仅限于纯粹的学术研究，其会员不得借此营业。⑥至民国十八年为止，年龄若满50岁以上且在国内营业达20年以上之旧医，可不必接受补充教育，同时颁发其特种营业执照，但不允许该旧医执行诊治法定传染病及发给死亡诊断书等行为。另外，这一特殊营业执照有效期为15年，限满后即不能适用。

其二，取缔反对立场的宣传。①禁止登报介绍旧医，以防民众受惑误信；②检查新闻杂志，禁止非科学医学的宣传，以防阻力扩大；③禁止设立旧医学校继续流传谬误，以防其继续发展成为卫生行政建设上之障碍。①

可以肯定的是，余云岫不是拍脑袋提出这个议案的，据说他事先与褚民谊、胡定安等人商议过。但余案的确过于生猛、霸道，对中医可谓一剑封喉。为稳妥起见，大会经反复讨论，将余云岫议案与其他三个议案合并为《规定旧医登记案原则》：①旧医登记限至民国十九年底为止；②禁止旧医学校；③其余如取缔新闻杂志等非科学医学之宣传品及登报介绍旧医等事，则由卫生部尽力相机进行。中心思想未变，只是少了些杀气。其实，议案是由谁提出来的并不重要，关键的是它在议决中畅通无阻地通过。卫生部常务次长刘瑞恒是大会主席，有表决权者中华医学会的历任会长与骨干占半数以上，说中华医学会此时力主废止中医并不为过。

由于与会者无中医代表，这无异于对中医的缺席审判，自然遭到了中医界庭外更为强烈的反抗，也使民国时期有关中医存废之争进入高潮。此后，中西医界各自利用社会网络在南京国民政府中寻找代言人，以谋求自身利益的最大化。中医界的诉求归结起来不外两点：其一是与西医平等的名分；其二是中医药的行政管理权。中医界当然清楚，要在学理层面与西医界争论传统中医是否科学，绝对是件费力不讨好的事。他们巧妙越过"科学的陷阱"，强调中医在治疗许多疾病尤其是一些西医无法治疗的疾病时，有显著的疗效，有疗效的医学岂能没有存在的价值？另一个撒手锏是将中医与中国传统文化、民族经济一起打包，保存中医也就等同于防止西方帝国主义文化与经济侵略。姑且不论这样的立论是否恰当，中医界对当时中国医疗资源的评估是比较客观的。所谓西

① 中央卫生委员会第一次会议汇编［G］.中国第二历史档案馆，1929：19-20.

医从业者不过区区数千人，西药又十分昂贵，如若废除了庞大的中医职业群体，国民的健康如何保障？再者，与中医、中药相关的从业者数以百万计，若砸了他们的饭碗，一旦引发民变，国家政府将如何收拾？

信奉科学主义的西医界，大多数人都是理想主义者，对国情与政治缺乏全面认识，根本没有耐心听中医界的声音。因此，凡是中医界想要的，也就是他们极力反对的。例如，中医界要求设"中央国医馆"、要求颁布《中医条例》以及设立卫生署中医委员会等，西医界一一反对。由于1932年后中华民国医药学会逐渐淡出西医界，中华医学会成为狙击中医界行动的王牌。一方面，当时中华医学会的精英人物刘瑞恒、颜福庆、伍连德、牛惠生和牛惠霖兄弟等频繁地与政界要员汪精卫、孙科、褚民谊甚至蒋介石等接触，以阻止中医界一系列提案通过或实施。例如，1931年初，中医界经过一番努力，好不容易在陈立夫、于右任、焦易堂等人的支持下成立了"中央国医馆"，并进而着手筹建"中医研究院"，以寻求在卫生部（署）之外自主管理中医药，并以科学方法整理中医药。但西医界忍无可忍，1933年8月，时任中华医学会会长牛惠生和颜福庆曾专程到南京、青岛两地面见行政院院长汪精卫和立法院院长孙科，提出全国新医、旧医的管理应统一于卫生署，中央国医馆制定的《国医条例》赋予国医馆审查、整理中医的资格不应成立。伍连德借出席中国科学社第十八次年会之机，联络秉志等人以中国科学社名义撰写提交了《提议呈请政府对于全国医药业须用纯粹科学人才改进及整理案》：

> 查科学发达以来，其利用于社会民生之最切迫者，莫若医学。故各国近百年来，其医学之进展，实有一日千里之势，皆科学之赐也。……近来颇有欲以无科学训练之人掌改进整理之事，此乃社会轻视科学之表现。以若所为，绝无成效可见。……为此，宜请政府速选择有科学知识、科学医术、科学修养之医学人才管理医事，庶几成绩可观，国粹可以发扬矣。[①]

在伍连德等人看来，对中药的保存当以采用科学实验分析为前提，中医界并无"有科学知识、科学医术、科学修养之医学人才"，所谓国医馆当然不该拥有这种资格。言下之意，这事的确应该做，但也应该由西医界经过科学训练的人才来做。事实上，民国时期的中华医学会一直以保存传统中医精华为己

---

① 伍连德，等. 提议呈请政府对于全国医药业须用纯粹科学人才改进及整理案 [J]. 中华医学杂志，1934（4）：650.

任，俞凤宾、朱恒璧、张昌绍等研究中药药理一事姑且不论，王吉民、余云岫、李涛等人发起成立的医史学会，在整理中医文献方面贡献了不少高质量的研究成果。在中华医学会图书馆中，保存有大量中医经典著作，伍连德资助1.2万大洋给中华医学会时，也指明需用于购买中医经典。因此，要说中华医学会全盘否定中医，恐怕也与史实不完全相符。

另一方面，1932年中华医学会与博医会合并后成为国内最大的西医社团，也成为反对中医的大本营。1934年中华医学会第十次大会在南京举行，行政院院长汪精卫宴请与会者时即兴演讲："医学在中国很不幸地有了中医和西医的区别，中医是代表医学界顽固势力，是中国人守旧观念的表征。他们拿中医举起来称为国医，其实医学哪里有国界的区别，医学是一种科学，科学没有国界，医学也当然不应有国界。所以，拿国界来区别医学是根本错误。"① 汪精卫表示其任内将致力于铲除中医这一障碍，推动医学科学在中国的发展，并寄希望于中华医学会能肩负其重大责任。于是，中华医学会被推到了反对中医的前沿阵地。

回顾民国时期中西医论争的过程，在对中医的制度性排斥与剥夺方面，中华医学会的态度一直是十分积极的，丝毫不逊色于中华民国医药学会与上海医师公会。如果硬要说他们之间有什么差别的话，不过是一个主张对中医判死刑，另一个主张判死缓。南京国民政府时期，西医虽然拥有医界的绝对话语权，但队伍规模其实很小。据统计，1929年全国西医生为4 000~5 000人，1937年注册的西医生（包括在华外国医生）也只有9 584人，远不能望中医（约50万人）项背。换一种说法，西医在当时中国广大的地区并没有可及性。无论你多么义正词严地推送西医，对普通大众而言它不过是天上的馅饼。因此，过分拘泥于学理而对传统中医资源进行制度性排斥与剥夺，对民国时期中国医疗卫生事业的发展产生了极大的负面影响。无论是南京国民政府时期或是抗日战争时期，国家医学模式实施所面临的最大瓶颈均是卫生人力资源的短缺与政府卫生投入的严重不足。虽然在朝的西医界竭尽全力培训西医人才，却是杯水车薪。就现实可行而言，这一问题只有充分利用巨大的中医人力资源才可能得以缓解，但这扇大门早已被封死。

20世纪20年代初，陈志潜（1903—2000）曾与日后活跃于中国医界的钟惠澜、林巧稚、施锡恩、贾魁等人同窗，受教于北京协和医学院兰安生门下，接受了严格的医学科学训练。学生时代，陈志潜与李廷安等人发起组织成立

---

① 行政院汪院长对医学界之希望［J］. 中华医学杂志，1934（4）：453－455.

"丙寅医学社"，并在《世界时报》《新中华报》《大公报》等报刊上发表了不少讨伐中医的文章，可以说是反对中医的积极分子。此后，陈志潜受"兰安生城市卫生模式"的启示，在南京郊外的晓庄、河北定县开展乡村医疗卫生试验，采取自下而上的方法建立了一个村、乡、县三级医疗卫生保健网络。学界普遍认为，陈志潜最具创造性的贡献是从乡土社会选拔卫生保健人员，其中不乏以中医药为业者。因此，他被誉为"中国乡村公共卫生与赤脚医生之父"。抗日战争时期，陈志潜曾在贵州定番县和四川成都等地推进乡村卫生工作。晚年回忆往事，陈志潜感慨道，在民国时期乡村医疗卫生实践中，许多人一味排斥中医，很大程度上影响和阻碍了民间社会对西医的认同，导致了中西医两败俱伤的格局，这是当时医疗卫生政策的一大败笔。[①]

任何社会的变革，在理想与现实之间都横亘着一片沼泽地。要穿越这片沼泽地，不仅需要非凡的勇气，而且需要非凡的智慧。余云岫等民国时期力主废止中医的西医精英当然有医学革命的激情和勇气，但缺乏足够的社会眼光与政治智慧，从而深陷中医存废的沼泽地而难以自拔。

四、学会管理制度化

中华医学会创建之初，组织结构仿效博医会的会长制，设会长1人，副会长2人，会计1人，中文、英文书记各1人，干事1人，共7人。职员均为义务制，只是偶尔由学会补贴必要的差旅费而已。当时学会下设的编辑部、医学名词部、公共卫生部、研究部也基本由这些职员充任，通俗地说，就是一套人马顶着多块牌子。最初几年，学会规模很小，会员不足200人，分会只有广州、上海两家，主要的事业就是出版发行会刊《中华医学杂志》和筹办大会。至于学会参与的医学名词审查与城市公共卫生教育运动，实际上带有协办性质，参与者只是名义上代表学会而已。

会刊方面，一年仅出四期，组稿与编辑主要由伍连德、俞凤宾、刁信德等人负责；印刷、出版发行及拉广告赞助之类的事务则由肖智吉、唐乃安等人操办。由于当时上海商业和医药业都较为兴旺，广告费足以支撑会刊的运行。学会大会的筹办涉及许多方面，困难重重，但好在其中两次大会是搭博医会的顺风车联合举办，免去了不少麻烦。这一阶段中华医学会的正常运行，主要得益于上海会员与一些社会、医疗机构的无私奉献。

但进入20世纪20年代后，随着中华医学会规模的扩大与日常事务工作的

---

① 陈志潜. 中国乡村医学：我的回忆 [M]. 成都：四川人民出版社，1998：154.

增多，学会组织结构与管理中的一系列问题也逐渐显露出来。例如，随着北京、南京、长沙、香港和汉口等地方分会的陆续成立，如何理顺总会与分会的关系，如何平衡各地分会或会员的利益诉求，更为重要的是各职能部门如何有计划地开展具体工作等，这些问题都迫切需要解决。为此，1926年第六次大会修改会章，规定各分会选举1人为学会副会长，并增设执行委员5人，结果上海、北京、广东和湖南四大分会会长古恩康、陈祀邦、朱恒璧、郑豪成为学会副会长。1930年，第八次大会改会长制为执行委员制，进一步规定各地分会主席为当然执行委员。当然，总会迫切需要有专职人员来管理日常事务、加强与各地分会的联络。于是，1928年，学会在北平举行第七次大会时，会长刘瑞恒正式提议学会设专职给薪干事负责处理学会日常事务并兼任会刊编辑。但学会要实行制度化、职业化管理，扩展各项事业，必须有固定的会所和支付专职人员薪酬的必要资金。

在牛惠霖任会长期间，建立永久会所一事便已提到议事日程。1926年，学会举行第六次大会时，曾责成牛惠霖、伍连德等人组成会所委员会先行筹措资金。为此，伍连德亲自撰写了《劝募债券筹建中华医学总会启》。他以欧美和日本为例，阐述了民间医学社团在推动国家与地区医学科学发展中的重要作用，坦言中华医学会迫切需要建立永久会所，并"深望各同志努力建设伟大之纪念物，以谋吾中华医学将来之发达及利益焉"。在伍连德看来，永久会所应兼备如下功能："（一）组织完善之办事处，聘任秘书常年驻会办理会务和编辑杂志各事项；（二）建立医学藏书楼和阅书室，供本地或外来会员研究之用；（三）建立会议厅以备开会之用；（四）建筑化验室供医士之用；（五）作为吾国医事总机关，以谋改良医业及讨论扩充之事项。"[①]

显而易见，这是一座集行政办公、医学文献检索、举办会议和医学研究设施为一体的会所，所需资金不菲。因此，会所委员会经反复商议，拟发行10万元的债券，面额分10元和100元两种。学会依据会员在全国各地分布状况，对各地分会认购债券数做了规划，其中广东、浙江、江苏、山东、直隶等西医发达省区应认购1万元债券，其他省区认购1 000元至8 000元不等。然而，由于当时学会领导层对学会总部究竟是继续设在上海还是迁移北京存在分歧，这直接影响了会所的筹建工作。

国民政府定都南京后，国家卫生行政和服务机构基本上设置在南京与上海，中华医学会的精英人物伍连德、颜福庆、刘瑞恒、金宝善等人纷纷南下就

---

① 伍连德. 劝募债券筹建中华医学总会启 ［J］. 中华医学杂志，1926（4）：329 - 333.

职。于是，中华医学会最终决定总部继续设在上海，建立永久会所势在必行。但当时上海市中心城区寸土寸金，要建一座像样的会所十分不易。经时任会长牛惠生、总干事朱恒璧等人的努力，1931 年 8 月，学会终于购置私人楼房一栋，建立了第一处正式会所。据相关记载："该房屋位于上海爱文义路（池滨路 MA7 号），地约半亩余。楼为红砖砌成，第一层有大屋一间、小室四间及通道一条；第二层约有小室七间。第一层大屋拟作集会之用；其余四小室改建为二：一作图书馆之用，一作书记办公室之用。第二层之屋，拟改建为寝室，专备外埠会员偶至上海时，暂栖之所。"① 房屋购置费白银 3.6 万两、改建和修理费约白银 4 000 两，共计约白银 4 万两（按时价折合 6 万银圆左右）。急迫之中，学会挪用历年积蓄的永久会员会费白银 8 000 两，外加无息借款白银 3 000 两作为首付；余款由牛惠生、伍连德和朱恒璧三人垫付，再以该房屋抵押向银行借贷。

当时中华医学会每年较为固定的收入主要来自会员会费及《中华医学杂志》《医界指南》等医学期刊的广告费，合计不过 5 000 银圆左右，只能勉强维持学会日常事务活动及支付《中华医学杂志》的出版发行费，难以偿还此笔巨额债务。当初，会所委员会曾寄希望于发行债券筹集资金，但那仅仅是一厢情愿，各地分会认购的债券多停留在口头承诺上，真正兑现的并不多。按常理，凡是债券都存在偿还问题，只是周期长短而已。以学会财力，如何偿还得了？于是，会所委员会转而动员会员及社会各界直接捐款。学会精英们身先士卒，牛惠霖、牛惠生俩兄弟认捐白银 2 900 两、伍连德 1 000 两，刘瑞恒认捐大洋 1 500 元、颜福庆 500 元。在他们的感召下，博医会捐白银 3 000 两，全国各地有近三分之一的会员参与捐款，短期内基本偿还了银行贷款。

1931 年 9 月，中华医学会搬入新会所办公（改建后为池滨路 41 号）。会所内设置的图书室，备有 150 余种交换杂志和近 200 册中西医学书籍，供会员阅览。此外，新会所内还设有会刊编辑部、接待部等。更为重要的是，从此学会及下属各委员会的一系列小型会议，都有了固定的场所，免除了四处借地方开会的尴尬。1932 年 4 月，中华医学会与博医会合并后，又陆续购置池滨路 25～35 号房屋，对会所进行了扩充。当然，池滨路的会所与伍连德等人的理想还有不小差距，它不仅缺少一个能召开会员大会的场所，也无多余空间建立实验室以供医学研究之用。于是，中华医学会开始着手筹建规模更大、会场能容纳 800 人的新会所。学会会所委员会增添马雅各、牛惠生、肖智吉为委员，

---

① 本会购置新会所 [J]. 中华医学杂志，1931（6）：625.

全权负责构建新会所事宜。

民国时期，科学社团大多经济拮据，往往维持出版发行一本像样的科学期刊都极为困难，更不用说购置固定会所、开展其他活动了。因此，中华医学会能募集 6 万元购置固定会所绝非易事。它使中华医学会的事业有了根基，也为学会日常会务工作的开展提供了必要的条件。当时，中华医学会会所汇集了其他医药卫生社团，诸如全国医师联合会、中国防痨协会、中华麻风救济会、中华护士学会、中国牙科学会、上海公共卫生学会、上海节育指导所等均在此办公。会所部分房屋的出租，也是中华医学会的重要财源之一。与此同时，刘瑞恒、伍连德等人以中华医学会、中华民国医药学会和博医会三大医学会合并事宜，商请洛克菲勒中国医学基金会资助，获五年资助共计 9 750 美元。于是，学会从 1929 年 3 月起正式聘请赵运文担任专职干事，任期 1 年，其主要工作是联络各地分会，处理总会日常事务。

赵运文，前清秀才，籍贯、生卒年月不详。早年毕业于上海广方言馆，后赴长沙湘雅医学专门学校任职。1920 年，毛泽东发起成立长沙文化书社时，他是积极分子之一。此后，赵运文受雅礼会派遣入美国纽约大学专攻医院管理学，学成后又赴英国考察医院管理，归国后任湘雅医院副院长。1927 年，颜福庆筹办上海医学院时，赵运文应邀担任颜福庆秘书，对上海医学院的早期建设有极大贡献。在当时，赵运文算是为数不多的医学管理方面的行家，无疑是担任中华医学会专职干事的最佳人选。但遗憾的是，赵运文一年任期满后，因病请辞。急切之中，朱恒璧推荐曹晨涛接任。

曹晨涛（1893—1971），上海市人，1908 年就读于上海圣约翰大学，1911 年转入上海中国哈佛医学院，毕业后赴美国哈佛大学医学院深造。1921 年归国后，任北京协和医学院外科与泌尿（生殖）手术助理医生和外科主任，并兼任蒋介石私人保健医生。1929 年，南下任南京中央医院副院长和主任医师。曹晨涛是朱恒璧在上海中国哈佛医学院的同学，与刘瑞恒、牛惠生等人也熟悉。但以他的专长，显然不会长时间迁就中华医学会专职干事一职，仅干了 8 个月便辞职。因一时难寻合适的人选，1931 年 1 月，朱恒璧自告奋勇担任总干事。

当时朱恒璧正协助颜福庆筹建上海医学院，并负责建设药理学科。虽然中华医学会聘请他担任专职总干事，月薪 400 元，但朱声明自己只能临时兼任总干事一职。也许是出于这一原因，朱恒璧始终坚持不领薪酬，甘愿为中华医学会做义务性服务。[①] 但他自己多半也没想到会兼职近五年（1931 年 1 月—1935 年 11 月），其间学会经历了建立会所、与博医会合并等重大事件，且相继于 1932、1934、1935 年召开了第九、第十、第十一次大会。可以说，朱恒璧在其中扮演了至关重要的角色。当时，学会的实际操盘手牛惠生（连任第八、九届执委会主席、第十届理事长）十分推崇朱恒璧的管理才能与水平，认为他虽然是兼职总干事，但办事效率堪比专职总干事。当然，朱氏身为上海医学院药学系主任教授，能够花大量精力和时间为中华医学会服务，这与时任上海医学院院长颜福庆的包容和支持不无关系。

在朱恒璧领导下，学会初步建立了一支专职管理队伍，例如：1932 年 4 月，聘请黄贻清为出版委员会编译员，月薪 150 元；聘请方子川为学会副干事，月薪 150 元；聘请方迪科为学会庶务员，月薪 50 元；聘请周道平为学会财务员并书记，月薪 50 元。中华医学会与博医会合并后，会刊分中、英文两种各自单独出版发行，同时分设中、英文两个编辑部，编辑部主任及少数编辑均为专职；出版委员会、教会医事委员会等也相继聘请了专职干事。此外，学会还常年雇用勤务、杂役人员若干名。

1935 年 11 月，朱恒璧在广州举行的第十一次大会上被推选为会长，加之他担任上海医学院教务长一职，工作极为繁重，因此请辞学会总干事一职。因一时无合适的替补者，学会理事会决定由时任理事长牛惠生兼任总干事。但当时牛惠生疾病缠身，根本无力承担学会繁重的日常管理工作，因此他极力劝说刚从海外归国的施思明助他一臂之力，担任专职副总干事。初时半日工作，1936 年 4 月后全职。1937 年 1 月，施思明升任总干事。

      施思明（1908—1998），谱名施耿元，字贯生，号思明，天津市人。其父施肇基是清末民初中国外交界的风云人物之一；母亲是上海怡和洋行买办唐杰臣的长女，也是原北洋政府总理唐绍仪的侄女。1914 年，由于施肇基出任中国驻英国大使馆公使，施思明随父母居住伦敦，开始早年启蒙教育。按今日流行的说法，他属于典型的"富二代"，一路就读的都是英国的名校：贝克斯希尔学校、温彻斯特公学校、剑桥大学医学院。施思明在大学期间就十分热衷公共事务工作，曾担任伦敦中国留学生联合会主席、英国中国留学生中央联盟

[①] 有关中华医学会聘任总干事的薪酬，未见明确记载，但据牛惠生在 1934 年第九次大会上的报告，朱将其担任总干事 40 个月薪酬 16 000 元捐献学会作基金，可推知其月薪为 400 元。

主席，经常参与社交活动。他坦言："学联成为我学习公共事务的摇篮，从而不仅对我后来从事中华医学会的活动，而且对我参与联合国活动奠定了基础模式。"[①] 1928 年，施思明从剑桥大学医学院毕业后，进入伦敦著名的圣托马斯医院工作了近 6 年。毫无疑问，施思明的家庭、学业与职业背景，使他具有宽阔的视野和广泛的社会网络关系。

1934 年秋天，施思明回到中国，刘瑞恒曾邀请他到卫生部任职，但他却心仪北京协和医学院，很想在那里施展才华。由于夫人李月卿出生于上海名门望族，岳父李铭是当时沪上著名银行家，希望施思明能到上海金融界去发展。施思明到上海后，却无意在金融界谋职，很快与沪上医学界的富文寿、牛惠霖和牛惠生兄弟等打得火热。最终，施思明在牛惠生游说下加入了中华医学会行列。

施思明上任后，采取了一系列措施以使学会日常管理工作规范化，并力图通过市场化运作增强学会的经济实力。按他自己的说法，要努力将中华医学会打造成一个可持续发展的、有自主权的民间学术组织。施思明的首要工作是强化职业管理团队建设。1937 年，他相继聘请王吉民与黄子方两位重量级人物担任专职医务干事。王吉民 1915 年加入中华医学会，长期担任会刊《中华医学杂志》的编辑工作，时任学会副会长。他作为专职医务干事兼教会医事委员会秘书，主要负责联络教会医院，并管理各地分会事务。黄子方曾任武汉市卫生局局长、北京市卫生局局长，极具管理才能，作为专职医务干事，主要负责学会下属各专门研究委员会的事务，同时掌管学会公共委员会及其下属各部之工作。此外，当时会刊编辑部、教会医事委员会以及出版委员会等，均聘有专职干事或秘书。

1936 年初，中华医学会只有专职管理人员 6 人，施思明上任后不久就增加到 17 人，最多时有 24 人。为加强职员管理，施思明制定了职员服务规则、薪酬及补助金条例，并尽可能提高和改善职员福利，如开办职员食堂，为职员购买养老保险，免费为职员及其子女种牛痘、霍乱疫苗等。他甚至还为职员设计了退休养老金方案，虽最终未能兑现，但由此可见其管理水平与视野。当时中华医学会聘用专职人员薪酬大致为：总干事月薪 400 元、专职干事及营业部主任 150～250 元，财务会计等一般办事人员 50～100 元。民国时期，大学教员是高收入职业，相关史料表明，20 世纪 30 年代大学教员工资分为四档：

---

① 施思明. 国际生涯回忆录 [M]. 施庆新，施新宁，译. （未出版）

教授400～600元、副教授260～400元、讲师120～260元、助教50～120元。由此可知，中华医学会专职人员的工资收入水平是相当可观的。据施思明回忆，当时中华医学会招聘一个文秘，也都有几十人来应聘。良好的经济待遇，使学会拥有一支较为稳定的高水平管理团队，这对任何民间社团来说都是极为重要的。

作为总干事，施思明清醒地认识到，中华医学会要维持正常运行、不断开拓事业和确保其自主权，仅靠社会各界的捐款是不现实的，必须有稳定、可靠的经济来源。为增强学会自身的造血功能与经济实力，施思明采取了两种开源措施：其一是尽量扩大会员规模尤其是征集永久会员，以增加会费收入；其二是对学会的产业进行市场化运作，以盈利补贴相关事业。

1932年中华医学会与博医会合并，时有会员1 508人，1935年为2 093人。据统计，当时国内注册的西医生约为5 000人。施思明担任总干事后力主尽可能放宽条件，将当时的西医生都纳为会员。虽然不久后抗日战争全面爆发，其他科学社团的会员几无增长，但1941年中华医学会会员却快速增至3 451人。当时会员年会费为10元，约有60%会员按时交纳会费，仅此一项收入在20 000元左右。此外，1936年12月，《中华医学杂志》发布征求永久会员启事：凡会员一次性缴纳120元、夫妇会员一次缴纳150元可成为永久会员。永久会员除享受一般会员权利外，可当选学会重要委员会之委员。永久会员会费为学会基金，其年息充学会常年经费。虽然此举实质上是透支会员会费，但在短时间内的确为总会筹集了近2万元的资金。中华医学会可观的会费（包括永久会员费）收入，充分说明它具有高度的凝聚力，也从一个侧面反映了当时西医从业者的经济地位。

当时，中华医学会拥有的经济资源或产业主要包括：①学会主办的《中华医学杂志》（中、英文版）、《中国医界指南》、《中华健康杂志》等期刊；②出版委员会编译的各类医学书籍、图表；③学会会所等不动产。施思明主张通过市场运作盘活它们。不用说，学会各种期刊的主要经济收入来源于广告。由于中华医学会的声望，加之其杂志读者群主要是各地医疗机构的医生，因此，当时国内外的一些医药品公司都乐于在杂志上刊登广告。从这一时期出版发行的会刊尤其是《中国医界指南》看，广告占有不小的篇幅，自然也带来可观的经济效益。仅以中文会刊《中华医学杂志》为例，1934年改为月刊后的几年，每年的广告收入都在1万银圆以上。1938年，总会还下设了一个"职业介绍部"，并在会刊上刊登各地医疗机构人才供求信息，施思明甚至一度考虑收取中介服务费。

中华医学会出版委员会可谓当时国内最大的医学书籍和图表出版机构，其他不说，单是全国医学院校、中小学教材出版发行这一项，就是一个不小的数目。最初，这些出版物都是由其他经销商代售。1936年6月，学会决定成立书刊营业部自产自销，同时代售其他出版机构的医学书籍。不久，施思明敏锐地意识到医药品及器材的潜在市场，专门成立一个销售部，主要经销中央卫生实验处药物研究室、中央防疫处研制生产的生物制品，同时代购国外药品与器材。抗日战争全面爆发后，营业部曾在香港、昆明、成都等地设置分销处。此举，取得了预想之外的丰厚经济收入。对于这种市场化运作尤其是医药器材销售行为，当时学会内部曾有过争议。有人认为，这种与商家争利的行为，有损一个学术社团的声誉。但牛惠生、施思明等辩护道，它主要是为学会会员及其所在医疗机构提供便利服务，至于经济收益也是用于发展学会的各项公益事业。

中华医学会着眼于学会各项事业的长远发展，总会及中英文会刊编辑部、出版委员会、公共卫生委员会和教会医事委员会等，都将每年结余的部分资金转为备用金，以备紧急情况所需。施思明将这些备用金及社会各类捐款组合为信托投资基金，用来购买上海工部局、上海电力公司、上海公交总公司等发行的债券或股票，以保值和增利。此外，1931年中华医学会购置的会所以及上海医事中心转让给学会用以建立新会所的地皮，是学会最大的不动产，学会一度将部分房屋出租生利。这一系列的市场化运作，成为同期中华医学会平稳运行的重要经济基础。

以往中华医学会的财务收支、资产状况，各专门委员会及专科学会的工作状况，大多在举行大会时才向会员报告。从1936年下半年开始，总干事施思明、医务干事王吉民和黄子方定期（按季度）在《中华医学杂志》上发表会务报告，这不仅使分散各地的会员能及时了解总会及其下属职能部门的工作动态，而且增强了学会管理的透明度。例如：对于会员和社会各界的各种捐款及其用途，总会都一一记录在案并在会刊公布；学会的财务收支、资产状况也经专业会计审核验证。

施思明具有超前眼光，十分看重中华医学会的品牌价值或效应。例如，为增强学会的学术交流功能，他建议在大会学科分组的基础上建立各专科学会，这在1937年举行的第十二次大会上被学会理事会采纳实施。但鉴于中国的国情，施思明力主各专科学会从属中华医学会，以免削弱中华医学会的实力。因此，1937年后产生的各种医学专科学会，均统一冠以"中华医学会某某专科学会"之名称，这个惯例一直延续至今。

　　1941 年 10 月，施思明因家庭原因回美国，其总干事一职由戴天佑代理。同年底，太平洋战争爆发，国民政府外交部部长宋子文及刘瑞恒等人常驻华盛顿为中国购买和募集战争物资，施思明成为宋的机要秘书，继续为中国抗日战争服务。其间，他曾与刘瑞恒主编英文会刊国外版。1943 年 9 月，施思明正式辞去中华医学会总干事一职，由戴天佑接任。鉴于施思明多年对中华医学会制度化管理的贡献，学会仍聘他为名誉总干事。1945 年 4 月 25 日，施思明以中国政府代表和医学专家身份出席联合国筹备大会（即旧金山会议），并成为联合国卫生组织的主要创建者之一。

第五章　峥嵘岁月

"九一八事变"后，日本不断蚕食中国，终于 1937 年 7 月发动全面侵华战争。国难当头，中华医学会积极投身全民族的抗战事业，跟随国民政府转移到了西部大后方。在艰难岁月中，中华医学会彰显了超强的生命力，努力维持各项事业。广大会员在各自工作岗位上，为抗日战争的最后胜利做出了不可磨灭的贡献，也为战后中国医疗卫生事业的发展保存和积累了力量。但抗日战争胜利后，国内和平昙花一现，随之而来的解放战争使国家再度蒙受巨大的损失，中华医学会的事业也不可能有大的起色。1949 年 10 月 1 日中华人民共和国成立，国民党败退台湾。在大时代变局中，中华医学会的绝大多数精英和会员选择留在大陆，带着光荣与梦想进入新中国。

一、战时医疗救济

1931 年 9 月 18 日深夜，日本驻中国东北的关东军炸毁沈阳柳条湖附近的南满铁路路轨，谎称遭到中国军队攻击，炮轰中国东北军北大营，史称"九一八事变"。奉张学良"不抵抗"命令，驻沈阳的东北军不战而撤退到锦州，日本军队陆续侵占了沈阳、长春、营口、铁岭、开原、安东、凤凰城、抚顺、延吉等东北十余座城市。1932 年 1 月 2 日，东北军弃守锦州退至山海关，东三省全部沦陷。日本掩耳盗铃，密谋扶持清朝逊帝溥仪建立傀儡政权——伪满洲国。为转移国际视线，迫使南京国民政府屈服，1932 年 1 月 28 日，日本政府密令驻上海的日本海军陆战队进攻驻守闸北的中国第十九路军，史称"一·二八事变"或"一·二八淞沪抗战"。

此次战争持续一个多月，中日双方军队在上海周边地区反复激战，不仅导致数以万计的军民伤亡，也使上海经济遭受重创。战事期间，中华医学会积极组织上海及江浙一带会员投入战地医疗救护工作。在时任卫生署署长刘瑞恒电召下，北平分会的林可胜等人组织北平协和医学院、医院师生 13 人和护士 18 人南下上海参与医疗救护，他们在南京路中国银行大楼开办了一所可容纳近千名伤兵的临时医院。① 与此同时，由香港分会组织的香港中华医师救护委员会一行 28 人北上支援上海，他们住在总会会所，由学会免费招待食宿。该救护委员会在上海市民维持会主持的第一医院服务两个多月，返回香港前，时任学会会长牛惠生举行盛大宴会答谢。

"一·二八淞沪抗战"使中华医学会充分意识到战争期间伤员救护与防疫工作的紧迫性，会刊 1932 年第 2 期发表社论《上海中日战争与医学之影响》，指出战争期间难民的增加、医药品的短缺等因素，极易引发各种流行性和传染性疾病，如若应付不力，将导致不堪设想的后果，故号召医界同仁，鼓勇振臂，以应此光荣之呼唤。②

"一·二八淞沪抗战"的硝烟还未散尽，1932 年 3 月 1 日，伪满洲国在长春粉墨登场。由于它将热河省作为疆域的一部分，1933 年 1 月 2 日，日军沿北宁线南下占领山海关，热河与长城抗战爆发。1 月 9 日，中华医学会致信北平分会，要求其在平津地区很可能首当其冲的形势下，立即筹备建立开展救死扶伤的救护组织、制定相关办法；并告知总会已同时去函南京、香港和各地分会，促其一致援助北平方面。北平分会回函称当地会员已经积极参与华北医疗救济会的筹备组织工作，并附《北平临时救护院章程》《北平临时救护院董事会章程》。③ 1 月 23 日，北平分会救护委员会成立，由方石珊、李涛等 15 人任委员，并迅速在热河成立了一所救护医院。战事期间，刘瑞恒、颜福庆分别代表中央卫生署与中国红十字会亲临长城一线战地视察医疗救护工作；由中华医学会各地会员及北平医生组成的华北救护委员会医疗救护队也陆续抵达长城前线。尤其值得一提的是，原学会会长林可胜开始系统训练北平协和医院住院医师、医学院各级学生组成医疗救护队，并赴长城古北口、密云等地开设诊所、手术室救护前线伤员。这不仅为此后全面抗战时期医疗救护工作积累了丰富的宝贵经验，也为林可胜后来出任中国红十字总会救护总队负责人奠定基础。

1933 年 5 月 31 日，中日签订《塘沽协定》。该协定虽然让中国获得喘息之机，但实际上默认了日本对东北三省和热河的侵占，并承认冀东为"非武装区"，助长了日本的侵略野心。1937 年 7 月 7 日，日本制造"卢沟桥事变"，发动全面侵华战争。国民政府依据《非常区域救护事业办法大纲》，令各党政机关参与指导当地红十字会分会、医药团体、医事教育机关、商会以及其他与

① 北平救护队出发 [J]. 中华医学杂志，1932（2）：361.
② 上海中日战争与医学之影响 [J]. 中华医学杂志，1932（2）：299.
③ 中华医学会为筹备救护事宜与北平分会往来函 [J]. 中华医学杂志，1933（1）：132.

救护工作有关之团体，组设救护委员会，办理军民临时救护工作。当时，除军医署管辖的军队医疗系统外，许多医学院校与医院受政府委托，纷纷建立了医疗救护队。中华医学会作为当时国内最大的民间医学社团，义不容辞地投身抗战洪流，号召全国各地分会及会员为国家效劳。

1937 年 8 月 13 日，战火波及上海。日本集结驻上海陆军与海军陆战队约万余人，率先向中国保安队进攻，第二次淞沪战争爆发。此后三个月，中日双方集结近百万兵力，在上海周边地区展开殊死搏斗。由于日军装备精良，完全掌握制空权，逐渐占据了上风。中国军队只能凭借临时构筑的野战工事，以血肉之躯和低劣武器装备与强敌死战，伤亡极为惨烈。陈诚晚年在其回忆录中把淞沪战场视为中国军人殉葬的绞肉机，坦言"精神虽说胜过物质，可是血肉筑成的长城，事实上是抵御不了无情炮弹的。所以我军虽多，终难免于败北。财物的损失不计，光是兵员的损失，我军超过敌军的数目，至少在一倍以上"[1]。

由于当时中国国防医学极不发达，军队缺乏建制性的战场医疗救护体系。因此，淞沪战场伤兵的救护工作主要由中国红十字总会领导，依托上海及江浙一带的各类医院进行。战端一开，中国红十字总会、上海市商会、中华医学会、上海医师公会等相关医事团体联合成立了上海救护委员会，由原中华医学会会长、上海医学院院长颜福庆担任主席。该委员会下设总务组、医务组、救护组、运输组、材料组等各组，积极开展募集资金与医药品、征召医疗救护队、设立救护医院等工作。中华医学会总干事施思明、医学干事黄子方等人担任救护委员会常务委员，并号召全体会员共赴国难，积极参与医疗救护工作。8 月 15 日至 25 日，上海救护委员会成立救护队 4 队、救护医院 4 处。此后，随着战区扩大，救护范围也随之不断扩大，救护队增至 10 队，各方组织的临时急救队增至 12 队，上海、镇江、南京等城市建立了 30 多家救护医院。据同年 9 月 13 日施思明发布的《总干事报告》，中华医学会应中国红十字总会之请，与该会合作共同组织收容伤兵之第一救护医院，院长宋梧生医师，外科主任倪葆春与董秉奇医生；同仁医院、中山医院师生及西门妇孺医院护士担任医务工作。[2]

中日淞沪会战不仅导致大量军民伤亡，而且引发了汹涌的难民潮。上海闸北、浦东、南市甚至周边其他城乡的难民纷纷涌入公共租界与法租界。据

① 陈诚. 陈诚回忆录：抗日战争 [M]. 北京：东方出版社，2009：39.
② 施思明. 总干事报告 [J]. 中华医学杂志，1937 (5)：583－589.

1937 年 9 月 7 日《申报》报道，公共租界与法租界至少有 50 万难民。此外，在紧邻法租界的南市，滞留了约 30 万难民。在中国民间社团的协助下，公共租界与法租界建立了近 200 座难民营，开展难民的收容与遣返工作。上海国际红十字会副主席、法国天主教神父饶家驹则在南市建立了以其名字命名的"饶家驹安全区"。①

为难民提供医疗救助以防止传染性疾病发生，是难民救济工作的重要组成部分。由于市区内各处医院人满为患，迫切需要建立大量临时难民医院。中华医学会在原会长牛惠生夫人、中西女塾董事长徐蘅英女士帮助下，联合扶轮社、留英同学会、国际救济会等团体，借中西女塾校址开设病床近 200 张的难民疗病院。从北平协和医学院南下上海的李宗恩担任院长，医务工作也主要由滞留上海的北平协和医学院师生及护士承担，并由公共租界工部局及雷士德医学研究院免费提供各种医疗设备。②

当时，由颜惠庆任主席、主要由居住上海的著名外侨建立的中国红十字会上海国际委员会承办了两所难民医院，共计病床 270 张。由于该组织无专职医务人员，具体医疗事务委托中华医学会公共卫生委员会及上海分会负责。在施思明与黄子方领导下，公共卫生委员会相继成立了公共卫生护士部、环境卫生部、妇婴健康指导所、花柳病诊疗所、麻风病诊疗所等，为难民提供全方位医疗服务。以此为基础，1938 年 10 月，公共卫生委员会在新闸区建立了一个模范卫生实验区，负责附近 3 万居民的卫生工作，并将其作为中国红十字会第一医院公共卫生实习基地。美国红十字会拨给中华医学会补助金 15 000 美元，主要用于设立收容所、添设流动医疗车等。此外，当时上海周边的苏州、杭州、南京、芜湖、常州等地的中华医学会会员也积极参与当地伤兵与难民的医疗救济工作。

因中华医学会会所位于公共租界安全区，从而成为战时医疗救护服务工作的中心之一。中国红十字会在此设立办事处、医疗器材供应部与救护人员训练班；国立上海医学院化学科的职员在内从事防毒气试验；由虹口、高桥等地撤退到市区的医务人员也居住在总会招待所。此外，从全国各地奔赴上海参与医疗救济的团体和个人纷纷到中华医学会会所咨询与寻求帮助。由于中华医学会

① 有关饶家驹安全区的详细情况，请参考：阮玛霞. 饶家驹安全区：战时上海的难民 [M]. 白华山，译. 南京：江苏人民出版社，2011.

② 施思明. 总干事报告：筹组中华医学会疗病院经过 [J]. 中华医学杂志，1937（10）：1193 - 1194.

与国内外医学及慈善组织有较密切的联系，加之其会员遍布全国各地，尤其是有不少外籍会员，因此，在战时医疗救济过程中，它在以下两个方面发挥了独特作用：

其一，为军医署、中国红十字会等政府或民间医疗救济组织代办征集战时医务人员。淞沪战事爆发后，国军伤亡惨重，除军队各类医院外，仅中国红十字会开办的伤兵救护医院就达近30家；而收容治疗难民的医院与诊所更是难计其数，它们迫切需要大量医务人员。中华医学会不仅号召全体会员填写为政府服务志愿书，随时听从政府调遣，而且主动承担登记、分配医务人才及物品之工作。它对医生、护士、义工、医药物品、厂商分类登记造册，分送各伤兵医院、卫生当局和难民收容所。

此项工作，最初主要由学会上海会所和学会汉口办事处（由马雅雒医生负责）办理，上海负责华北与华东地区医务人员调配，汉口则负责华中地区。学会充分利用其主办的《中华医学杂志》《上海医事周刊》以及无线电广播、报纸等媒介，及时告知各地医务人员供求状况，效果极佳。1938年，中华医学会在西南设立办事处后，这一工作持续进行。当时许多奔赴大西南的医生，都经由中华医学会昆明或重庆办事处介绍工作。尤其值得一提的是，中华医学会教会医事委员在中华基督教促进会的领导下，敦促在华教会医院及医学传教士与所在地区红十字分会密切合作，开展医疗救济工作。它呼请欧美传教机构加派医学传教士到战时中国服务，建议行将出发赴非洲、印度等教区的医学传教士，暂时来华工作。在胡美的呼吁下，1938年10月，北美12家教会团体发起成立海外教会医事委员会，以支持战时美国在华的教会医院。这一时期，由于纳粹德国对犹太人的种族歧视与灭绝，有数百名犹太籍医生从欧洲流亡中国，他们大多经教会医事委员会引荐服务于中国医疗机构。

其二，为政府代办海外医药器材征募。抗日战争全面爆发后，医药物品十分短缺，为此，中华医学会特成立医务救济委员会接收各界捐款及医药物品。受国民政府委托，中华医学会积极代办海外医药器材的征募。最初，总会委托香港分会代表学会向东南亚华侨征集医药物品，随后不久即在美国旧金山和檀香山、英国伦敦、印度尼西亚马尼拉、越南西贡等地建立海外办事处，开展医疗物品征募事务。除免费捐赠外，当时征集的医药物品由海外中国银行以救国公债方式支付。各国总办事处征募的医药物品、设备，均先汇集至中华医学会香港分会，再由总会分发全国各地。中华医学会曾先后以上海、南京、汉口、济南四个分会为分发站，将这些医药物品分发给南京、无锡、苏州、杭州、芜湖、湖州、松江、徐州等地近70家医院或诊所。1938年6月，宋庆龄出面邀集中外人士发起成立"保卫中国同盟"，全权负责从事国际范围内筹募款项和医药品、儿童保育工作与工业合作社等活动。中华医学会开展的这方面工作自然结束。据不完全统计，截至1938年10月，中华医学会医务救济委员会共收到海内外捐款约国币55 547元，医药物品价值近30万元。①

华北方面，北平与天津相继沦陷后，日军企图沿平汉线、平绥线、津浦线南下中原、华中、华东地区。为此，国民政府相继组织了南口会战、忻口会战和徐州会战。中华医学会的许多会员随华北救护委员会、河北省立医学院、北平中央医院、齐鲁大学医学院、山东省立医学专门学校、河南大学医学院等医疗机构组织的救护队，在平汉、平绥、津浦铁路沿线辅助军队开展伤员救护。1938年5月徐州会战结束后，这些医疗机构与团体随军一路南移到华中地区，参与了武汉会战时期的战场医疗救护工作。

"卢沟桥事变"爆发前夕，时任北平协和医学院生理系主任教授林可胜按原计划与家人一起到英国休假。淞沪会战爆发后，时任卫生署署长兼军医署署长刘瑞恒紧急电召林可胜，恳请他立即返回中国参与抗战。林可胜将妻儿安置在新加坡父母家后，独自返回南京协助刘瑞恒开展军医工作。当时，日军已兵临南京城下，林可胜临危受命，负责疏散红十字会首都伤兵医院的600多名工作人员。他将大家组织成流动医疗小分队，顺利转移到汉口。国难当头，林可胜用实际行动诠释了什么叫精忠报国，谱写了自己人生最华丽的一章。

持续三个多月的淞沪会战以中国军队惨败而告终，它凸显了中日双方综合军事力量的巨大差距。武器装备、士兵素质、陆海空协同作战能力、后勤补给等姑且不论，仅就战地医疗救护而言差距就十分悬殊。当时中国军制以师为基本作战单位，军为指挥机关，全国共计182个正规师，外加地方保安、警察部队，总兵力350万左右。原则上，只有师级以上单位配置野战医院，师以下团、营、连配置卫生员，且多以老弱伤残士兵充任。据刘瑞恒、林可胜等人估算，抗战初期全国西医5 000名左右，合格的军医也就1 000多名，合格的护士也不会多到哪里去。也就是说，当时中国军队大约每3 000人才有1名合格军医，而日军每350人配备1名军医，美国与德国150～200人配备1名军医。毫无疑问，战地专业救护人员与医疗设备的短缺，使中国的伤兵无法获得有效救护，严重削弱了中国军队的战斗力和士气。

当时，长江三角洲地区是中国医疗资源相对发达的地区，因此淞沪会战期间，中国军队或多或少还能利用上海、南京及其周边一带的医疗资源。但即便

---

① 施思明. 总干事报告 [J]. 中华医学杂志，1938（10）：888.

如此，由于缺乏统一的组织与协调，能够获得有效救护的基本上是中上级军官，一般伤兵只能弃之不顾。例如：日后威震缅甸战场的孙立人将军时任财政部税务总团上校团长，在作战中身负重伤，由上海的医院紧急处理后转送香港医治；74 军 51 师 306 团上校团长邱维达在南京保卫战中身负重伤，被担架一路护送到武汉医院治疗。华北方面战地医疗救护状况更为糟糕，例如：指挥平型关大捷的八路军 115 师师长林彪因故受重伤，只得远赴苏联治疗。长三角地区的沦陷意味着中国军队丧失了最宝贵的医疗资源，依托大城市建立救护医院已不现实。如何迅速建立战时医疗救护体系成为支撑持久抗日的重大问题，刘瑞恒、林可胜等人经详细协商，初步拟定了一个全盘性计划。

首先是增强现有军医机构，应付战时急需。战争初期，中国军队伤亡惨重，仅淞沪会战一役损兵近 25 万，战地医疗救护不力是重要因素之一。因此，军政部军医署督促各战区迅速建立野战医院、兵站医院和后方医院三位一体的救护体系。由于军队医护人员与医疗设备严重短缺，军政部紧急招募公立、私立医学院校师生、开业行医者入伍，并将各地报名入伍者组编成"军政部军医预备团"，给予卫生劳动勤务训练，然后依其学历、资历、志愿，分配到各陆军医院工作。淞沪会战爆发后，军政部采纳上海同济大学医学院院长张静吾的建议，依托医学院与其他社会医疗机构陆续创办了 12 家军政部军医署重伤医院，其中，上海同济大学医学院负责组建第 1、第 5 重伤医院，江苏省立医政学院组建第 6 重伤医院，南通大学医学院组建第 7 重伤医院，广西大学医学院组建第 8 重伤医院，山东省立医学专科学校附属医院和河南大学医学院附属医院分别改制为第 10、第 11 重伤医院等。事实上，当时的一些教会或私立医院也被军政部征用。

其次是充分利用民间医疗力量，建立不受军队编制制约，具有严密组织、特种技术功能和机动性的民间战地救护机构，以补军医体系之不足。由于当时美国、英国、苏联等国家尚未与日本交战，其政府不可能直接援助中国。中国迫切需要建立一些民间抗战救援机构，并以之为中介吸纳国际民间社会的医疗资源。1938 年 2 月，刘瑞恒同意由林可胜出面在汉口组织成立中国红十字总会战时救护委员会，并在其下成立各种医疗队，将它们派遣到各战区服务。此后不久，宋庆龄领衔成立"保卫中国同盟"。它们成为太平洋战争爆发前中国获取医疗外援的两大渠道。

再次是采取特殊措施训练军队现役各级卫生人员。民国时期，中国专门培养军医的学校仅中央陆军军医学校一所，且规模不大。它源于清末袁世凯在天津创办的北洋军医学堂，后相继迁至北京、南京，抗战爆发后迁至贵州安顺。

此外，一般医学院校是军医的另一个来源。但抗战全面爆发时，中国各类医学院校不过20来所，每年毕业生总数不到600人，指望它们培养战时急需的大量军医人员根本不现实。为此，林可胜等人以军政部名义设立了战时卫生人员训练所，采取速成方式培养军医和护士。

随着1938年6月武汉会战的全面展开，林可胜领导的中国红十字总会战时救护委员会迁移到了长沙，并正式更名为"中国红十字总会救护总队"。1939年2月，救护总队又奉命迁至贵州省省会贵阳市东南郊的图云关，并最终定名为"中国红十字总会救护委员会救护总队部"，林可胜任临时救护委员会总干事兼救护总队队长。此后，图云关成为战时中国军事医疗中心和医药物资的集散地。林可胜等人为满足九个战区的需要，将救护总队分成9个大队，下辖47支医疗中队、94支区队。必要时，十几个人的区队还会分成两到三支小队深入前线服务。1942年初，为巩固西南大后方，中国组成远征军赴缅甸作战，林可胜带领红十字救护分队跟随孙立人部队行动，担任军医处长。因错综复杂的原因，远征军兵败缅甸，林可胜跟随孙立人部队进入印度。1944年远征军反攻缅甸，林可胜担任史迪威领导的滇缅战区军医总监，因其卓绝贡献而被授予美国自由勋章。救护总队配备有200多辆改装的救护卡车和相对较好的医疗设备，具有极大机动性，因而成为串联野战医院、兵站医院和后方医院的纽带，提高了战地救护的效率。据统计，抗战期间，相继有近4 000名中外医务工作者服务于中国红十字总会救护总队与军政部战时卫生人员训练所，救治伤员总人数高达248万人次。

与此同时，军政部战时卫生人员训练所在图云关建立了固定基地，并设立了规模较大的陆军实习总医院供示范教学之用。此项训练班一年四期，轮流进行，设有军医高级班、军医尉级班、军医分期教育班、看护士兵班等，军中累计受训卫生人员达数万人。[①] 由于此后战区不断扩大，集中受训困难重重，林可胜等人又在陕西堡城、江西上饶、湖北老河口、贵州黔江、湖南东安和印度仁加等地建立了战时军医署军医训练分所。

在刘瑞恒、林可胜的感召下，当时中华医学会的许多会员尤其是北平协和医学院的一些师生，纷纷放弃原职，投身抗战洪流。例如，战时卫生人员训练所所长卢致德、医学教育部主任荣独山、内科主任周寿恺、生理教研室主任柳安昌、护理部主任周美玉等，都曾先后就读或任职于北京（平）协和医学院。此外，图云关基地还有来自保加利亚、波兰、奥地利、罗马尼亚、德国、英

---

① 刘似锦. 刘瑞恒博士与中国医药及卫生事业［M］. 台北：台湾商务印书馆，1990：124.

国、苏联等国的 20 多位外国医生。因毛泽东高度赞扬而为人们熟知的加拿大医生白求恩，就是由救护总队派遣到八路军晋察冀根据地服务的。国外的一些医学团体与慈善组织，也给予了红十字总会救护总队有力声援与医疗资源支持，其中最为著名者为美国医药援华会。

1937 年底，美国一些热爱中国的知名人士，尤其是曾在北京协和医学院任职的医学人士，发起成立了美国医药援华会（American Bureau for Medical Aid to China，ABMAC），由时任美国纽约大学医学院华裔教授许肇堆任会长。许肇堆 1897 年生于福建晋江，幼年随父母定居菲律宾，后到美国习医，曾任美国纽约科学学会研究员、美国原子能委员会医学专家、菲律宾总统府科学顾问等职务，是美国著名的医药科学家。1941 年底太平洋战争爆发前，陈纳德飞虎队与美国医药援华会是美国支援中国抗战的两股民间力量。此后，美国医药援华会与美国公谊服务会、美国对华急救委员会、美国教会对华救济会等团体共同组成美国援华联合会，继续为中国抗战募集资金与医药品。由于林可胜曾任职北京协和医学院，在欧美医学界有很高声望，因此被指定为美国医药援华会驻中国代表（1946 年后由刘瑞恒继任）。在林可胜主持红十字总会救护总队期间，仅美国各界捐赠给救护总队的款项就高达 6 600 万美元。

当然，战时中华医学会会员参与的医务工作并不局限于战地医疗救护。当时，中央卫生实验院生化室（重庆）、中央防疫处（昆明）和西北防疫处（兰州）研制和生产了大批生物制品与疫苗，应用于各战区和大后方的防疫。1941 年，英国细菌学家弗莱明发明的青霉素成功应用于临床治疗。1943 年，中央防疫处的汤飞凡等人用自己分离的中国菌种，生产中国首批 5 万单位一瓶的青霉素供国军使用。由于战时西医药品短缺、价格昂贵，中华医学会号召会员积极研制国药，以解军队燃眉之急。1937 年底，陈志潜等人在河北定县开展的乡村卫生试验工作被迫中止，受林可胜电召，陈志潜一路辗转北平、天津、上海、香港、南宁、柳州，最后抵达贵阳加入战时卫生训练所行列。在时任贵州省卫生厅厅长朱章赓的支持下，陈志潜等人在贵阳周边的定番县（今惠水县）开展乡村卫生建设工作。1939 年春，陈志潜受命回老家四川，开辟了公共卫生建设的一片新天地。这些工作不仅有力支撑了持久抗战，而且对西南地区医疗卫生事业的发展产生了深远影响。

二、坚守孤岛

抗日战争全面爆发后，中国军队在华北、华中及东南沿海地区与日寇展开了殊死搏斗，粉碎了日本三个月灭亡中国的狂妄幻想。但因中日两国综合国力对比悬殊，中国军队只能逐次抵抗日军，以空间换时间。1938 年 10 月 27 日武汉会战结束后，华北、华东、华中及华南地区的大中城市相继沦陷，抗日战争由此进入战略相持阶段。当时，中国事实上分为三大区域：其一是国民政府迁都四川重庆后直接领导的西南、西北大后方，以及广东、广西、湖南、河南、湖北、安徽、江西等省份的部分地区；其二是中国共产党在日占区相继建立的抗日根据地；其三是日本人占领的东北、华北大部及东南沿海地区的青岛、上海、南京、广州、福州等大中城市。

虽然抗战初期，中华医学会的广大会员已随政府、军队医疗机构和一些医学院校、社会团体转移到了西南、西北地区，但由于各种主客观原因，仍有不少私立医疗机构尤其是欧美教会医疗机构留在了沦陷区。其中，较为著名的有北平协和医学院、上海圣约翰大学医学院、雷士德医学研究院、巴斯德医学研究所、上海同仁医院、广州博济医院等。此外，也有部分医生在沦陷区继续开业行医。这些滞留沦陷区的医务工作者们（许多为中华医学会会员）背负国破家亡的耻辱，以仁慈之心为沦陷区的同胞提供医疗服务，或潜心致力医学教学与研究工作。与此同时，他们中的许多人仍然保持着对中华医学会的忠诚，恪守会员义务，积极交纳会费、参与所在地分会活动，尽力支持总会的事业。其中，坚守上海孤岛（英、美公共租界与法租界）的王吉民、刁信德、富文寿、余云岫、乐文照、范行准、伊博恩、余新恩等人；坚守华北教育孤岛北平协和医学院的林宗扬、吴宪、袁贻瑾、许雨阶、林巧稚等人是典型代表。随着抗日战争研究范围的拓展与深入，沦陷区人民对抗战的默默贡献也引起了学者关注。有学者将抗战期间身处沦陷区、保持民族气节的知识分子群体，对国家文化、科学传承的贡献称之为"另一种抗战"。①

1937 年 6 月，王吉民应中华医学会总会之邀出任专职医学干事，举家从杭州迁居上海。对他来说，这是人生的一次重大抉择或转折点。王吉民（1889—1972）出生于广东省东莞县虎门镇一个具有基督教背景的显赫家族，其祖父王元深 1847 年在香港被德国传教士郭士立按立为牧师，后在宝安、东莞等地传教。其父王谦如、伯父王煜初秉承父业，也在家乡一带传播基督教。因此，这个家族较早接纳西方文化，到了王吉民一辈，兄弟姐妹十余人皆在香港接受西式教育或留学欧美，此后活跃于民国时期的政界、教育界和科学界。例如：王吉民胞兄王泽民是孙中山在香港西医书院的师弟，广东红十字会的主

① 张剑. 另一种抗战：抗战期间以秉志为核心的中国科学社同仁在上海 [J]. 中国科技史杂志，2012（2）：127 - 142.

要发起人之一；堂兄王宠惠是中国近代著名法学家，曾任国民政府外交部部长、司法院院长等重要职务；堂兄王宠祐被誉为中国近代地质矿产学先驱之一。

王吉民 1896 年随父到香港就读，1905 年考入香港西医大学堂，1910 年毕业后到外轮公司任船医，民国成立后受聘沪杭甬（上海—宁波）铁路管理局总医官。其间（1918 年）与苏梅英女士结为伉俪，膝下一子四女。1931 年，王吉民转任浙江邮政管理局医官，同时在杭州开业行医。当时的王吉民可谓安居乐业，日子过得极为舒适。但他作为 1915 年入会的元老级会员，二十多年来一直心系中华医学会的事业，不仅长期义务担任会刊《中华医学杂志》中文版分科编辑、副总编辑，而且是会刊核心作者之一。因其卓越贡献，在 1937 年 4 月学会第十二次大会上当选副会长。

王吉民学贯中西，对中国传统医学情有独钟，酷爱医学史研究，开业行医之余撰写了不少医学史方面的论文，并与伍连德用英文合著了《中国医史》一书。多年来，他一直想建立一所医学史研究的专业机构，为同道提供一个良好的学术平台。因此，1935 年，王吉民、伍连德、伊博恩、胡美、李友松、海深德等人发起成立了中华医学会第一个专科委员会——医史委员会（1937 年改称中华医史学会），由王吉民任主席，伊博恩任秘书。1937 年 4 月学会举行第十二次大会期间，举办了中国医史文献展览，这让王吉民萌生了建立中国医史博物馆的念头。据说，牛惠生、颜福庆、伍连德等学会大佬曾承诺在未来建立的新会所内设立医史博物馆和图书馆，这或许是王吉民甘愿放弃舒适生活加入中华医学会管理层的直接动因。从此，医学界少了一位杰出的专业医生，但多了一位专职的医学社团管理者和医学史研究的开拓者。

不久后淞沪会战爆发，王吉民返回浙江莫干山参与医疗救护，直至 1937 年底才正式到上海就任中华医学会医务干事，主要分管中文会刊、教会医事委员会、出版委员会、会员部、各地分会、医史学会、图书馆及房产管理方面的工作。由于时局骤变，1938 年 6 月，学会执行委员会会议决定将学会工作重心逐渐转移到西部大后方，总干事施思明将前往主持全面工作。同年底，另一位专职医务干事黄子方因受聘上海医学院教授，将随上海医学院迁移云南昆明，不得不辞去学会医务干事一职。于是，王吉民成为留守上海会所的最佳人选，等待他的将是一段异常艰难的岁月。

当时，日本尚未向美、英、法等西方列强开战，因此，上海公共租界与法租界还是一片相对独立与自由的小天地，与外部世界的海陆交通也没有完全中断。例如，当时从上海可经海路到达香港或越南海防，然后由香港经广州湾

（湛江）到南宁、柳州、贵阳、重庆，或者由越南海防搭乘滇越铁路进入云南。因此，留守上海会所的王吉民等人仍能与西南地区的施思明等人遥相呼应。这一时期，十里洋场虽成孤岛，但由于人口骤增，各种需求巨大，商业、医疗与娱乐业异常繁荣。当时沦陷区的一些中外西医生，也纷纷到上海开业行医。陈存仁在其《抗战时代生活史》一书中，对亲身经历的孤岛市井生活有生动描述。在他笔下，孤岛是一个高度分化的两级社会，一般市民尤其是难民度日如年；而许多到租界避难的有钱人和变节的汉奸却过着纸醉金迷的生活，所谓前方流血，后方作乐。①

在王吉民、刁信德、富文寿、余云岫等人的努力下，上海办事处艰难运转，并与各地分会及会员继续保持联系，上海、北平、杭州、广州和武汉等沦陷区的分会也渐渐恢复学术活动。当时位于会所的医药图书、医药器械两个销售部仍照常营业，甚至一度在香港与昆明开设分销处，收入颇丰，为当时学会在大后方的运转提供了经济支持。尤其值得一提的是，因欧美医学传教士的特殊身份，教会医事委员会有相对较大的活动空间，得以继续为沦陷区的教会医院、诊所提供医药品。王吉民家族与基督教有极深缘分，他本人也是虔诚的基督教徒，因而长期兼任学会教会医事委员会的干事。1938年底，王吉民曾代表学会教会医事委员会参加了在印度举行的第三次世界基督教大会。

华北地区的北平、天津沦陷后，北京大学、清华大学、北平大学、北平研究院、南开大学等著名高校及研究机构内迁西部大后方。北平协和医学院、辅仁大学和燕京大学因美国或教会背景得以继续运转，成为华北的一座教育孤岛。由于北平协和医学院部分外籍教员陆续返回欧美，中国教员对学院的维持举足轻重。林宗扬挺身而出，担任学院教务长，谢元甫、吴宪等中国教授也成为学院教务委员会成员。此外，王锡炽任北平协和医院院长、聂毓禅任协和护理学校校长。他们尽力维持北平协和医学院教育的正常进行，使数百名学生可以继续他们的学业。即使在动荡的岁月中，吴宪、王锡炽、袁贻瑾、钟惠澜、吴英恺、许雨阶等人仍未中断医学研究，而且取得了不俗成果。尤其值得一提的是，北平分会的活动一直照常进行，正是北平会员的坚持和努力，《中华医学英文杂志》得以继续出版发行。1941年底太平洋战争爆发，北平协和医学院被迫关闭，部分师生辗转到了西部大后方。

这一时期，以王吉民等人为代表的沦陷区会员勉力维持中华医学会的事业，主要贡献可归纳为以下几个方面：

---

① 陈存仁. 抗战时代生活史 [M]. 桂林：广西师范大学出版社，2011.

其一，维持了战时中国医学交流的宝贵平台。因交通便利、容易拉广告赞助、纸张和印刷成本低等原因，当时中华医学会的中文会刊《中华医学杂志》《中国医界指南》以及出版委员会编译的医学书籍与图表仍然在上海出版发行；1939 年 8 月，学会公共卫生委员会创办了《中华健康杂志》，由黄子方任主编，在昆明编辑，但出版与发行事务也由上海办事处负责。1940 年 5 月黄子方病逝后，《中华健康杂志》回迁上海办理，主要由王吉民和余新恩负责。

1941 年 12 月太平洋战争爆发后，日军占领租界，中华医学会上海办事处陷入困境。学会理事会与董事会举行联席会议，决定上海办事处职员由 24 人减少至 12 人，会所医药器械部及售书部工作相应减缩；《中国医界指南》停止出版发行、医史博物馆及图书馆暂时停止开放；《中华医学杂志》《中华健康杂志》减少篇幅后继续出版发行。次年 2 月，因北平协和医学院停办，《中华医学英文杂志》由北平移归上海办事处编辑出版。11 月 1 日，上海办事处正式停止工作。为继续供应沦陷区医学书刊，学会在上海另设中华医学会出版社，由王吉民任社长，富文寿任董事会主席。当时，除上海出版的中英会刊外，学会在重庆、成都与美国华盛顿分别出版中英文会刊，各地经费自筹。

抗日战争期间，中华医学会主办的各种医学期刊，虽然受到不同程度影响，但从未间断出版发行，这为战时中国医学交流提供了一个极为宝贵的平台。王吉民在回首这段艰难岁月时曾有如是感慨：

> 前人有曰，办理杂志有三难：一曰难于集稿，二曰难于编辑，三曰难于维持。自战事发生以来，医校非迁即停，医人流离失所，心增不宁，何暇写作，此集稿之难也。同时原著既感缺乏，海外新刊亦断来源，稿件无从选择，巧妇难以为炊，此编辑之难也。因物价飞涨，收入锐减，经费无日不在威胁之中，此维持之难也。时至今日，除以上三项外，尚有其他障碍，为平时所无者，纷至沓来，如电力之限制，纸张之难购，检查之规定，商情之反常等，此出版之难也。[①]

其二，扩充学会图书馆。1925 年，中华医学会征得上海红十字会时疫医院许可，借用其在上海西藏路 545 号房屋两间，分设事务处与图书室。由于地方狭窄、经济困难，此后几年，图书室只有几十种医学杂志而已。1931 年 8 月学会建立第一处正式会所后，在一楼设立了一个较为宽敞的图书室。不久，为方便会员查阅资料，又另辟了一间阅览室。据范行准先生回忆，当时，图书

---

① 王吉民. 中华医学杂志三十周年纪念感言 [J]. 中华医学杂志，1945（1-2）：1-3.

室的医学杂志数量有很大的增长，而且存放了已故会长俞凤宾生前经手收集的93种中文医书，其中珍品为清同治年间扬州王九峰《医林宝》一书手稿。①但中华医学会与博医会合并后，规模迅速扩大，学术研究功能也有所增强，迫切需要在原有图书室基础上建立一个高规格的医学图书馆供会员研究之用。

王吉民任学会专职医务干事后，在各方支持下，开始大力扩充图书室。1938年5月，为纪念已故会长牛惠生，学会理事会决定将图书室命名为"牛惠生图书馆"。牛惠生夫人徐蘅英女士遵照牛惠生遗愿，将其生前兼任上海一些英、美公司和工厂医生所得的10 000元捐助图书馆。同年，中华文化基金会亦拨款5 000元支持图书馆。1940年，已定居马来亚的伍连德捐款12 000元，指定用于购置医史图书。伍连德作为中华医学会的主要缔造者，他对学会的呵护自不必说。但他指定自己的捐款专用于购置医史图书，除了对医学史的热爱和对图书馆重要性的认识外，他与王吉民的私谊当是一个重要的因素。

上述三项捐款，在当时是一笔十分可观的资金，使王吉民等人得以收购大量中英文书籍。一方面，王吉民请当时国内医学图书馆权威、前北平协和医学院图书馆主任戴志骞夫人帮助，从国外购买了一批外文医学书刊，其中包括各种标准医学课本，以供医学师生阅读。另一方面，因为战乱，当时上海租界人口骤增、物价飞涨。为生计所迫，许多人只得抛售旧物，其中各类旧书籍多得满街都是。身临其境的范行准曾有"东南文物，扫地尽矣"之感慨！王吉民认为："战事的发生适为吾等收集多数珍贵书籍及展览材料之良好机会，因收藏家迫于环境，不得不将其所有忍痛出售。吾等必须在可能范围内为后代设法保存有价值之材料。"②

为使中医典籍不因战乱而外流，王吉民等人付出了大量心血。在收购中医典籍过程中，他与余云岫、范行准等人每每对书的内容、版本及价钱都要作详细的评估，有时一部书要商量大半天才决定买与不买。其中，也有不少精品因价钱太贵，只能忍痛割爱，这多年后仍让王、范两人痛惜不已。此外，范行准在北平购得妇科珍贵手抄本及明版书籍多种；施思明等人在昆明购得私人收藏的中国医籍明代印本及手抄本139册。尤其值得一提的是，1942年初，王吉民获悉杭州市智果寺有意出售已故住持清华所收藏的大量中医书籍，因而冒着巨大风险亲赴杭州。最终在之江大学外籍教授帮助下，用了近一个月时间，将这批书籍全部运到了上海学会会所。由于王吉民等人收购中医典籍的经费主要

① 范行准. 十年来本会图书馆的概况 [J]. 医史杂志, 1947, 1 (1): 14 - 22.
② 王吉民. 中华医史学会二年工作概况 [J]. 中华医学杂志, 1939 (11): 956 - 960.

来自伍连德的资助，因而在图书馆中专辟了"伍连德医史藏书室"。

此外，当时中华医学会的许多会员和社会人士，都纷纷向图书馆捐赠自己的藏书。例如：王吉民将自己收藏的中西医学书籍和杂志近 5 000 册赠予图书馆；伍连德回马来亚后，也将北京住所的藏书转赠学会；余云岫将医史方面的藏书放在图书馆，供其他研究医学史者借用。据统计，1936 年，图书馆的中医书籍不过 93 种，1941 年已经增至 1 644 种、4 000 余册。至于其他中外医学书籍与杂志，更是有大幅度的增加。在图书馆管理方面，王吉民也力求专业化。当时图书馆不仅配置专职管理人员，而且对藏书进行了分类、分目，并编制了书目索引。虽然是战乱时期，平均每月仍有近 300 人到图书馆阅读，借出书籍、杂志近 200 册。

其三，创建中国现代首家医史博物馆。1937 年 4 月，中华医学会在上海举行第十二次大会时，总会拨款 300 元支持医史学会组织了"中国医史文献展览"，展品近千件，主要来自当时全国 30 多位收藏家。其中不乏孤本珍籍、名医肖像、医事图画、先哲遗墨、处方真迹、表册、雕刻、用具等，王吉民亲自编撰了《中国医史文献展览会展览品目录》。该展览成为大会的一个亮点，当时一些报刊曾予以报道和好评。会后，王吉民在会刊上发表《筹设中国医史陈列馆刍议》一文，明确提出医史博物馆（陈列馆）有三大功用：①收集历代医药物品，如雕刻、画像、图书、用具等，妥为保存，以免散失；②所藏各品，足以供学者研究，藉以考察医学之变迁，治疗之演进；③对学生为有效之教育方法，为民众可作宣传医学常识之利器。[1] 同时，他还提出了建立医史博物馆的一系列可操作性措施。

这一提议获得了总会的认同，并在拟建的新会所中预留了医史博物馆的位置。虽然战乱影响了这一规划，但王吉民仍在许多热心人士的赞助下，于 1938 年 7 月在学会图书馆旁另辟一室正式建立医史博物馆，并亲任馆长。当时，总会经费非常困难，根本无力为医史博物馆提供收购藏品的经费，但王吉民、宋大仁和唐乃安家属无私将自己的收藏奉献给博物馆，使该馆渐成规模。1940 年，医史博物馆迁移到会所二楼，并占有三室，陈列品分为书画、图表、雕刻、塑像、仪器和医俗等几大类，共约 500 件。此后，该馆藏品陆续有所增加。1949 年 10 月中华人民共和国成立后，中华医学会总会会所迁移到北京，将医史博物馆交上海分会管理。1956 年医史博物馆随中华医学会上海分会迁到上海北京东路国华大楼，陈列室扩大为五间，并设有办公室、医史资料室、

---

① 王吉民. 筹设中国医史陈列馆刍议 [J]. 中华医学杂志，1937（5）：758 – 759.

文物登记室、文物仓库等。1959 年，中华医学会医史博物馆改属上海中医学院，迁移至该学院内，王吉民继续担任馆长至 1966 年。

太平洋战争爆发后，日本占领租界。为避免学会图书馆珍贵的中医典籍和博物馆文物被日本人掠夺，王吉民等人将它们化整为零，分散保存在王逸慧、侯祥川、马弼德等会员家中，直到抗战胜利后才完璧归赵。尤为难能可贵的是，在身陷孤岛、生计极端困难的条件下，王吉民等人不仅苦苦支撑学会的事业，而且还潜心致力于中国医学史方面的研究。虽然医史学会成立不久，抗日战争便全面爆发，但其所开展的一系列工作非但没有停止，而且取得了极为丰硕的成果。除上面已提及的医史博物馆及伍连德医史藏书室的建立外，该会从1940 年到 1945 年每年都举行学术研讨会，并在中、英文会刊上分别发行了 4 期和 3 期医史专号。其中，王吉民的《中国医事艺术品集影》、余云岫的《旧医对于猩红热的记载》和《中国霍乱病史》、海深德的《控制结核病诊断器械发明史》、伊博恩的《李时珍对本草增加之药品》、范行准的《明季西洋传入之医学》、李涛的《医史纲要》等著述，都具极高的水准。以此为基础，抗战胜利后中华医史学会独立出版发行了《医史研究》期刊。

此外，这一时期，学会公共卫生委员会相继成立了环境卫生部、公共卫生护士部、妇婴健康指导所、麻风诊疗所、眼科诊疗所，为上海公共租界与法租界内的中国居民和难民提供医疗服务。滞留上海的学会研究委员会成员侯祥川、吉安、伊博恩、马弼德等人还推出了《上海居民营养情形研究》《中国民众最低限度之营养需要》《中国流行病及发病率第一次调查》等研究成果。

三、往西南去

早在 1923 年，中国近代著名军事学家蒋百里就曾预言，未来中日两国必将有一场生死之战。战争一旦爆发，短期内津浦、平汉一线以及东部沿海地区将沦陷；中国必须依托洛阳、襄阳、衡阳第二地理棱线以西的西北和西南地区与日本展开持久战，以期利用辽阔的国土和众多的人口拖垮日本。这一天才的论断，最终演变成中国全面抗战的基本战略原则：以空间换时间。

1937 年 11 月，国民政府宣布迁都四川重庆，并充分利用淞沪会战与武汉会战赢得的宝贵时间，有计划地将最重要的战略资源和文化命脉逐次内迁至西南与西北地区。这场大迁徙兼顾战时国防急需与战后国家重建两个方面，前者以兵工企业和军事机构为主；后者则以高等院校和科研机构为主。为保存、延续中国文化命脉，当时许多高等院校、文化团体和学术研究机构，加入了向西迁徙的大军。仅以高等院校论，抗战前，中国有专科以上学校 108 所，其中大学 42 所、独立学院 34 所、专科学校 32 所，主要集中于上海、北京、南京等少数大城市和东南沿海、沿江地区。1937—1939 年，先后有 69 所专科以上院校内迁，其中绝大部分迁移到了西南地区的成都、重庆、昆明与贵阳四个城市。① 其中，最为后世学者津津乐道者，莫过于北京大学、清华大学、南开大学三者组成的西南联合大学，它在艰难岁月中保持较高的水准，培养了诸如杨振宁、李政道等一批著名人才，取得了一系列重大学术研究成果。然而，无论是战时国防急需还是战后国家重建，医学院校与医疗研究机构都具有显而易见的双重重要性，值得专门研究。

上海、南京沦陷前，内政部卫生署、军政部军医署及其下属的医疗机构，如中央卫生实验处、中央防疫处、中央医院、卫生人员训练所、中央陆军军医学校、中央陆军兽医学校等，相继迁移到了重庆、贵阳和昆明。此外，国民政府教育部敦促其他国立、省立、教会及私立医疗机构尽可能迁移到西部地区或分散在东部地区的乡村，并由教育部医学教育委员会负责这一工作。同时，教育部积极筹建国立贵阳医学院，以收容沦陷区流亡的医学院校师生。

1937 年 9 月 23 日，南京国立中央大学正式接到教育部西迁重庆的命令，由此拉开高校大规模迁移的序幕。由于时任中央大学校长罗家伦对中日战争全面爆发早有预判，甚至 1935 年就派人到重庆考察了内迁新校址。因此，接教育部指令后，罗家伦电令重庆新校址破土动工，并迅速组织中央大学教职工与学生将各种教学设备、资料打包装箱运往下关码头。在民生公司总裁卢作孚的鼎力相助下，同年 11 月初，中央大学成建制迁徙到重庆，并立即在新校址复课。由于当时重庆难以找到适合医学生临床实习的医院，中央大学决定将下属医学院迁到四川成都，并借助华西协和大学医学院校舍与实验室办学。中央大学医学院可以说是较为完整地迁入大后方的第一所医学院校，院长戚寿南与生理系主任蔡翘等人甚至将供解剖教学用的 24 具尸体都带到了成都。但此后迁徙大后方的其他医学院校就远没有中央大学医学院那般幸运，其中最为艰辛者当推国立同济大学医学院。

国立同济大学以医、工立校，医学院源于 1907 年德国人宝隆创办的同济德文医学堂。它仿效德国医科大学学制，聘请德籍教授，中国教员也大多曾留学德国。例如：翁之龙、张静吾都曾获德国医学博士学位。"八一三淞沪会战"爆发后十多天，位于吴淞口的同济大学便遭受重创，因此，10 月 20 日，

---

① 相关详细内容可参考：中国人民政治协商会议西南地区文史资料协作会议. 抗战时期内迁西南的高等院校 [M]. 贵阳：贵州民族出版社，1988.

医学院随校仓促迁移至浙江金华继续办学。由于淞沪战局恶化，1938年2月，同济大学再次迁移至江西赣州；同年9月，同济大学第三次迁移到广西贺县（今贺州市）八步镇。但随着广州沦陷与武汉会战的结束，地处两广交界的八步镇也极不安全，同济大学无奈只得开始第四次迁徙。此次迁移路程曲折而漫长，经广西梧州、南宁、镇南关进入越南境内，然后经河内转至海防，最后由海防搭乘滇越铁路列车到达昆明，时为1939年春节前后。因当时内迁昆明的工厂、学校极多，人满为患，同济大学始终找不到适宜办学的场地。于是，1940年冬，同济大学第五次迁徙到四川宜宾周边的李庄，与中央研究院历史语言研究所、中国营造学社等著名学术机构为邻。1945年抗战胜利后，同济大学回迁上海。整个抗战时期，同济大学历经六次迁徙，行程两万多里，冠绝西迁高校和学术机构，被赞誉为"文化长征"。表5-1为1938年前后内迁西部大后方的重要医疗机构与医学院校：

表5-1　抗战时期内迁西部大后方的重要医疗机构与医学院校①

机构	原所在地	迁移地	备注
中央医院	南京	贵州贵阳	部分迁四川重庆
私立湘雅医学院	长沙	贵州贵阳	
红十字总会救护总队部及军政部战时卫生人员训练所	武汉、长沙	贵州贵阳	
卫生署卫生人员训练所	南京	贵州贵阳	
中央陆军军医学校	南京	贵州安顺	
国立中正医学院	南昌	云南昆明	后迁贵州镇宁
国立上海医学院	上海	云南昆明	后迁重庆
中央防疫处	南京	云南昆明	
国立同济大学医学院	上海	云南昆明	后迁四川宜宾
国立江苏医学院	镇江	四川重庆	
私立齐鲁大学医学院	济南	四川成都	
国立中央大学医学院	南京	四川成都	
国立牙医专科学校	南京	四川成都	
国民政府内政部卫生署	南京	四川重庆	

① 本表综合抗战时期中华医学会出版的《中国医界指南》数据而来。

（续上表）

机构	原所在地	迁移地	备注
国民政府军政部军医署	南京	四川重庆	
中央卫生实验院	南京	四川重庆	
国立中央助产学校	南京	四川重庆	
国立药学专科学校	南京	四川重庆	
私立医药技术专门学校	武昌	四川重庆	
中央陆军兽医学校	南京	贵州安顺	
山东省立医学专科学校	济南	四川万县	
国立北平大学医学院	北平	陕西西安	后迁陕西汉中

　　抗日战争全面爆发前，国立医学院（包括国立大学医学院）只有上海医学院、中央大学医学院、同济大学医学院、北平大学医学院、中山大学医学院五所；此后，国立中正医学院、国立贵阳医学院和国立江苏医学院相继建立。这八所国立医学院，除中山大学医学院外，均转移至西部大后方办学。此外，著名的三所教会或私立医学院湘雅医学院、齐鲁大学医学院和华西协和大学医学院也在西南地区办学。加之同期内迁的卫生署、军医署及其所属的医疗机构，可以说，抗战时期中国有组织的医学力量基本转移到了西部大后方，成为持久抗战的重要支撑。

　　中华医学会的许多会员也跟随所属医疗机构，千里跋涉，一路辗转到了大后方。其中一些人甚至甘愿放弃在教会、外国医疗机构的优厚待遇，与祖国共命运，除了前面提及的林可胜、卢致德、周美玉等投身战地医疗救护者外，以下几位是为典型代表，值得我们永远铭记。

　　张孝骞（1897—1987），湖南长沙人，1914年入湘雅医学专门学校，1921年毕业后留校任教。1923年到北京协和医院内科进修，因内科主任罗伯逊赏识而留任协和医院。1926、1933年曾分别在美国霍普金斯大学医学院和斯坦福大学医学院进修，1936年，协和医院给他下了四年副教授聘书。但1937年"卢沟桥事变"后，张孝骞毅然放弃了协和医院优厚舒适的条件，停止了进行多年的、卓有成效的科研工作，全家轻装南下长沙。他临危受命，接任湘雅医学院院长职务，1938年夏带领湘雅医学院师生长途跋涉到贵州贵阳继续办学。

　　李宗恩（1894—1962），出生于江苏武进名门望族，其父李祖会为 1894 年进士，入翰林，曾任东山知县。1911 年，李宗恩赴英国留学，在格拉斯哥大学医学院八年寒窗。毕业后进入伦敦大学卫生与热带病学院任助理研究员，两年后获硕士学位。1923 年归国后进入北京协和医学院，从助教做起，一步一个台阶升到教授。在协和医学院 14 年期间，他曾多次到东南沿海省区考察热带病疫情，并在华北与华中地区设立热带病疫情观察站，成为中国热带病研究的主要创始人之一。1937 年秋天，李宗恩将妻子何晋和三个子女托付给朋友，只身南下武汉，准备筹办武汉医学院，其间一度到上海参与救护工作。后因时局变化，李宗恩受命组建国立贵阳医学院，以接收从沦陷区流亡西南的医学院校师生。

汤飞凡（1897—1958），湖南醴陵人，1921 年毕业于湘雅医学专门学校后留校任教，1925 年被推荐到美国哈佛大学医学院深造，1929 年回国后受聘为上海医学院副教授。1935 年再度赴英国国立医学研究所进修，1937 年归国后任上海医学院教授，同时兼任雷士德医学研究院细菌部主任研究员。淞沪会战结束后上海医学院内迁云南昆明，汤飞凡滞留上海雷士德医学研究院从事研究工作，并收到了国外著名医学研究机构的聘书。但武汉会战爆发后，时任卫生署署长颜福庆电召汤飞凡到长沙主持中央防疫处工作，1939 初将中央防疫处西迁到云南昆明。

1938 年 5 月 5—25 日，中华医学会总干事施思明到武汉、长沙、广州、香港巡视，并与当地分会讨论设立临时办事处问题。但 1938 年 10 月武汉会战结束后，在武汉、长沙和广州一带建立办事处的可能性不复存在，在西南地区设立办事处势在必行。1938 年 12 月 29 日，学会总干事施思明、董事长朱恒璧和医学干事刘汝刚三人由上海出发，乘坐海轮经汕头抵达香港，并与滞留香港的刘瑞恒、庞京周等人商谈了战时学会发展事宜。此后，三人经由越南海防搭乘滇越铁路列车到达昆明，分头到重庆、成都、贵阳三地就设置临时办事处可行性进行考察。综合考虑各种条件，1939 年 1 月 16 日，学会决定将临时办事处暂设在昆明金碧公园内。此外，学会教会医事委员会在重庆上石板街 44 号的宽仁女子医院内设立临时办事处，主要工作是指导教会医院与政府卫生当局和红十字会等机构之间的合作。学会出版委员会临时办事处则设在成都华西协和大学内，管理医学书籍编译事宜。刘汝刚、施思明曾在《往西南去》①等文中记述经过，至今读来仍感亲切。抚今追昔，把它作这一节的标题，权当对先贤们的一种纪念。

昆明临时办事处成立后，迅速成为西南、西北地区与上海总会保持联系的纽带；上海方面的医学书刊与医药器械，也经由昆明转送大后方会员或用户。鉴于西南地区已成为战时医学发展中心，施思明、刘汝刚等人在大西南地区积极发展会员，并迅速组织成立了成都分会、重庆分会、贵阳分会、滇缅公路分会、西安分会等分会。此外，临时办事处积极筹备学会第十三次大会，推定朱恒壁、黄子方、汤飞凡、姚寻源、张孝骞、赵士卿等人为筹备委员。

1940年4月1—6日，中华医学会第十三次大会在昆明昆华医院召开。虽然时局动荡，但仍有一些铁杆会员由兰州、济南、成都、重庆、汉口、广州、香港、海口等地远道而来赴会。当时交通极为不便，林可胜动用了红十字总会救护总队的两辆汽车往返贵阳与昆明，免费接送与会代表，昆明的一些医疗机构与药商也慷慨提供赞助。此次大会分医药救护、公共卫生和医学教育三个组进行讨论，共宣读论文124篇，大多涉及战时问题。此外，大会期间，还召开了学会首届代表大会，主要功能是审查会务报告、选举下届职员及修改会章等。此后，中华医学会的代表大会均与大会同期举行，但侧重点有所不同，代表大会多讨论会务事宜，而大会则以学术讨论为主。

基于战时学会职员以少变动为宜的原则，学会领导层与上届基本相同：会长金宝善，副会长马雅各、王吉民；监察委员颜福庆、刘瑞恒、伍连德、刁信德、林宗扬、马理司、胡惠德；董事富文寿、波特、宋梧生、刘剑秋、方嘉成、李廷安；理事倪葆春、乐文照、朱恒壁、李宗恩、施思明、黄子方、李涛等共12人。大会闭幕发表的宣言，强调未来学会工作应关注以下四个方面：

（1）救伤第一：在此全面抗战严重阶段，一切人力物力自应咸集中应用于军事方面，以求最后胜利之早达。吾医药界同道就其本位所可致力之端，应以救护伤病为第一要义。

（2）推广乡村卫生奠立公医制度：公医制度者最进步之保健制度也，年来政府虽已力谋推进此制，而欲期其实施顺利，尤赖吾医界同人之协助与努力。目前社会医药之需要与供应情形至不协调，开业者多趋于大都市间，而穷乡僻壤则一任缺乏，无人过问。吾中华民族以农立

---

① 刘汝刚. 往西南去［J］. 中华医学杂志, 1939（1）: 63 – 65.

国，百分之八十五之同胞散在农村，其健康漫无保障，则国本所关，实未可忽视也。

（3）宏育专才：吾国医学教育向称落后，是以医事人员至感缺乏。欧西各先进国家平均约每千人口有一医师，而我国以四万万五千万人口之庶，政府所登记之合格医师不过万人，其平均分配率视各国悬殊甚远，不敷民间需要何啻数十百倍。年来政府鉴于医学教育之重要，特设医学教育委员会筹计促进。吾医学界同人尤应共负仔肩，谋于创造专才上尽最大之努力，以应社会上各方面之需求。

（4）精研学术与发扬国药：今后吾人将益就其兴趣所近，发挥其特长，以精研究各项医学之专门问题，并随时与中外各专家公开研讨，以共探学术之宝库，谋福利于人群。又本届会议举行于昆明，同人亲见滇中药产之富饶，愈感倡制国产药物之重要。惟如何普遍精研国产药物之有效成分，如何大量提炼制造，以代舶来而谋自给，尤待吾人利用科学之方法为共同之努力。①

显而易见，上述四个方面兼顾了战时国防医学与国家长远建设需要。战时军事方面对医疗的迫切需求，使国民政府对医学的财政支出与国际社会的医疗援助主要用于军事医学方面。但着眼于战后国家的重建，南京政府时期制定的一系列医事发展政策也得以在西南地区实践。中华医学会作为最显赫的全国性民间医学社团，在这方面的贡献更为突出。

抗战全面爆发前，卫生部（署）开展的卫生事业以大中城市为重点，北平、天津、上海、南京、杭州、汉口、广州、厦门等城市均相继成立了卫生局及市立医疗机构，乡村卫生工作处于试点阶段。但抗战全面爆发后国家卫生资源西迁，集中于城市化水平极低的西部大后方，推广农村卫生成为必然的选择。可以说，抗战客观上促成了中国医疗卫生事业发展重心由城市向乡村转移，这对战后乃至中华人民共和国成立后医疗卫生事业的发展有深远影响。

当时，四川、贵州、云南、湖南等内陆省份，在卫生署的统筹下，纷纷开展乡村公共卫生建设。例如，由山东迁移到贵州的原洛克菲勒基金会华北乡村建设委员会与朱章赓领导的贵州省卫生厅合作，达成了为期五年的公共卫生建设方案，计划在全省84个县试点，推广农村简易卫生方法。他们在贵阳市和

---

① 中华医学会第五届大会宣言 [J]. 中华医学杂志，1940（7）：595 - 596. 注：本条所指"第五届"是以1932年中华医学会与博医会合并后举行大会之届次计算。

定番县各创办了一个卫生示范所，由曾在河北定县开展过乡村卫生工作的陈志潜负责，它同时也是国立贵阳医学院的卫生实习基地。此后不久，贵州省陆续建立了近20个乡村卫生中心。抗战期间，虽然时局艰难，但国统区的医疗卫生事业却取得了显著进步。据统计，抗战全面爆发前，全国仅有7个省设有卫生管理处，辖卫生机构52个，仅有241个县建立卫生院与医院。但截至1945年10月，全国已有16个省设卫生管理处，辖卫生机构244个，全国有978个县建立了县立卫生院或医院。① 为配合大后方的城乡卫生建设事业，中华医学会把普及卫生知识作为工作重点之一。1939年8月，黄子方领导的学会公共卫生委员会创办发行《中华健康杂志》。

当时中国推行公医制度的一大障碍是卫生人力资源的短缺，对此，朱章赓在《我们当前的两个重要问题》中曾有详细的阐述。他按照推行全国卫生设施的实际需要，将卫生技术人员大致分为保卫生员、各项卫生助理员、生命统计员、检验与调剂员、卫生工程师、助产士、普通护士与公共卫生护士、药师、卫生工程师、牙医师、公共卫生医师、医事卫生专家共12类。据1942年卫生署调查统计，全国仅有医师11 970人、牙医332人、护士55 770人、助产士4 972人、药剂生3 988人，总量与实际需要有巨大差距。② 虽然短期内，卫生技术人员可由中央和各省卫生人员培训所进行强化训练以解燃眉之急，但长远地看，诸如医师、药师、牙医、护士、助产士等人才，则需依赖医学教育统筹解决。因此，战时医学教育成为中华医学会工作的另一个重点。

早在1938年底，时任卫生署署长颜福庆就曾发表《战时医学教育问题》一文，对战时医学教育作了纲领性的阐述。他认为，中国医疗卫生资源供不应求的状况，在战时显得更为严重。因此，中国医学教育必须针对战时进行调整，以期以最少数之经费、人才和设备，达到最高的效率。颜福庆认为："各医学院校，在战时至少须有两种不可或缺的工作。一方面，对于前后方所需要的医事人员，须从事造就，而不得避免责任。另一方面，须多方设法，保留原有教授人才、学生及设备，以期于战事终止后，藉以恢复固有之基础。"③

这一策略的付诸实施，使贵阳、昆明和成都成为战时中国的医学教育中心。当时这三大城市的医学院校之间基本采取联合办学方式，例如：位于贵阳

---

① 金宝善. 三十年来中国公共卫生之回顾与前瞻 [J]. 中华医学杂志, 1946 (1)：1-10.
② 朱章赓. 我们当前的两个重要问题.（一）卫生技术标准,（二）卫生技术人才 [J]. 实验卫生季刊, 1943, 1 (1)：14.
③ 颜福庆. 战时医学教育问题 [J]. 中华医学杂志, 1938 (12)：949-951.

的湘雅医学院、贵阳医学院共用师资与实验仪器，均把贵阳中央医院作为实习医院；位于成都的齐鲁大学医学院、中央大学医学院与华西协和大学医学院资源共享，联手创办了几家附属医院。此外，它们还与当地政府和医疗机构密切互动，例如：国立贵阳医学院与贵州省卫生厅合作，在定番县进行乡村卫生试验；国立上海医学院与云南卫生实验处合作，在曲靖办理卫生试验区。为支持这三大医学教育中心的生存与发展，中华医学会时任会长金宝善向美国各医校请求医务人员及书籍、器械方面的援助；学会医学教育委员会还委定朱章赓、戚寿南、朱恒璧等人分别负责贵阳、成都和昆明各医校的实际需求。

1940 年 9 月，学会医学教育委员会主席颜福庆借赴美国医治胃溃疡之机，为支援内地医学教育进行募捐。由于战争的影响，当时许多私立和教会医学院的经济来源基本断绝，纷纷要求改为国立，但国民政府的财力支持十分有限。因此，如何争取美国基督教海外联合会的继续支持十分重要。颜福庆应邀出席了美国基督教海外联合会在纽约举行的大会，并与胡美一道促使其建立了支持中国医学教育委员会的后援会，发动征求医务人员、书籍和用具的运动，以帮助战时的中国医学界。此外，中华医学会也一如既往地与洛克菲勒基金会保持联系，争取其经费扶持。

鉴于重庆是战时陪都和中央卫生署、军医署及中央卫生实验院所在地，为便于开展工作，1940 年 5 月 24 日，学会理事会决定将教会医事委员会重庆临时办事处扩充为学会重庆办事处，并推定 H. M. Halpern 为该办事处名誉医务干事。同年 9 月，刘汝刚接任学会重庆办事处主任工作，昆明办事处的工作将逐渐转移到重庆办事处。1941 年 3 月，施思明推荐其在剑桥大学医学院的同学舒昌誉（舒厚仁之子）接替刘汝刚任重庆办事处主任。同年底太平洋战争爆发，上海办事处停止工作，重庆办事处成为学会事实上的总办事处。因当时施思明已赴美国担任宋子文秘书，参与租借法案对华工作，其总干事一职由戴天佑继任。

由于太平洋战争爆发后北平协和医院被迫停办，其负责出版发行的英文会刊难以为继。于是，学会理事会决定英文会刊在上海、纽约、成都分别出版发行；中文会刊则在上海与重庆分别出版发行，各自组织稿件、提供经费。美国出版的英文会刊由刘瑞恒与施思明负责，主要目的是保持与国际医学界的学术交流；成都出版的英文会刊由华西协和大学医学院与齐鲁大学医学院负责。事实上，当时中英文会刊能够维持，主要得力于美国医药援华会、中央卫生实验院及上海医学院的物力与人力支持，甚至学会职员的工资也由中央卫生实验院和上海医学院承担。那几年的中英会刊篇幅都大幅缩减，内容多以编译稿件为主，而且纸张极为粗劣，但能够确保会刊不中断已是一个奇迹。

1943年5月11—15日，中华医学会第十四次大会在重庆歌乐山中央卫生实验院召开，到会会员385人，列席旁听者177人。开幕式宣读了国民政府主席林森的致辞和各方贺电；闭幕式宣读了国民政府军事委员会委员长蒋介石的致辞、大会宣言及向国民政府、前方将士致敬电。当时，《时事新报》《大公报》《中央日报》《国民日报》分别出特刊介绍大会盛况。

此次大会共收到论文172篇，其中，公共卫生27篇、军医11篇、病理学26篇、细菌与寄生虫26篇、眼耳鼻喉科12篇、普通临床15篇、内科32篇、外科和妇产科23篇。大会共举行公共卫生、军医、普通临床3次总讨论会，宣读论文21篇，主要涉及战时学生营养状况研究、军队淋菌性眼炎预防及各种重要疾病的研究等问题；举行医事建设组、公共卫生教学组、教会医事组等9次分组讨论会，宣读论文146篇。同时举行的会员代表大会共召开了3次会议。大会依据《非常时期人民团体组织法》修订会章，改会长制为理监事制，代表大会闭幕期间理事会为最高执行机构，理事会不开会时由常务理事会代行其职责。大会选举沈克非为理事长，朱恒璧、李穆生、姚克方、徐诵明为常务理事，丁文渊、胡定安、戚寿南为常务监事，张昌绍为中文杂志总编辑，侯宝璋为英文杂志总编辑。大会会场内设置临时邮局3日，制作纪念邮戳。此外，有16家国内外药厂及卫生用品厂参加了大会展览。

> 沈克非（1898—1972），浙江省嵊县（今嵊州市）人，1916年考取清华大学庚子赔款预备生，1919年赴美国留学，1924年获美国俄亥俄州西储大学医学院博士学位，并获美国医师执照。1926年回国后，先后任北京协和医学院外科助理住院医师、总住院医师和安徽芜湖矾山医院外科主任。1930年受刘瑞恒之邀参与创建南京国立中央医院，先后任外科主任、副院长、院长，同时兼任陆军军医学校教育长。1937年5月，沈克非及夫人陈翠贞应国际联盟卫生部之邀赴欧洲考察卫生机构，途经巴黎时获悉抗战全面爆发，立即启程回国。沈克非在南京迅速扩充中央医院病床，以应付战时特需，此后率领中央医院先迁长沙、再迁贵阳。除任中央医院院长外，同时兼任湘雅医学院、贵阳医学院教授。1941年任中央卫生署副署长，兼任陆海空军总司令部医监。

依据学会惯例，下次大会（第十五次大会）预定于1945年举行。会员代表大会在讨论下次大会举办地点时，成都、重庆、贵阳等分会都表示愿意承办。理事会原则上同意成都分会所请，但附加了一个条件：如果到时抗战胜利还都南京，则下次大会必须在南京举办。由此可见，虽然时局艰难，但中国军民从未丧失必胜的信念。不料仅过了两年多时间，理想就成为现实。

四、曲终人未散

1945 年 8 月 14 日，日本无条件投降，中国终于赢得自 1840 年第一次鸦片战争以来对外战争的首次胜利。从 9 月上旬开始，中华民国政府为使日本军队迅速解除武装，将全国划分为 16 个受降区，分别派定受降主官，开展对日军受降缴械工作。在陆续接收失地的同时，国民政府党、政、军机关，南渡、西迁而来的企业、文化团体、高等院校、科研机构以及成千上万的难民纷纷北归、东还，重返家园。

1943 年 11 月，由美国总统罗斯福发起，参加第二次世界大战的 48 个同盟国在华盛顿组建了"联合国善后救济总署"（United Nations Relief and Rehabilitation Administration，英文简称 UNRRA，中文简称联总）。其目的在于战后统筹重建"二战"中受害严重且无力复兴的同盟国参战国家。联总的救济资金和物资主要来自美国与加拿大等国家，而受害严重的中国、波兰等国家成为主要受益者。联总的救济工作通过各参与国家政府行政机构进行，并由红十字会等民间慈善团体协助。1945 年 1 月，中华民国政府设立行政院善后救济总署（中文简称"行总"，英文简称 CNRRA），作为代表国民政府与联总对接的机构，负责接受和分配联总提供的救济物资。行总署长为蒋廷黻，下设储运、分配、财务、赈恤四厅，以及调查、编译、总务三处，总部初设重庆，后迁南京，并在上海、浙江、福建等省市设立了 15 个分署。[①]

由于医疗救济是善后救济的重要组成部分，1945 年 7 月，行总下设卫生组，同年 11 月扩大为卫生委员会，由张维担任主任。1946 年春，刘瑞恒由美国返华，接替张维之职，同时担任美国医药援华会副会长兼驻华代表。行总卫生委员会的主要任务是负责接收和分配联总援助的经费与医药物资，办理全国医药卫生复员工作，以恢复全国各地的医疗卫生机构、医院与医学院校。刘瑞恒在中美两国政界、医界的巨大声望与人脉，使他在此过程中发挥了极为重要的作用。

日本投降后，行总卫生委员会最为迫切的任务是开展对收复区的卫生防疫

---

① 有关联合国善后救济总署对中国的援助的详细内容，可参考：王德春. 联合国善后救济总署与中国：1945—1947 [M]. 北京：人民出版社，2004.

与医疗救济工作。因此，与军医署、卫生署相关的医疗机构，以及林可胜领导的中国红十字总会救护总队，率先随国军进入各收复区。1945 年下半年，行总卫生委员会相继成立两个医疗防疫大队和一个卫生工程大队。第一医疗防疫大队由朱润深任队长，工作区域为粤桂两省，大队部设广州。其附属各单位，分布于粤境粤汉铁路线及珠江流域之重要据点，以及桂境之湘桂、黔桂两铁路沿线。第二大队由王世霖任大队长，工作区域为冀鲁两省，大队部设济南。其附属各单位，分布于鲁境之胶济、津浦两铁路沿线。卫生工程大队主要负责流行病、传染病出现区域的卫生防疫。此外，卫生署防疫总队与红十字总会救护总队也派遣了数个医疗防疫大队到各收复区工作。为统筹接收、分配联总和美国医药援华会的医疗救济物资，行总还设立了医药器材技术大队，下设六分队，分驻上海、广州、青岛、汉口、贵阳、昆明。① 据估算，抗战胜利后，行总卫生委员会共获得联总及美国医药援华会约 3 000 万美元的医药资助，此外，还接收了在华美军遗留下来的近 2 000 吨医药物资。

与此同时，抗战全面爆发后迁入西南、西北地区的卫生行政机关、医学院校、医院和医学研究机构陆续回迁原址重建。例如：中央卫生实验院总部回迁南京原址，吴宪将其中的营养研究所和生化研究室带到北平，建立了中央卫生实验院北平分院；重庆中央医院回迁南京原中央医院旧址重建，贵阳中央医院迁到广州重组为广州中央医院（今广东省人民医院前身），兰州中央医院迁到天津重组为天津中央医院（今天津人民医院前身）；陆军军医学校回迁到上海江湾与军医署战时卫生训练所重组为国防医学院等。行总为此提供了大量资金与医疗物品支持，刘瑞恒等人甚至还拟订了战后全国医疗卫生事业发展的中长期规划，其核心内容是加大对医学教育的投入，尽速培养各类医学人才，为公医制的全面展开奠定基础。

但抗战时期内迁西部地区的医疗机构及其开展的工作，尤其是乡村卫生建设工作，对此后西部地区医疗卫生事业的发展产生了深远影响。它极大地改变了西部地区民众的医疗卫生观念，一定程度上缩小了中国东部与西部地区医学发展水平的差距。当然，也有极少数医疗机构永久留在了西部地区。例如：抗战胜利后，1938 年迁到西安、汉中办学的北平大学医学院扎根西安，先后更名为西北大学医学院、西安医学院、西安医科大学和西安交通大学医学部；1938 年为收容流亡医学师生而专门成立的国立贵阳医学院留在了贵阳，1950

---

① 善后救济总署卫生业务委员会三十四年下半年度工作报告 [J]. 中华医学杂志，1946（1）：43 – 54.

年归属贵州省政府，先后更名贵阳医学院、贵州医科大学，为贵州本土培养了一大批医学人才。

中华医学会的复员从会刊开始，1945 年底，学会理事会决议：太平洋战争爆发后在成都、华盛顿出版的《中华医学英文杂志》及在重庆出版的《中华医学杂志》停止刊印。从 1946 年 1 月起，仅出中英文会刊各一种（月刊），均在上海出版发行。同年 2 月底，重庆总办事处结束工作，回迁上海原会所办公。为此，重庆总办事处派朱恒璧先行到上海处理学会产业，中华医学会出版社自行结束，并将管理的全部房屋财产移交学会理事会。因学会总干事戴天佑在重庆，由王吉民代理总干事一职。此后不久，教会医事委员会、防痨委员会和出版委员会也回到上海。当时中华医学会已深陷财政危机，迫不得已总会发起了"学会复员基金募集活动"，目标是 1 亿法币（因法币严重贬值，大约只相当于 1935 年发行时的 10 万元），并由各地分会分摊。经各方努力，截至 1947 年，共募集到法币 72 194 744 元，美金 110 元，港币 31 218 元，让总会勉强渡过难关。

在王吉民领导下，上海总办事处下设总务、售书、出版和编辑四个部门。总务部管理会计、会员登记、图书馆、博物馆、文书人事、房屋和工友等事务。售书部管理售卖书籍杂志、医药用品等事务。出版部管理广告、印刷、校对和通告等事务。编辑部管理《中华医学英文杂志》《中华医学杂志》《中华健康杂志》《上海医事周刊》《中国医界指南》之编辑事宜。除王吉民外，时有职员 8 人，工友 2 人。① 百废待兴，繁重的工作让王吉民身心交瘁，半年后辞去代理总干事一职。由于戴天佑随中央卫生实验院回迁南京，无意再承担总干事一职，因此，学会物色余新恩接任。

余新恩（1908—1977），出生于湖北武昌，其父余日章（1882—1936）是中国近代著名社会活动家与基督教领袖。家庭背景使余新恩从小接受了良好的教育，1928 年考入北平协和医学院，1936 年毕业获医学博士学位，次年赴奥地利维也纳医科大学进修胸外科。1940 年，余新恩归国后受聘上海工部局工业保健科科长，同时兼任上海圣约翰大学医学院讲师。他曾参与创建上海工厂联合医院处，任处长一职，下设联合医院一所、诊所三所，专为劳工服务。其间，他与中华医学会上海办事处王吉民等人成为朋友，曾兼任学会会刊编辑、学会

① 本会总办事处概况 [J]. 中华医学杂志，1946（1）：59.

医学干事与中华医学会出版社副社长等职。1940年黄子方病逝后，他与王吉民一道负责《中华健康杂志》的编辑工作。余新恩被施思明、王吉民等公推为总干事，任期从1946年10月至1950年8月。

抗战胜利后，国共两党经重庆谈判达成《国民政府与中共代表会谈纪要》（即"双十协定"），共同承诺以和平方式建国。但由于双方在军队、解放区与东北接收等关键问题上存在根本性分歧，中国再次走到了战争十字路口。1946年6月，国民政府撕毁"双十协定"，以30万大军围攻中共中原解放区，国共内战全面爆发。此后，国共双方军队在长江、黄河以北的各个战场展开惨烈的拉锯战。不用说，蒋介石集团将联总善后救济的经费与物资都用到了战场上，刘瑞恒、颜福庆等重振全国医疗卫生事业的一揽子规划付之东流。尽管中华医学会努力恢复原有各地分会活动，并在东北和台湾等地建立了一些新的分会，但是由于经费拮据，整体事业乏善可陈。

1947年5月5—10日，中华医学会第十五次大会在南京黄埔路一号中央卫生实验院召开。这是抗战胜利后中华医学会举行的首次大会，也是民国时期中华医学会的最后一次大会，宛如黄昏的夕阳、生命的绝唱。此次大会到会会员584人，总计代表95个学术机关单位。大会以结核病、性病为主题进行论文宣读与学术研讨；按生理药理病理、公共卫生学、儿科学、内科（含皮肤、神经）、外科（含妇产科、解剖）、眼耳鼻喉科、细菌学、寄生虫学等分组进行学术交流，共宣读论文250篇；分医事教育组、医事建设组和医师业务组进行专题演讲和讨论。同时举行的代表大会召开会议2次，研讨提案29件，修订《中华医学会章程》，增设团体会员，讨论通过《中华医学会各科专门学会组织通则》。大会选举朱章赓（理事长）、沈克非、朱恒璧、胡定安为常务理事；余新恩为总干事；胡兰生、张建、方颐积为常务监事；张昌绍、马弼德分别为中英文杂志总编辑；侯宝璋、吴绍青、李廷安、刘瑞恒、孙达方、胡定安、克拉福特、吉利森分别为出版、防痨、医院标准、医学教育、业务保障、防癌、防治麻风和教会医事委员会主任委员。大会期间，各专科学会也进行了换届改选。

朱章赓（1900—1978），浙江义乌县（今义乌市）人，1921年考入北京协和医学院公共卫生系，1929年毕业后任职于北京市卫生局第一卫生事务所。1932年9月赴美国耶鲁大学进修，1934年获公共卫生学博士学位。1935年至1949年，历任教育部医学教育委员会常务委员兼秘书、贵州省卫生委员会副主任委员、中央卫生实验院院长、中央卫生署副署长等职。后曾参与日内瓦世界卫生组织事务，任卫生行政科主任。朱当选会长时 47 岁，任期从 1947 年 5 月至 1949 年 5 月。其任期结束后，由姚克方代理理事长一职。

姚克方（1899—1973），浙江吴兴县人，1919 年考入湘雅医学专门学校，1924 年毕业后在浙江嘉兴福音医院任医师。1925 年到北京协和医学院寄生病科进修并兼任助教，1929 年再度回嘉兴福音医院任医师兼任县卫生事务所所长。1934 年赴美国进修，回国后任卫生署公共卫生人员训练所教育长、所长；1937 年任卫生署医疗防疫总队队长；1941 年任贵州省卫生处处长兼省立医院院长；1945 年任南京中央医院院长。姚克方任期为 1949 年 7 月至 1950 年 8 月，他是民国时期中华医学会最后一任会长或理事长。

可以说，从 1937 年的第十二次大会开始，民国时期中华医学会的领导层大致完成了新老更替。由于 20 世纪 30 年代俞凤宾、牛惠生和牛惠霖兄弟相继去世，抗战全面爆发后伍连德回马来亚，加之颜福庆、刁信德、刘瑞恒、林可胜、林宗扬、朱恒壁等人逐渐淡出学会领导层，缔造中华医学会的那一代人对学会的影响力逐渐减弱。在领导层新老交替的同时，中华医学会的属性与角色似乎也发生了某种微妙的变化。抗战全面爆发前，中华医学会历任会长或主席，基本来自民间医疗机构，但金宝善、沈克非、朱章赓和姚克方担任中华医学会会长时，他们的另外一重身份是中央卫生署副署长、中央卫生实验院院长、中央医院院长，这使中华医学带有了半民间、半官方的色彩。虽然刘瑞恒、金宝善曾多次强调中华医学会与卫生部（署）没有隶属关系，但它的自主性显然已经削弱。无论年龄或是资历，沈克非、朱章赓、姚克方等人都是伍连德、颜福庆、刘瑞恒等人的晚辈与学生，他们在医界的声望与社会网络关系尚难与伍连德、颜福庆等人相提并论，还需要时间的磨炼才能重塑中华医学会的辉煌，但历史没有给他们时间与机会。这一时期中国医学界以及中华医学会能够值得一书的业绩主要有两件：其一是参与了联合国卫生组织的创建；其二是加入了世界医学会。

1945 年 10 月 24 日，由各主权国家组成的联合国正式成立，中国与美国、英国、法国、苏联一道成为联合国的五大常任理事国，在此后国际事务中扮演了举足轻重的角色。联合国成立后，决定成立由主权国家政府卫生部门参与组建的世界卫生组织。据施思明回忆，有关建立世界卫生组织的草案与文件主要出自其手，然后由中国与巴西两国正式向联合国理事会提出。1946 年 7 月，有 64 个国家参加了在美国纽约举行的国际卫生会议，施思明、沈克非、袁贻瑾代表中国政府签署了《世界卫生组织法》。1948年4月7日该法生效，世界卫生组织宣告正式成立。因此，施思明被公认为世界卫生组织的主要创始人之一。

世界医学会是一个由主权国家民间医学团体代表组成的国际性医生组织，1947年9月17日在法国巴黎正式成立，其目标是在医学教育、医学科学、医学艺术、医学道德以及卫生保健方面建立最高的国际标准以服务人类。中华医学会作为中华民国民间医学团体代表，由原学会会长、卫生部次长金宝善及苏德隆代表出席正式成立大会，金宝善被选为副主席之一。此后，中华医学会总干事余新恩成为世界医学会理事，并参与了在纽约组织成立的医学编译委员会，从事出版现代医学丛书工作。加入世界医学会后，中华医学会的国际医学交流有所加强，例如，施思明与苏德隆分别代表中华医学会参加了美国医学会100周年大会以及英国医学会第116届年会。

全面内战爆发两年后，国共双方攻守易位，国民党败象已露。从1948年秋天开始，国共双方在东北、华北与中原展开决定彼此命运的辽沈、淮海、平津三大战役，国民政府军队一败涂地。1949年4月23日，中国人民解放军势如破竹占领南京，5月27日攻克上海，国民政府流亡台湾。1949年10月1日，中华人民共和国正式成立，民国时期中华医学会的历史打上了休止符。虽然大幕落下，但曲终人未散。

蒋介石集团败退台湾之际，除抢夺、携带黄金、军事资源外，曾有一揽子"抢救"重要学术机构与学者的计划，以装点国民政府所谓的科学文化门面。首当其冲者，为中央研究院、北平故宫博物院、南京中央博物院和平津一带北大、清华等高校的著名教授，但收效甚微。除了故宫博物院和中央博物院的大批文物被迁入台湾外，拥有14个研究所、约500人的中央研究院成建制迁台的只有总办事处、历史语言所、数学所三个单位约50人；平津一带被"抢救"的重要学者也只有数十人。以首届中央研究院院士为例，81位院士中只有9人迁台，另外12人流落海外，其余都留在了大陆。

具体到医疗卫生方面，当时拟定迁台的主要是与卫生署、军医署密切相关的中央卫生实验院、中央防疫处和国防医学院等重要医疗卫生机构，但最终成建制迁台的只有国防医学院。1949年4月，曾长期担任民国政府卫生行政部门要职的刘瑞恒赴台湾，由于他掌握美国医药援华会的资金，对此后台湾地区医疗卫生事业尤其是医学教育的发展有实质贡献。1959年春，刘瑞恒因病赴美治疗，1961年客死异乡。抗战胜利后，林可胜领中将军衔，一度出任国民政府军医署署长兼国防医学院院长。但林可胜无意官场，1948年辞职，只身赴美。经过战火纷飞的岁月，他终于重新开始心爱的生理学研究工作。在美期间，林可胜先后任职于伊利诺伊大学、克雷顿大学和迈尔斯医学科学研究所。他晚年到牙买加与儿子居住，1969 年 7 月 8 日去世。[①] 追随刘瑞恒和国防医学院赴台的医学精英有严智钟、卢致德、柳安昌、张建、许雨阶、周美玉等人。严智钟一度任台湾大学医学院院长，卢致德接替林可胜任国防医学院院长。此外，还有两位流落海外的重量级医学人物值得一提，那就是中央研究院首届生物医学院士吴宪与袁贻瑾。

      吴宪（1893—1959），福建福州人，1911 年考入北京清华学堂留美预备班，次年赴美留学。1919 年获哈佛大学医学博士学位，归国后长期任职于北京协和医学院。太平洋战争爆发后北平协和医学院关闭，吴宪一路辗转到重庆中央卫生实验院创办营养研究所，1946 年回北平创建中央卫生实验院北平分院，任院长兼营养研究所所长。因其在生化学、营养学方面的杰出贡献，1948 年当选了首届中央研究院院士。1947 年 5 月受邀参与联合国教科文组织工作，因故滞留美国，受聘伯明翰亚拉巴马大学教授。1959 年病逝于波士顿麻省总医院，终身保持中国国籍。

      袁贻瑾（1899—2003），湖北咸宁人，1919 年考入北京协和医学院，1927 年毕业。1927—1942 年任职于协和医学院，其间曾到美国深造，获霍普金斯大学公共卫生学硕士学位、生物统计学博士学位；参与创办北平第一卫生事务所结核病门诊部，这是中国首个结核病防治机构。此后曾历任卫生部（署）防疫计划委员会主任委员、流行病学研究所所长、卫生部次长等职，1948 年当选首届中央研究院院士。1949 年离开大陆担任世界卫生组织结核病资源办公室主任，后转赴台湾任台湾大学医学院教授、"中央研究院"总干事。

毫无疑问，在时代大变局中，还有不少医学精英曾面临着去与留的选择，例如，时任联合国善后救济总署儿童急救基金会医药总顾问金宝善、卫生署副署长兼中央卫生实验院院长朱章赓、中央防疫处长汤飞凡、国防医学院放射科主任荣独山、广州中央医院院长钟世藩等，都曾是内定迁台的重要人物。据说，国防医学院将赴台的机票送到了荣独山手中，但他断然拒绝同行。又据钟南山回忆：广州解放前夕，朱章赓曾两次到家里劝说其父亲钟世藩带广州中央

---

① 约翰·齐默尔曼·鲍尔斯. 中国宫殿里的西方医学 [M]. 蒋育红，等译. 北京：中国协和医科大学出版社，2014：172.

医院 13 万美元存款及全家去台湾，但钟世藩不为所动。广州解放后，钟世藩将 13 万美元交给了人民政府。[①] 最终，以上几位医学精英都选择和中华医学会的广大会员一起留在了大陆。

上海解放不久，中华医学会顺应历史大潮流，积极参与新政权的医疗卫生工作。1949 年 6 月 5 日，中华医学会等 26 个科学技术团体发起成立上海市科学技术团体联合会，朱章赓当选为会务委员会常务委员。6 月 16 日，学会向上海军管会文化教育委员会新闻出版处申请中英文杂志登记。7 月 12 日，学会常务理事会召开第十次会议，决议参加次年八九月在北京举行的第一届全国科学会议，并指派朱恒璧、沈克非和余新恩为学会全权代表赴京接洽。与此同时，学会要求北京分会积极筹办第十六次大会，力争在全国第一届科学技术大会举办前数日举行。

1950 年 8 月 23—27 日，中华医学会第十六次大会在北京中法大学召开，这是新中国成立后学会举行的首次大会。大会通过新会章，规定学会宗旨为"在新民主主义文化政策下团结医学工作者，研究学术、交流经验，以谋医学之普及和提高"。大会确认，第一届全国卫生会议制定的"面向工农兵，预防为主，团结中西医"的卫生工作方针，也是中华医学会未来工作的总方针。中华医学会的历史，由此翻开新的一页。

---

① 王景峰，沈慧勇. 往事流韵：中山大学孙逸仙纪念医院建院 180 周年纪念文集 [M]. 广州：广东教育出版社，2015：20.

下编　不朽功业

第六章　《中华医学杂志》与医学交流和研究

近代科学共同体主要借助学术会议、学术期刊、文献摘要、目录索引和学者互访制等平台或中介，使分布在不同地区与机构中的科学家密集性互动，从而促进他们之间的相互交流、合作，推动科学创新、传播及应用。虽然民国时期中华医学会扮演着多重角色，但其本质上是一个学术性的医学社团，它最突出的贡献是建立了以学术会议（包括学会大会和举办的其他学术会议）和医学期刊为主要平台的医学交流机制。对于中华医学会以会议为中介的学术交流机制，我们在前面几章中已有较为详细的描述与分析。本章主要以民国时期中华医学会发行时间最长、影响最大的中文会刊《中华医学杂志》为考察对象，探讨它对同期医学交流和研究的促进作用。

一、民国时期《中华医学杂志》的演变

1915 年 2 月中华医学会正式成立时，把创办会刊《中华医学杂志》作为实现宗旨的重要途径。初定会刊为半年刊，中、英文并列。同年 11 月，创刊号出版发行，因近年终，第 1 卷仅出了 1 期。次年，《中华医学杂志》正式确定为季刊，编辑部设在上海学会临时会所。关于会刊的办刊方针，伍连德在创刊号发表的《医学杂志之关系》中有扼要说明。至于会刊的主要内容，第 2 卷第 1 期的《本杂志广告》明确道："本杂志为本会机关，记载本会要事，登录会员言论。而言论之目的：一、灌输医学卫生之常识；二、刊印新发明与新学理；三、讨论关于医学之诸问题；四、翻译西洋之医学著述；五、转载关于医学之文稿。"① 显而易见，这是一份集公告学会大政方针、介绍学会活动、普及卫生常识和促进医学研究于一体的综合性医学期刊。

创办初期，由于稿源缺乏，前几卷设置的栏目极为简单，主要为"论说""治疗""丛谈""医药译林""卫生琐记""专件"及"消息"这六大栏目。进入 20 世纪 20 年代后，中华医学会因组织、参与医学名词审查、城市公共卫

---

① 本杂志广告 [J]. 中华医学杂志, 1916 (1).

生教育等活动，在当时医界已具有一定影响力，会刊稿件也有所增多，内容渐趋丰富。于是，从 1924 年第 10 卷起，会刊改为双月刊。从 1928 年 10 月出版的第 14 卷第 5 期起，《中华医学杂志》开始在北平出版发行。最初，编辑部设在崇文门内大街 325 号中央防疫处内，具体事务由金宝善与方石珊两人负责。但不久后，金宝善到南京国民政府卫生部任职，方石珊参与创办首善医院，无力经营杂志。情急之中，北平协和医学院伸出援手，免费提供房屋，于是，编辑部转移到北平协和医学院内。当时北平协和医学院可谓国内最高水平的医学院，人才济济，林宗扬、李涛、李宗恩、诸福棠、余贺、陈鸿康等人对杂志的编辑工作十分热心，加之协和医学院有较强的医学研究实力，会刊的学术性开始显现。

但客观而论，从 1915 年创刊到 1928 年 10 月南京国民政府正式成立这一阶段，《中华医学杂志》具有浓厚的新闻宣传和普及医学卫生知识色彩。尤其是中文部分，每期多以社言、言论开头，申明学会对国家医事建设的态度与建议，以期在国家政府层面推动医学体制化。此外，它对学会同期召开的几次大会和开展的医学名词审查、城市公共卫生教育活动等有详细的跟踪报道，成为我们今日了解这段历史的第一手史料。但从学术研究的视角看，绝大多数文章都局限于公共卫生常识、临床诊疗新方法介绍等方面，真正具有原创性的论文屈指可数。其中较有学术价值的论文仅有：颜福庆《江西萍乡钩虫病调查报告》（第 4 卷第 3、4 期，英文）；伍连德、伊伯逊《小旱獭传染鼠疫之研究》（第 4 卷第 2 期）；伍连德、林家瑞《远东鼠疫与北满流行时之关系》（第 7 卷第 4 期、第 8 卷第 2 期）；林振刚《华人末梢血液内各种白血球百分率之检查成绩》（第 10 卷第 5、6 期）；陈家瑞《远东猩红热的研究》（第 12 卷第 2 期）；兰安生等《中国的钩虫病》（第 13 卷第 6 期）和常希曾、陈宗贤《中国人血液内破伤风抗毒素之检查》（第 14 卷第 3 期）等十余篇。

当时，本土医学研究人才奇缺，能够有组织、有计划地开展医学研究的机构只有东北防疫处、中央防疫处及北京协和医学院等少数几家。它们的研究成果大多发表于欧美医学期刊，或者选择在博医会的英文会刊《博医会报》发表。可以说，这一阶段《中华医学杂志》的学术水平尚不能与《博医会报》相提并论。因此，王吉民先生称之为《中华医学杂志》的滋长期。①

1928 年 10 月，南京国民政府正式成立后，中华医学会生存与发展的外部环境条件有了极大的改善。尤其是 1932 年与博医会合并后，中华医学会的规

---

① 王吉民. 中华医学杂志三十周年纪念感言 [J]. 中华医学杂志, 1945 (1-2): 1-3.

模迅速扩大，成为当时国内显赫的民间科学社团之一。由于同期各地医师公会、中国医师联合会等医学职业团体纷纷建立，中华医学会开始回归学术本位，有意识强化会刊的学术交流功能。

首先，在国家卫生部、教育部等政府部门和社会各界的推动下，这一时期国家医疗卫生事业有了长足进步。除原有的东北防疫处、中央防疫处、北平协和医学院、湘雅医学专门学校、齐鲁大学医学院等几家较高水平的医学机构外，国立同济大学医学院、国立中山大学医学院、国立上海医学院、国立中央大学医学院、中央医院、国家经济委员会卫生实验处、全国海港检疫处以及上海雷士德医学研究院等一批医学院校与医学研究机构相继建立。本土整体医学研究能力和水平的提高，迫切需要建立一种高效的医学交流机制，这客观上为《中华医学杂志》学术质量的提高创造了必要条件。

其次，1932 年中华医学会与博医会合并，原《中华医学杂志》英文部分与《博医会报》合并为《中华医学英文杂志》（月刊）单独出版发行；原《中华医学杂志》中文部分与《齐鲁医刊》合并为《中华医学杂志》（双月刊）单独出版发行，自此学会分设会刊中、英文两个编辑部。当时，《博医会报》已创刊 45 年之久，《齐鲁医刊》也有十余年历史，两者均有稳定的编辑群、作者群和较高的学术水平。经整合形成的新《中华医学英文杂志》《中华医学杂志》整体水平上了一个台阶，成为国内权威的综合性医学学术期刊。为满足全国医学交流与研究的需要，从 1934 年第 20 卷起，《中华医学杂志》改为月刊，并从北平移回上海出版发行，逐渐成为当时医学交流的重要平台之一。

再次，南京国民政府时期，社会大环境相对稳定，中华医学会的经济状况也有了明显改观，不仅建立了永久会所，而且组织管理和运作也逐渐制度化与职业化。当时，总会不仅聘请了专职总干事，而且为会刊中英文编辑部、出版委员会、教会医事委员会等聘请了专职人员。这一时期，学会为中文会刊聘请的两位专职总编李涛和余云岫，都是书刊编辑领域的行家里手，对编辑部工作进行了规范化管理，定期召开编务会议，对组稿、审稿、编辑、校对、出版、发行各个环节严格把关，不仅提高了编辑部的工作效率，而且确保了会刊的质量。

这一时期《中华医学杂志》办刊水平的提高，在开设的栏目、平均每卷刊登的论文篇数、平均每卷页面数等方面有直观反映。据王吉民先生对 1940 年前《中华医学杂志》的统计分析，创刊后的十余年，所设置栏目为"论说""治疗""丛谈""医药译林""卫生琐记""专件"及"消息"这 6 栏；1928

年扩展、调整为"原著""病例报告""演说""评论""各科珍闻""译著""专件""医界消息""新书介绍"9栏,并加强了"原著""病例报告"所占版面的权重;1934年由双月刊改为月刊后,栏目增至12栏;1939年进一步拓展为19栏。1916—1923年,共出季刊8卷32期,共计刊载论文345篇,平均每卷43篇;1924—1933年,共出双月刊10卷60期,总收论文1033篇,平均每卷103篇;1934—1939年共出月刊6卷72期,总收论文637篇,平均每卷127篇。季刊平均每卷281页;双月刊为688页;月刊为1340页。① 纵向比较,三项指标都有显著上升。尤其值得一提的是,1929年伍连德等人提供了一组有关华北鼠疫的论文。因论文数量多、篇幅长,会刊第15卷第3期特辟《华北鼠疫研究专号》,由此形成以专号方式集中展示各医学专科研究成果的惯例,这是会刊由科普性转向学术性的一个重要标志。因此,王吉民先生认为南京国民政府时期的十年是会刊的繁荣期。②

1937年7月,抗日战争全面爆发,中华医学会及其各项事业遭受重创。以会刊为例,战火使杂志的医药商品广告收入和会员资助锐减,虽然此后几年中文与英文编辑部仍然在上海孤岛(公共租界)和北平协和医学院勉强维持运行,但稿源已大不如前,平均每卷页面数从前几年的1340页下降到1000页左右。1941年底,太平洋战争爆发,美国成为日本敌对国,洛克菲勒基金会资助的北平协和医学院被迫停办,《中华医学英文杂志》不得不转移到上海会所刊行。但此时,学会上海总会办事处也遭日本人封闭,中英文会刊的出版发行顿时陷入困境。艰难困苦中,王吉民、富文寿、余云岫等人在上海发起成立了中华医学会出版社,以延续会刊香火。但巨大的经济压力以及稿源的短缺,使《中华医学英文杂志》《中华医学杂志》双双由月刊改为双月刊,每卷页面数再次大幅缩减。

同期,中华医学会的许多会员都转移到了西南、西北大后方。由于与上海办事处的联系彻底中断,为满足大后方会员的实际需求,1943年10月,《中华医学杂志》开始发行重庆版(卷号与上海出版的会刊保持一致)。更难能可贵的是,为保持战时与国际医界的交流,中华医学会决定由施思明、刘瑞恒、陈耀真等人分别负责在美国华盛顿和四川成都出版发行《中华医学英文杂志》(季刊)。

抗战胜利后,中华医学会总会由重庆回迁上海,战时在美国、成都、重庆

---

① 王吉民. 中华医学杂志二十五年来之演进 [J]. 中华医学杂志, 1940 (1): 11 – 15.

② 王吉民. 中华医学杂志三十周年纪念感言 [J]. 中华医学杂志, 1945 (1 – 2): 1 – 3.

出版发行的会刊自然告终。从 1946 年起，《中华医学杂志》《中华医学英文杂志》均在上海出版发行，并恢复为月刊。但不久后内战再起，时局动荡，物价飞涨，中华医学会的中、英文会刊可谓惨淡经营，乏善可陈。虽然两者名为月刊，实际上多是两期合并出版发行，不仅页面数少，印刷纸张也极为粗劣。以《中华医学杂志》为例，从 32 卷至 35 卷，连栏目都取消了。每期刊载的文章基本为两类，一是临床治疗经验总结，二是有关医学各学科发展的译文或综述性文章，例如：近三十年来国药研究回顾、近十年来生理学进展、近十年来外科进展等。具体到原著与病例报告方面，论文的质量比抗战时期还差。下表为抗战全面爆发后《中华医学杂志》各卷页面数。

表 6 - 1　抗战全面爆发后《中华医学杂志》各卷页面数①

年份	1938	1939	1940	1941	1942	1943	1944	1945	1946	1947	1948	1949
页数	1 012	1 104	1 064	814	446	334	244	306	440	358	580	500
备注						640 (重庆版)	218 (重庆版)	490 (重庆版)				

　　显而易见，1940 年后，《中华医学杂志》每卷的页面数急剧下降，低谷的 1944 年，重庆版实际上只出版发行了两期，上海版虽然出了 6 期，但平均每期仅 40 页左右。辉煌时期的 20 世纪 30 年代后期，《中华医学杂志》每卷的页面数在 1 340 页左右，而低谷时期的 1944 年却缩减到 244 页；即便是抗战胜利后的几年，也只能维持在 500 页左右。这直观反映了这一时期会刊的窘境。王吉民先生说这一阶段是《中华医学杂志》的守成期。② 这无疑是带有感情色彩的宽容评价。

　　早期《中华医学杂志》主要供会员使用，按会章有关会员权利的相关条款，凡交纳会费的会员可获赠当年会刊。但由于早期会员人数少，前几卷的发行量少得可怜。1935 年中华医学会医史学会成立时，王吉民等人发现总会图书馆竟然无完整的《中华医学杂志》，尤其欠缺前几卷。会刊因此刊登广告，向会员征求前几卷杂志，但应者寥寥。目前，国内能够完整保留民国时期《中华医学杂志》的医学机构与图书馆恐怕也没有几家。顺便一提，2005 年正值中华医学会成立 90 周年之际，中华医学会几经努力制作了《中华医学杂志

---

① 若无特别注明，本章表格均依据民国时期《中华医学杂志》相关数据制成。

② 王吉民. 中华医学杂志三十周年纪念感言 [J]. 中华医学杂志, 1945 (1—2): 1—3.

（1915—2005）》电子版，这是研究中华医学会发展史最为重要的第一手资料。

随着会员的不断增多，《中华医学杂志》的发行量不断增大。鼎盛时期，发行量大约 3 000 份。除免费赠送部分会员外，零售一度近千份，与国内外医学期刊交换近百份。民国时期的学术期刊，大多仅供会员阅览，发行量都很少。即便是最显赫的综合性科学社团中国科学社，其会刊《科学》的发行量也不过 2 000 份左右。《中华医学杂志》能有 3 000 份左右的发行量，影响力由此可见一斑。从 1927 年第 13 卷第 1 期起，《中华医学杂志》被美国医学会《累积医学索引》收录；从 1941 年第 27 卷第 1 期起，又被美国国立图书馆编入《美国医学季刊》索引。这是近代中文医学期刊首次享此殊荣，从另一个侧面表明《中华医学杂志》具有一定的国际知名度和影响力。

近代中国医学期刊，肇始于 1871 年海关税务总局医务处贾米森主编的《海关医报》（半年辑刊）。1887 年，博医会的会刊《博医会报》问世。它们是 20 世纪前中国仅存的两种定期医学期刊，均为在华外国医生创办。清末民初，国人开始自主创办医学报刊，以推动西医在中国的发展。但就内容而论，基本是通俗医学报刊，以普及医学卫生常识为宗旨。1928 年南京国民政府建立后，医学期刊进入快速发展期，并出现了专业与通俗医学期刊的分流。据王吉民先生统计，截至 1937 年抗日战争全面爆发前，中国累计创办的各种医学报刊大约 300 种。但其中大多昙花一现，能够维持 15 年以上者屈指可数，仍然出版发行者只有 50 种左右。抗战爆发后，这些医学期刊更是纷纷凋零。《中华医学杂志》从 1915 年 11 月创刊到 1949 年底，累计连续出版发行共计 35 卷 285 期。在战乱频仍、社会动荡的民国时期堪称奇迹。更为难得的是，中华人民共和国成立后，《中华医学杂志》延续出版发行至今。它是目前中国连续出版发行时间最长的科学期刊，仅此一点，就能在中国近现代科学期刊出版发行史上占有重要位置。

民国时期《中华医学杂志》能够在逆境中持续不断出版发行 35 年，绝非偶然。主要原因可归结为如下几方面：

其一，相对可靠的经济支撑。当时，《中华医学杂志》的收入主要来自：①学会按会员数拨付的补助金。民国时期中华医学会的规模堪称科学专科学会之首，甚至于超过了综合性科学社团中国科学社，鼎盛时会员一度达近 4 000人。总会一般按每位会员 1 元拨付给会刊补助金，这是一笔较为稳定的资金来源。②杂志广告费收入。当时，上海一带医药业极为发达，诸如中英大药房、五洲大药房、华英大药房等一些国内外医疗公司与药房都是会刊的常年广告户。南京国民政府时期，社会环境较为稳定，《中华医学杂志》平均每年的广告费收入在 5 000 元左右。③社会捐款。当时，中华医学会的不少会员以及美国洛克菲勒基金会、美国医药援华会、中英文化基金会、中央卫生实验院等都曾给予《中华医学杂志》资金援助；北平协和医学院、齐鲁大学医学院、上海医学院和中央卫生实验处等，对《中华医学杂志》的运行也有极大的物力支持。例如：会刊在北京出版发行期间，北平协和医学院曾为会刊编辑部免费提供房屋；抗战时期《中华医学杂志》的重庆版，基本由上海医学院和中央卫生实验院负责办理。

除 1942 年后极端困难的 7 年外，民国时期《中华医学杂志》的经济状况都较为良好，正常情况下，每年收支相抵后多少都会有些结余。因此，从 1930 年起，会刊建立了预备金制度，将每年结余提取作为预备金，以备急需。例如，1930 年提取预备金 3 000 元、1931 年提取 5 000 元。据 1937 年第十二次大会财务报告，《中华医学杂志》的预备金累计达 2 万多元，《中华医学英文杂志》则达 4 万多元，在经济困难的抗战时期，预备金发挥了重要作用。

其二，相对充足的稿源。《中华医学杂志》是中华医学会会刊，会员有向会刊提供稿件的义务。中华医学会甚至一度规定：各地分会每年须向会刊提供稿件；会员提交学会大会交流的论文应优先选择在会刊发表。由于中华医学会的会员众多，散布于当时国内医学院校与医疗机构，加之其领导层在医界有极大的影响力，这很大程度上使会刊的稿件来源有了基本保障。事实上，整个民国时期，北京（平）协和医学院、齐鲁大学医学院、上海医学院、中央卫生实验处（院）、中央医院和雷士德医学研究院等重要医学机构一直是《中华医学杂志》的投稿大户。会刊的一些研究专号，也是委托相关医学机构完成的。虽然民国时期《中华医学杂志》无稿费，作者撰稿纯属自愿与义务，但会员投稿仍较为积极，这充分反映了广大会员对会刊的精心呵护。反观同期的其他医学期刊，大多为个人或小团体所办，由于缺乏可靠、稳定的经费与稿件来源，大多虎头蛇尾，难以持久。

其三，高素质的编辑团队与遍布全国的编辑网络。一份科学期刊能够长期出版发行，无疑需要有可靠的经济基础和充足的稿件来源。但它办得是否有特色和水平，编辑的学术视野、组稿能力至关重要。1915 年，《中华医学杂志》创刊之初，伍连德自告奋勇担任总编辑。但伍连德时任东北防疫处处长，兼任北洋政府医事顾问、津浦铁路总医官等职，不可能全身心投入会刊编辑工作。因此，次年会刊正式定为季刊后，由俞凤宾分任中文总编并负责编辑部日常事务工作，伍连德只任英文总编。季刊时期，伍、俞两人付出大量心血。不仅四处征求稿件，而且亲自撰写了不少文章。1924 年，《中华医学杂志》由季刊改为双月刊后，伍连德、俞凤宾两人相继辞去英、中文总编职位，由刁信德、高镜朗、王吉民、林宗扬等人替代。此外，王吉民、王完白、石美玉、江清、王德光、林文庆、李树芬等人曾被聘为分科编辑。

《中华医学杂志》在北平出版发行的五年，李涛是事实上的总编辑，居功至伟。1934 年初，《中华医学杂志》从北平移回上海出版发行后，聘请余云岫担任专职、给薪的会刊编辑部主任兼总编。由于从双月刊改为月刊，内容趋于复杂，往往涉及各门医学学科，因此，除余云岫外，朱恒壁、朱章赓、李涛、宋国宾、孟合理、高维、侯宝璋和庞京周等人被聘为常任编辑。1935 年初，《中华医学杂志》开始建立编辑网，在南京、上海、北平、广州、长沙、济南等地聘请高镜朗、沈克非、林振纲、杨济时、王逸慧、黄雯、张霁、刘泽民等共计 29 人为特约编撰。特约编撰负责所在地组稿，在杂志出现稿件短缺时，有撰写稿件义务。

1941 年底，太平洋战争爆发，在上海继续出版发行的《中华医学杂志》（双月刊）由学会干事王吉民兼任总编。1943 年 10 月开始在重庆出版发行的《中华医学杂志》（双月刊，卷号与上海出版的中文会刊保持一致），总编张昌绍，编辑委员谷镜汧、王历耕、袁贻瑾、钱德、陈翠贞、应元岳、洪式闾，经理编辑方嘉成，编辑干事史伊凡。抗战胜利后中华医学会总办事处回迁上海，从 1946 年第 32 卷起，《中华医学杂志》《中华医学英文杂志》均恢复为月刊，仅在上海出版发行。张昌绍继续出任中文会刊总编直到 1950 年，成为民国时期《中华医学杂志》最后一任总编。

虽然民国时期《中华医学杂志》一路坎坷，但从未中断出版发行，并且保持了相对较高的水平，这与伍连德、俞凤宾、刁信德、李涛、余云岫、王吉民、张昌绍等主编和编辑的贡献不无关系。这个编辑群体中的多数人，尤其是曾担任过总编的几位，都是义务职。他们把《中华医学杂志》的创办与发展，视为义不容辞的责任。这些人不仅在医学研究上有专攻，而且属医学通才，中西医兼收并蓄、学术视野开阔、文字功夫极佳。他们给会刊撰写了不少学术论文，即便是随手留下的一些时评、感言、杂议，至今读来仍回味无穷。无论在哪个时代，这样的人无疑都是担当学术期刊总编或编辑的上佳人选。如今在故纸堆中与这群人交集，他们的才华与人格魅力，令人肃然起敬。

毫不夸张地说，民国时期的《中华医学杂志》树立了医学期刊编辑的标杆，也是不少医学期刊编辑人员成长的摇篮。进入中华人民共和国后的短短几年，中华医学会旗下的《中华儿科杂志》《中华眼科杂志》《中华内科杂志》《中华外科杂志》等医学专科杂志纷纷创刊，它们的总编或编辑人员，都曾参与过民国时期《中华医学杂志》或其专号的编辑工作。

二、《中华医学杂志》的作者群

民国时期《中华医学杂志》连续出版发行 35 卷 285 期，剔除掉为应付稿荒而临时采用的普及性、常识性的短小文章（多无署名），共计刊载其他各类文章大约 2 500 篇。粗略统计，这一时期先后在《中华医学杂志》上发表过文章的作者大约 500 人。其中，除了伍连德、颜福庆等小部分作者曾在国内外其他医学期刊上发表过学术论文外，绝大多数人的处女作或者最重要的研究成果均发表在《中华医学杂志》上。从这个意义上说，《中华医学杂志》是中国近代医学共同体成长的摇篮。《中华医学杂志》作者群的演变是中国近代医学研究人才成长史的一个缩影，与杂志本身的发展相辅相成。

中国近代本土最早一批西医人才，基本来自教会医院、诊所或规模极小的教会医学校的师徒式培训。由于缺乏系统的西医基础理论教育，他们只掌握了一些简单的临床诊疗技术，大多数人充当医学传教士的助手或开办小诊所谋生。可以说，20 世纪前中国基本没有能够独立开展医学研究的本土人才，这种状况在早期《博医会报》刊载的文章中有所反映，从 1887 年正式刊行到 1910 年期间，基本未见本土作者论文。进入 20 世纪后，由于本土西医教育的体制化，上海圣约翰大学医学部、北京协和医学堂、济南共和医学堂（齐鲁大学医学院前身）和广州博济医校等教会医学院校培养了一小批较高水平的学生，加之部分海外医学留学生的归国，第一代本土西医研究人才开始出现，其代表人物为伍连德、颜福庆、汤尔和、石美玉、康爱德、刁信德、李树芬、李清茂、黄琼仙、肖智吉、俞凤宾、赵承嘏、马文昭、许松泉等人。他们接受过系统的医学科学基础理论教育和专门学术训练，甚至少数人在国外就已从事过具体的医学研究工作，公开发表过学术论文。如前所述，他们中的一些人被博医会吸纳为本土会员，并从 1910 年起陆续在《博医会报》发表文章。

但中国第一代本土医学研究人才的数量十分有限，加之当时国内具备一定研究条件的医学机构极少，自然也就不可能有太多原创性的研究成果，这直接影响了早期《中华医学杂志》的学术趋向与水平。相应地，从 1915 年创刊到 1923 年的季刊阶段，《中华医学杂志》的作者群规模很小，大约只有 50 人。虽然这一阶段每期杂志的页面不多，但稿源十分紧张，高质量的稿件主要来自东北防疫处、中央防疫处和上海圣约翰大学医学院，供稿较多者主要是伍连德、颜福庆、俞凤宾、林家瑞、王完白、王吉民等少数几人。稿荒严重时，只能采用科普性质的翻译品充数，林家瑞短短几年内有 30 篇署名文章也就不足为奇。

1924 年，《中华医学杂志》改为双月刊，每期页面数也有所增加，这自然需要有更多的作者提供稿件。或许仅是一种历史巧合，1915 年中华医学会成立的前后几年，除原有的上海圣约翰大学医学院、山东齐鲁大学医科、上海同济医工学校等几所医学院校的规模有所扩大外，北京医学专门学校、湘雅医学专门学校、北京协和医学院等相继创办。进入 20 年代后，它们培养的前几届毕业生陆续进入医界，其中较为著名的有湘雅医学专门学校的汤飞凡、张孝骞、高镜朗、应元岳、周诚浒、谢志光、谢少文；北京协和医学院的侯祥川、刘绍光、诸福棠、李廷安、刘士豪、钟惠澜；齐鲁大学医学院的冯兰洲、侯宝璋；北京医学专门学校的洪式闾、林几、许世瑾、李涛等。他们比伍连德、颜福庆等人小十几岁，可算中国本土第二代医学研究人才。20 年代中后期，他们开始在医界崭露头角，并成为《中华医学杂志》的主要作者。据笔者粗略统计，从 1924 年到 1933 年的双月刊阶段，《中华医学杂志》原有作者群规模扩大到 210 多人，这也为杂志本身的进一步扩容创造了条件。

南京国民政府建立后，本土高等医学教育发展增速，国立上海医学院、国立同济大学医学院、国立中山大学医学院、国立中央大学医学院以及部分省立医学专门学校相继建立。更为重要的是，医学研究开始获得国家政府的经济支持，全国海港检疫处、中央卫生实验处、中央药物研究所等相继成立，它们与原有的东北防疫处、中央防疫处构成了国字号医学研究与管理体系。几乎与此同时，私立上海雷士德医学研究院成立，北平协和医学院的医学研究也进入黄金时期。可以说，20 世纪 30 年代，中国出现了一批专职医学研究人员，医学研究水平有了显著提高。医学科研队伍的扩大与研究成果的涌现，使《中华医学杂志》《中华医学英文杂志》《中国生理学杂志》等学术性医学期刊有了更为充裕的稿源。正是在这种背景下，1934 年，《中华医学杂志》进入月刊时代，作者群规模扩大到 400 人左右。虽然 1937 年抗日战争全面爆发，但因一系列特殊的原因，随后几年，《中华医学杂志》仍然得以在上海出版发行，并保持了相对较高的水准。

宽泛些说，20 世纪 20 年代末到 40 年代初是《中华医学杂志》的黄金时期，伍连德、颜福庆、俞凤宾、马文昭、赵承嘏那一代作者大多 50 岁出头，医学研究与创造能力并未明显衰退。林可胜、吴宪、张孝骞、李宗恩、汤飞凡、侯祥川这一代40岁左右，正进入科学研究的旺盛期。他们一生在医界的学术地位，几乎都在这一时期奠定，而且一些重要的成果发表在《中华医学杂志》或《中华医学英文杂志》上。这一时期，中国医学界与国际医学界互动密切，一些学者曾到国外著名医学研究机构进修或访问，中华医学会也时常派代表参加国际医学会议。同期《中华医学杂志》的学术水平，在"原著"与"病例报告"栏目、各科研究专号以及研究特刊上都有充分的反映。也许，《中华医学杂志》作者群的代际更替已悄然开始，但尚不明显，这的确是一个新老交汇、充满生机与创造力的年代。

1937年7月抗日战争全面爆发后，中华医学会总部及广大会员随国民政府转移到了社会经济与医学科学不发达的西南与西北地区。尤其是1941年底太平洋战争爆发后，上海与西部地区的交通彻底中断，《中华医学杂志》的发展陷入低谷，1943年被迫改为双月刊、采用粗糙纸张、大幅缩减页面。虽然中华医学会的诸公苦苦支撑，力保会刊香火不绝。但在大动荡的时局下，医学研究者居无定所，加之有限的医学资源以服务抗战为第一目标，整体研究实力严重削弱，杂志的学术水平也难以保障。抗战胜利后，这种状况并未有根本性改观，虽然《中华医学杂志》从双月刊重改为月刊，但稿件奇缺，遑论高质量的学术文章。这一时期，许多曾经活跃的作者销声匿迹，虽然也有新生一代作者补充进来，但人数不过百人，他们的学术水平远不能与第一、第二代医学研究人员相提并论。

民国时期，中国整体科学研究水平与欧美无疑有巨大差距，为获得国际科学界的认同，中国的一流学者们自然倾向于在欧美主流科学期刊上发表论文。就事而论，同期《中华医学杂志》的国际影响力不如《中华医学英文杂志》和《中国生理学杂志》。因此，当时的确有少数顶尖的医学人才不太愿意或极少在《中华医学杂志》上发表研究成果。但绝大多数会员本着对中文会刊的扶持，尽可能提供中文撰写的论著，这无疑也是一种无私的奉献。这一时期，《中华医学杂志》大约500人的作者群提供了约2 500篇文章，平均每位5篇。因此，我们把5篇作为一个基数，筛选出50位学者。尽管这一统计未必精确与全面，但至少反映了他们在《中华医学杂志》上的活跃程度，也可以把他们视为《中华医学杂志》的核心作者群。①

---

① 由于不少文章由多人署名发表，本统计仅以独立作者或第一作者为限。本统计涉及的文章并非完全是学术性论文，因此，作者文章的多寡与学术水平的高低不一定有因果关系。

表6-2 民国时期《中华医学杂志》的核心作者

序号	姓名	出生年份	简历	发文数
1	王吉民	1889	毕业于香港西医学堂,中华医学会专职干事兼上海医学院副教授,医学史家	48
2	俞凤宾	1884	毕业于上海圣约翰大学医学部,曾获美国宾夕法尼亚大学公共卫生学博士学位,在上海开业行医	44
3	李涛	1901	毕业于北京医学专门学校,历任北京协和医学院细菌科助教、中文部讲师,北京大学医学院教授,医学史家	44
4	伍连德	1879	英国剑桥大学医学博士,历任天津陆军军医学堂副总监、东三省防疫处处长、国家海港检疫总处处长,公共卫生学家	43
5	林家瑞	1889	毕业于陆军军医学堂,曾任北京禁卫军医官长、东三省防疫处医官	30
6	侯祥川	1899	毕业于北京协和医学院,曾赴欧美进修,北京协和医学院副教授,上海雷士德医学研究院研究员,生物化学与营养学家	29
7	赖斗岩	1896	毕业于美国芝加哥大学医学院,上海医学院教授	27
8	王完白	不详	毕业于苏州博习医学堂,常州福音医院院长	25
9	马士敦	1871	英国人,伦敦大学医学博士,北京协和医院妇产科主任	21
10	余云岫	1879	日本大阪医科大学结业,在沪上开业行医,医学史家	20
11	刘以祥	不详	眼科专家,曾任中华眼科学会秘书、编辑	20
12	刘永纯	1897	法国巴黎大学医学博士,西贡巴斯德研究院疫苗部副主任,上海租界公董局卫生试验所疫苗部主任兼震旦大学医学院教授	17
13	王逸慧	1899	上海圣约翰大学毕业,美国霍普金斯大学医学博士,北京协和医学院、上海圣约翰大学医学院教授,妇产科专家	17

（续上表）

序号	姓名	出生年份	简历	发文数
14	黄子方	1899	美国芝加哥大学医学博士，中央防疫处技正、沪杭甬铁路局总医官、上海医学院公共卫生学教授	17
15	陈耀真	1899	美国波士顿大学医学博士，齐鲁大学医学院教授、华西协和大学医学院存仁眼科医院院长	16
16	张昌绍	1906	上海医学院毕业，英国伦敦大学医学院药理学博士，上海医学院药理学教授，中央卫生实验院药理研究室主任	16
17	林文秉	1893	毕业于美国哈佛大学医学院，获医学博士学位，历任北京协和医学院教授、上海医学院教授、南京中央医院眼科主任	15
18	伊博恩	1887	英国人，毕业于伦敦大学药学院，历任北京协和医学院讲师、副教授，上海雷士德医学研究院研究员，药理学家	15
19	刘绍光	1897	毕业于北京协和医学院，曾获德国柏林大学医学博士学位，中央药物研究所所长，药理学家	15
20	冯兰洲	1903	毕业于齐鲁大学医学院，曾获英国利物浦大学医学院热带卫生学博士学位，北京协和医学院与北京大学医学院教授，热带病学家	14
21	高镜朗	1892	毕业于湘雅医学专门学校，上海医学院儿科教授，上海妇幼医院儿科主任、院长，著名儿科专家	13
22	诸福棠	1899	毕业于北京协和医学院，北京协和医学院教授，私立北平儿童医院院长，儿科专家	13
23	毕华德	1891	毕业于北京协和医学院，曾获维也纳大学医学博士学位，历任北京协和医学院助教、讲师、副教授，眼科专家	12
24	姚永政	1901	毕业于浙江医学专门学校，曾获美国霍普金斯大学公共卫生学硕士学位，中央卫生实验处寄生虫学专家	12
25	赵承嘏	1885	英国曼彻斯特大学理学学士，瑞士工业学院理学硕士，瑞士日内瓦大学哲学博士，北京协和医学院药理学教授，北平研究院药物研究所所长	12

（续上表）

序号	姓名	出生年份	简历	发文数
26	汤飞凡	1897	毕业于湘雅医学专门学校，曾获美国哈佛大学医学博士学位，上海雷士德医学研究院主任研究员、中央防疫处处长，病毒学家	11
27	林几	1897	毕业于北京医学专门学校，曾获德国柏林大学医学博士学位，北平大学医学院教授、司法部法医研究所所长，法医学家	11
28	金宝善	1893	毕业于日本千叶大学医学院，中央防疫处处长，中央卫生实验处处长，国民政府卫生署副署长、署长，公共卫生学家	11
29	刘宝华	1897	毕业于北京医学专门学校，北平大学医学院眼科教授	11
30	余新恩	1908	毕业于北京协和医学院，上海圣约翰大学医学院外科讲师、中华医学会专职总干事	11
31	宋国宾	1893	毕业于上海震旦大学医学院，曾获法国巴斯德研究院医学博士学位，上海震旦大学医学院教授，中国近代医学伦理学奠基者	10
32	谢少文	1903	毕业于湘雅医学专门学校，曾获美国哈佛大学医学院博士学位，历任北京协和医学院襄教授、教授，中央防疫处技正，微生物与免疫学家	10
33	王国栋	不详	英国人，曾任齐鲁大学医学院妇产科主任、香港医学院妇产科主任	9
34	许世瑾	1903	毕业于北京医学专门学校，历任中央大学医学院、西北医学院教授，国民政府卫生署统计室主任，公共卫生学家	8
35	罗宗贤	1905	毕业于北京协和医学院，历任北京协和医院住院医师、主任，北京大学医学院眼科教授	8
36	颜福庆	1882	毕业于上海圣约翰大学医学院，美国耶鲁大学医学博士，湘雅医学专门学校校长、上海医学院院长、卫生署署长	7

（续上表）

序号	姓名	出生年份	简历	发文数
37	李廷安	1898	毕业于北京协和医学院，美国哈佛大学医学博士，历任北平卫生事务所所长、上海卫生局局长、中央卫生实验院院长	7
38	刘士豪	1900	毕业于北京协和医学院，受聘协和医院，先后任住院医师、住院总医师、襄教授、副教授、教授，内分泌学家	7
39	吴宪	1893	美国麻省理工学院理学学士，哈佛大学医学博士，北京协和医学院生物化学系主任，中央卫生实验院北平分院院长	7
40	沈克非	1898	美国西储大学医学院毕业，历任北京协和医学院讲师，南京中央医院外科主任、院长，卫生署副署长，上海医学院外科教授	7
41	周诚浒	1896	毕业于湘雅医学专门学校，先后在上海医学院、北京协和医学院任眼科主任、教授、教务主任等职，中国现代眼科奠基人之一	6
42	苏德隆	1898	毕业于上海医学院，历任上海医学院微生物科主任、公共卫生科主任、流行病学教研室主任，中国现代流行病学奠基人之一	6
43	陈翠贞	1898	美国霍普金斯大学医学博士，历任北京协和医学院讲师、中央大学医学院副教授、上海医学院教授兼中山医院儿科主任	6
44	乔树民	1913	毕业于上海医学院，后获美国哥伦比亚大学医学院公共卫生学硕士，兰州大学医学院院长	6
45	林宗扬	1891	香港大学医学院毕业，历任北京中央医院细菌科主任医师、北京协和医学院教授	6
46	应元岳	1896	湘雅医学专门学校毕业，历任上海医学院临床内科、热带病学、寄生虫学及实验诊断学副教授、教授，热带病学家	6

（续上表）

序号	姓名	出生年份	简历	发文数
47	林树模	1894	毕业于上海圣约翰大学医学院，获美国康奈尔大学理学博士学位，北京协和医学院生理科讲师、助教授，岭南大学医学院生理学教授	6
48	于光元	1899	毕业于奉天医学院，英国爱丁堡大学医学博士，先后任奉天医学院、中央大学医学院教授，中国皮肤病学科创始人之一	6
49	谢志光	1899	毕业于湘雅医学专门学校，北京协和医学院放射科主任教授、岭南大学医学院院长，中国放射学科创始人之一	5
50	陈志潜	1903	毕业于北京协和医学院，历任北京协和医学院助教、中华平民教育会定县实验区卫生科主任、四川省卫生处处长	5

统计数字表明，虽然核心作者只占作者群的十分之一，但他们的总发文为748篇，平均每人15篇左右，约占刊载文章总数的三分之一。事实上，《中华医学杂志》核心作者中的绝大多数人，也是同期《中华医学英文杂志》的核心作者。可以说，他们是民国时期医学研究共同体中的精英人物，对近代中国医学研究水平和中华医学会会刊学术水平的提高都有极大贡献。

从年龄结构看，马士敦、余云岫、伍连德、颜福庆、俞凤宾、伊博恩、王国栋、王完白、赵承嘏、王吉民、林家瑞等十余人出生于1870—1890年之间，是第一代医学研究群体的杰出代表。其中马士敦、伊博恩和王国栋三位是外籍医学家，是为数不多精通汉语，并为《中华医学杂志》撰稿的原博医会精英人物。核心作者群中的刘永纯、陈耀真、诸福棠、冯兰洲、汤飞凡、许世瑾、张昌绍、刘士豪等绝大多数人出生于1900年前后，是第二代本土医学研究群体的代表。他们大多接受过良好的医学本科教育，并在欧美医学发达国家留学或进修过，甚至在国外一流医学研究机构中从事过研究工作。因此，他们与当时的国际医学研究共同体保持着密切联系，研究基础条件普遍比第一代本土医学研究者优越，研究领域的广泛程度与研究成果的原创性也相对较为突出。这些成果集中发表在20世纪30年代的《中华医学杂志》《中华医学英文杂志》《中国生理学杂志》上。在核心作者中，几乎没有1910年后出生的医学专家，这从一个侧面说明，受抗日战争的影响，本土第三代医学研究者的发展空间十分有限。甚至可以说，20世纪40年代后，中国本土医学研究人才出现了断层。

从核心作者医学专业结构方面看，主要集中于四个领域：一是临床医学中的眼科、妇产科、儿科，代表人物为刘以祥、陈耀真、林文秉、毕华德、刘宝华、周诚浒、罗宗贤（眼科），马士敦、王逸慧、王国栋（妇产科），高镜朗、诸福棠、陈翠贞（儿科）等人；二是公共卫生、流行病学与免疫学领域，代表人物为伍连德、黄子方、冯兰洲、姚永政、汤飞凡、苏德隆、李廷安、林宗扬、谢少文、应元岳、陈志潜等人；三是病理、药理与药物学，代表人物为侯祥川、刘绍光、赵承嘏、伊博恩、张昌绍等人；四是医史学，代表人物为王吉民、余云岫、伍连德、伊博恩等人。我们认为，核心作者的专业分布，某种程度上反映了这些医学专科在近代中国的发展状况，也从另一个侧面反映了《中华医学杂志》的学术趋向乃至局限性。

从发文数量上看，20篇以上的作者，多数曾长期担任《中华医学杂志》的总编辑或编辑，其中最突出的是发文数超过40篇的王吉民、李涛、俞凤宾和伍连德四人。一方面，他们学识渊博、研究成果涉及公共卫生、医学教育、医学管理、医学史等方面，著述极丰；另一方面，身为总编的职责所在，使他们对会刊倍加呵护，往往优先在会刊发表文章。以王吉民和伍连德为例，王吉民不仅长期担任会刊总编或编辑工作，而且从1918—1949年的30个春秋中，几乎每年都为会刊提供文章，这种执着近于痴情。伍连德执掌东北防疫处期间，其研究团队的成果，尽可能兼顾《中华医学杂志》的需求。除学术论文外，伍连德还为《中华医学杂志》撰写了诸如《中国新医发达之希望》（第2卷第2期）、《劝募债券筹建中华医学总会启》（第12卷第4期）、《医学会亟宜统一论》（第15卷第5期）等一系列重磅社论或评论。当然，由于《中华医学杂志》出版发行的早期以及最后几年，稿源十分紧张，尤其缺少有创见的论著，因此难免会以应急稿件充数，这使得个别作者的文章意外的多，例如，林家瑞、王完白的许多文章就是翻译作品以及医疗诊断新法或卫生常识介绍的短文，而且密集于某些年份。

除具有会刊总编或编辑背景者外，发文数量较多而且文章专业色彩较浓的冯兰洲、赵承嘏、汤飞凡、林几、姚永政、刘永纯、伊博恩、刘绍光、侯祥川等人，他们的职业生涯大多与当时国内医学研究条件较好的北京协和医学院、齐鲁大学医学院、上海医学院、中央卫生实验处、中央防疫处、中央药物研究所、司法部法医研究所、雷士德医学研究院等医学机构有密切交集。例如：汤飞凡曾先后任职于上海医学院、中央卫生实验处、雷士德医学研究院和中央防疫处；伊博恩与侯祥川早期在北京协和医学院任教，抗战爆发后转投上海雷士德医学研究院；赵承嘏先后任职于北京协和医学院及北平研究院药物研究所。从某种程度上说，他们是民国时期专职医学研究队伍的杰出代表。时间与经费方面的优越条件，自然使他们研究成果的数量与质量比在一般医学院校的教师或临床医生强。英国著名科学社会学家普赖斯认为，总体上看，高水平的研究人员大多高产，这份核心作者名单或多或少反映了这一点。

这份核心作者名单中唯一的女性是陈翠贞。陈翠贞（1898—1958）出生于北京一个具有基督教背景的家庭，1909年就读于天津中西女子中学（教会学校），1916年成为首批庚子赔款留美的十位女生之一。她1920年毕业于美国卫斯里安大学，获理学学士学位；同年进入霍普金斯大学医学院，1924年毕业，获医学博士学位。归国后先后任职于北京协和医学院、中央大学医学院和上海医学院，是中国儿科的奠基者之一。此外，杨崇瑞、林巧稚、梁毅文等几位女医学家也发表过几篇文章。这很大程度反映了女性在民国时期医界的边缘地位，她们不仅人数少，而且主要从事妇产科、儿科尤其是护理方面的工作，能够在医学研究领域做出突出贡献的女性更是凤毛麟角。

整体而论，《中华医学杂志》的核心作者，大多在民国时期的医学界已有一定的学术声望，部分人甚至已是他们所在医学专科或领域的学术带头人或一代宗师。他们学术地位的确立与在《中华医学杂志》上发表的论文或多或少有因果关联。例如：谢志光是第一个对中国人肠结核的临床X光表现提出全面系统描述的专家，首创一个显示髋关节后脱臼的特殊投照位置，被国际医学界称为"谢氏位"，从而被誉为中国临床放射学科奠基人之一。他最重要的三篇论文都发表在《中华医学杂志》上，依次为《肠结核在爱克斯光上之研究》（1931年第5期）、《四肢大长骨干结核病在临床及爱克斯光上之研究》（1934年第6期）、《髋骨后脱臼在前斜位之爱克斯光研究》（1935年第11期）。吴英恺作为中国近代胸外科的开创者之一，其1940年首次成功切除食管癌肿瘤，1944年成功施行中国第一例未闭动脉导管结扎术等高难度的胸部外科手术，均以临床病例方式在《中华医学杂志》上报告。陈志潜是民国时期乡村卫生的开拓者之一，其在河北定县的实践探索与经验总结，主要发表于《中华医学杂志》。1956年，中华人民共和国教育部首次评聘一级教授，这份核心作者名单中有超过三分之一的人成为医学界的一级教授，他们是颜福庆、金宝善、林宗扬、沈克非、汤飞凡、冯兰洲、张昌绍、林耀真、陈翠贞、姚永政、陶善敏、谢志光、林树模、高镜朗、侯祥川、苏德隆、潘作新、于光元等。核心作者的学术水平与声望，提高了《中华医学杂志》的学术权威性。

不可否认，民国时期《中华医学杂志》在生理、病理、组织学等基础医学领域的原创性论文较为薄弱。诸如 1948 年当选首届中央研究院生物、医学领域院士的林可胜、蔡翘、冯德培、李宗恩、张孝骞、袁贻瑾，以及作为正式候选人的马文昭、洪式闾、胡正详等少数著名医学家，他们的研究成果主要发表在国外医学期刊及国内《中华医学英文杂志》《中国生理学杂志》这两大英文医学期刊上，在《中华医学杂志》发表文章并不多（均少于 5 篇）。但《中华医学杂志》无疑是民国时期最具影响力的综合性中文医学期刊，它对推动医学研究的本土化有巨大贡献。

三、《中华医学杂志》与医疗机构

评价《中华医学杂志》在民国时期医学交流中的重要地位，除考查其核心作者的学术水平、学术声望外，同期国内医疗机构对它的重视与利用程度也是一个衡量的尺度。中华医学会是民国时期最显赫的民间医学社团，其数千会员散布国内医学院校及其他各种医疗卫生机构。因此，《中华医学杂志》不单是会员之间医学研究成果交流的平台，也是不同医疗机构之间医学研究成果交流的平台。据笔者粗略统计，民国时期大约有近 150 家医疗机构在《中华医学杂志》发表文章，其中发表文章排在前 8 位的医疗机构如下表所示：

表 6-3　民国时期在《中华医学杂志》发文前 8 位的医疗机构

排序	机构	发文篇数	备注
1	国立上海医学院	191	含附属中山医院
2	私立北京协和医学院	119	含协和医院
3	私立齐鲁大学医学院	108	含齐鲁大学医院
4	中央医院	88	包括南京、贵阳、重庆、兰州和广州几家中央医院
5	卫生实验处与中央卫生实验院	80	
6	私立上海雷士德医学研究院	70	
7	私立湘雅医学院	46	含湘雅医院及原湘雅医学专门学校
8	中央防疫处	37	

由于 1930 年前《中华医学杂志》发表的文章许多未标明作者所属机构，此后发表的文章也有少数未标明作者所属机构，上述统计当有一定的偏差，但整体上反映了它们利用《中华医学杂志》这一学术交流平台的状况。统计数

字表明：上述 8 家医疗卫生机构虽然只占发文机构的 5%，但发表的文章总数却高达 739 篇，约占期刊文章总数的 30%。这充分说明，当时中国的医学研究资源高度集中于这少数几家机构。极为有趣的是，这 8 家医疗机构与前述 50 位核心作者对中文会刊的贡献惊人的相当。这绝非巧合，很大程度上与核心作者基本来自 8 家医疗机构不无关系。现将 8 家医疗机构的情况简介如下：

（1）国立上海医学院。1927 年南京国民政府成立后，曾一度在江苏省试行法国的大学区制度，将国立东南大学、江苏医学专科学校、江苏农业专科学校等 8 所公立高等院校合并为国立第四中山大学，下辖文学、理学、法学、教育学、农学、工学、商学和医学 8 个学院。其中，医学院位于上海，由颜福庆负责在原江苏医学专科学校基础上创办，简称第四中山大学医学院。在创办过程中，颜福庆将他原来在湘雅医学专门学校的部分同事与学生朱恒璧、高镜朗、应元岳、汤飞凡、孙克基、周诚浒、张维、白良知等人召唤到了上海（当时湘雅医学专门学校停办），从复旦大学生物系、上海圣约翰大学医学院分别聘请了蔡翘、乐文照，组建了一支豪华的教学队伍，并租借中国红十字会总医院为教学医院，使医学院迅速崛起。

此后，第四中山大学相继更名为江苏大学和中央大学，医学院也相应改变归属。1932 年，中央大学因学潮遭国民政府解散与重组，医学院得以独立，正式命名为国立上海医学院，为中国人自主建立的第一所独立的国立医学院。1933 年 10 月，颜福庆以非凡的社会活动能力发起成立上海医事董事会，由孔祥熙任董事长，颜福庆自任总干事。以此为平台，颜福庆等人募集了近百万银圆的巨额资金建立了以上海医学院和中山医院为主体的上海医事中心，使上海医学院整体水平再上一个台阶。抗战全面爆发后，上海医学院相继迁到云南昆明和四川重庆，1945 年抗战胜利后重返上海。民国时期，上海医学院是国人自办医学院的标杆，它与美国人资助的私立北京协和医学院南北遥相呼应，代表了中国医学院校的最高水平。1956 年，中华人民共和国教育部特聘首批一级教授，上海医学院拥有医学一级教授 21 人，位居全国高校之首，其实力由此可见一斑。

（2）私立北京协和医学院。1906 年，英国伦敦会、美国长老会和公理会海外传道部联合创办了北京协和医学堂，此举获得了清政府的认可和资助。大清学部对各项课程进行了考核，并为通过的学生颁发文凭、授予学位。1915 年，美国洛克菲勒基金会下设的中华医学基金会收购原北京协和医学堂，并以美国霍普金斯大学医学院为样板建成了北京协和医学院。其目标是，其一，通过以下措施提供与美国及欧洲最好的医学院相匹敌的优质医学教育：①医学本科教育；②实验室工作人员、老师和临床专科医生的毕业后教育；③医生短期培训课程。其二，提供研究机会，尤其是专门针对远东地区问题的研究。其三，传播和普及现代医学和公共卫生知识。[①]

美国中华医学基金会雄厚的财力，使北京协和医学院拥有亚洲一流的医学教育、科研与临床治疗设施；它建立的客座教授与访问学者制度以及丰厚的薪金，吸引了一批欧美医学专家和海外中国医学留学生到协和医学院工作。民国时期，曾先后任职协和医学院的本土医学精英人物有刘瑞恒、林可胜、吴宪、林宗扬、李宗恩、谢元甫、陈克恢、王逸慧、林树模、谢志光、张孝骞、诸福棠、林巧稚、袁贻瑾等人。其中，林可胜、吴宪、李宗恩、陈克恢、张孝骞、袁贻瑾成为 1948 年中央研究院首批院士。单以医学研究能力与水平论，当时国内无任何医学机构能出北京协和医学院之右。由于北京协和医学院出产的论文多以英文发表于国外医学期刊或国内的《中华医学英文杂志》《中国生理学杂志》，加之 1941 年底太平洋战争爆发后一度停办，1947 年 9 月才复校，这是它在《中华医学杂志》上发表文章篇数明显低于上海医学院的重要原因之一。

（3）私立齐鲁大学医学院。19 世纪末，美国、英国、加拿大等欧美国家基督教传教组织在山东省的济南、青州、登州等地建立了文会馆、青州医学堂、华美医学校等西医教育机构。1906 年，各教会组织协同将它们合并为"济南共和医道学堂"；1911 年 4 月更名为山东基督教共和大学医科，这是此后齐鲁大学医学院公认的建院日期。1915 年美国中华医学基金会收购北京协和医学堂后，以高起点、高要求创办北京协和医学院为由，将原北京协和医学堂的部分学生转入山东基督教共和大学医科，并给予 15 万美元资金资助办学。此后，在博医会教育委员会的建议下，南京金陵大学医科和汉口大同医学校相继并入山东基督教共和大学医科，使其实力进一步增强。1917 年，山东基督教共和大学医科再度更名为齐鲁大学医科；1923 年，接收华北协和女子医学院，自此开始男女生同校；1925 年，正式命名为私立齐鲁大学医学院。私立齐鲁大学曾在加拿大注册，医学院本科毕业生颁发医学学士学位，同时可授予美国与加拿大认可的医学博士学位。1931 年，南京国民政府教育部批准私立齐鲁大学注册立案，承认其学历。抗战全面爆发后，齐鲁大学医学院迁到四川成都，与华西协和大学医学院及同期内迁的中央大学医学院联合办学。1945 年 10 月，齐鲁大学医学院重返山东济南。

---

① 福梅龄. 美国中华医学基金会和北京协和医学院［M］. 闫海英，蒋育红，译. 北京：中国协和医科大学出版社，2014：31.

民国时期，齐鲁大学医学院与北京协和医学院、湘雅医学院并称中国最著名的三大私立医学院，聂卫东、孟合理、王国栋、江清、侯宝璋、陈耀真、冯兰洲等著名中外医学家曾在齐鲁大学医学院执教。1921 年创办的《齐鲁医刊》是当时国内较有影响的中文医学学术期刊之一，1932 年与《中华医学杂志》合并。由于博医会在山东会员较多，加之齐鲁大学医学院自身的实力，博医会编译出版委员会曾一度设在齐鲁大学医学院内。《齐鲁医刊》并入《中华医学杂志》后，《中华医学杂志》开办的"医学各科进展"栏目，主要由齐鲁大学医学院教员负责编译外文稿件，这也是它在《中华医学杂志》上发表文章较多的原因之一。

（4）中央医院。1929 年初，刚入主国民政府卫生部的刘瑞恒奉蒋介石之命，在南京筹建中央模范军医院，主要收治军队伤病员，并兼顾首都市民就诊。次年，国民政府行政院将其更名为中央医院，归卫生部直接管辖，由刘瑞恒自任院长。1931 年，国民政府拨款扩建中央医院，并附设中央护士和助产士学校，将其作为全国各省市公立医院的示范医院，负责培训各地临床医生。1937 年抗战爆发后，南京中央医院随卫生部内迁西南地区，由于人员、设备主要分散于贵阳与重庆两地，重组为贵阳中央医院与重庆中央医院。此后不久，国民政府又建立了兰州中央医院。抗日战争期间，此三家中央医院均归卫生部直接管辖。由于获国民政府拨款较充裕，加之美国医药援华会的资助，它们是当时大后方医疗水平最高的医院。抗战胜利后，重庆中央医院回迁南京，贵阳中央医院迁广州组建广州中央医院，兰州中央医院迁天津组建天津中央医院。中央医院系统是民国时期国内规模最大、设备最先进的国立医院，它在《中华医学杂志》发表的文章以临床医学为主。抗战时期，贵阳中央医院曾是国立贵阳医学院与湘雅医学院的教学医院，重庆中央医院是上海医学院的教学医院，兰州中央医院是兰州医学院的教学医院，中央医院的沈克非、姚克方、钟世藩等都曾在这些医学院担任客座教授。因此，其中有部分研究成果是几家机构共同署名。

（5）卫生实验处与中央卫生实验院。1929 年，南京国民政府卫生部与国际联盟卫生组织合作，开展为期三年的中国医疗卫生服务体系建设。为确保三年规划的顺利实施，在国际联盟卫生组织建议和指导下，1931 年 5 月，卫生部建立卫生实验设施处，由刘瑞恒兼任处长、金宝善任副处长。作为全国最高卫生技术机关，卫生实验设施处的基本功能是创设各项卫生事业的实验与研究机关、设立卫生实验区和培养相关专门人才。它相继下设了卫生教育科、卫生工程科、细菌与流行病控制科、化学与药理科、寄生虫科、医学救济与社会医学科、生命统计科、妇幼保健科、工业卫生科等科室。1933 年，卫生实验设施处更名为卫生实验处，归全国经济建设委员会管辖。在卫生服务与组织管理方面，卫生实验处负责在全国建立各类卫生实验室与分支机构，截至 1934 年初，已在全国 8 省建立 30 多个附属机构。1937 年抗战全面爆发后，卫生实验处再度归属卫生部（署），并随迁到四川重庆。1941 年 4 月，卫生部将卫生实验处与位于贵阳图云关的公共卫生人员训练所合并为中央卫生实验院，李廷安与朱章赓相继担任院长。由于错综复杂的原因，1928 年成立的国民政府中央研究院一直未建立医学研究所，中央卫生实验院成为民国时期唯一的国家级医学研究机构，张昌绍、袁贻瑾、吴宪、姚永政、许世瑾等著名医学家曾在此任职。中华人民共和国成立后，中央卫生实验院改组为中国医学研究院。

（6）私立上海雷士德医学研究院。1867 年，英国建筑师亨利·雷士德（1840—1926）来华，先在公共租界工部局任职 3 年，后投身房地产暴富。因他终身未娶，且曾任工部局董事和主席（1878—1883），故生前立遗嘱将名下全部财产委托工部局管理，用于发展上海教育、医疗卫生慈善事业。工部局因此设立"雷士德基金会"，当时其财产估值为 1 434 万两白银，1932 年升值为 2 000 万两白银。在医疗卫生领域，雷士德基金会除资助上海仁济医院等医疗机构的扩建外，最大的手笔就是拨巨款创建了雷士德医学研究院。该院下设：生理部，包括营养、生化、药理与毒理、工业卫生学系；病理部，包括细菌与病毒、疫苗与血清、组织病理、医学昆虫研究；临床部（设仁济医院内）；图书部与动物实验室。由于经费充裕、研究条件优越，吸引了当时不少国内外医家，最多时职员有 100 多人。其中较著名者有生理学家伊博恩与蔡翘、营养学家侯祥川、病毒学家汤飞凡、寄生虫病专家李元白、药理学家刘永纯等。雷士德医学研究院可谓民国时期中国最高水平的私立医学研究机构，出了不少较高水平的研究成果。中华人民共和国成立后，雷士德医学研究院财产移交中央人民政府轻工业部工业试验所，现为中国医药工业研究总院所在地。

（7）私立湘雅医学院。1914 年，美国耶鲁大学海外传教团雅礼会与湖南民间社会（实为政府）合作创办湘雅医学专门学校，聘请曾在美国耶鲁大学医学院留学的颜福庆担任校长。颜福庆、胡美按美国甲类医学院标准设定七年学制，预科两年，本科五年，其中最后一年在湘雅医院实习。和北京协和医学院一样，湘雅走的也是医学精英教育路线，为此，颜福庆与胡美精心打造了一支由 8 位外籍医学博士和 4 位本土医学博士组成的教学团队，不仅提高入学门槛，而且入学后实施严格淘汰制度。因此，湘雅医学专门学校 1921—1927 年前 6 届毕业生只有 49 人，其中，汤飞凡、张孝骞、应元岳、高镜朗、吴绍青、周诚浒、张维、姚克方、谢少文等人后来成为中国一流医学家。但雅礼会的财力显然不能与洛克菲勒基金会相提并论。因此，湘雅医学专门学校的科研条件与水平也远逊色于北京协和医学院。例如，张孝骞毕业后留校，但到北京协和医学院进修后便留下来，他自己坦言协和的科研条件太吸引人了。抗战全面爆发前，张才南下长沙担任湘雅医学院院长。

由于错综复杂的原因，1925年中方收回了湘雅医学专门学校的主管权，更名为"私立湘雅医学院"。次年底，在国民革命军北伐掀起的反帝浪潮中，湘雅医学院被迫关闭。颜福庆带领湘雅医学院旧部与得力弟子转战上海滩，成为创办上海医学院的主力。虽然几年后湘雅医学院重建，但已难以重现往昔的辉煌。抗战爆发后，张孝骞带领湘雅医学院迁到贵阳、重庆，1941年改为国立。在《中华医学杂志》最辉煌的年代，湘雅医学院的风头已逊色于北京协和医学院、上海医学院甚至齐鲁大学医学院，它在《中华医学杂志》上的表现算是一个真实写照。

（8）中央防疫处。1917年冬，山西、绥远一带发生鼠疫，北洋政府内务部委派卫生司司长刘道仁以及伍连德、全绍清等公共卫生专家组成防疫委员会实施防控。成功控制疫情后，内务部责令刘道仁和北京隔离医院院长严智钟用防疫余款筹办中央防疫处。1919年3月，中央防疫处在北京正式成立，由刘道仁任处长、严智钟任副处长。《中央防疫处组织章程》开宗明义道："设中央防疫处，旨在研究预防疾病之措施，从事各种传染性的细菌学研究，制造各种血清与疫苗……以不负其保全国人性命之责任。"中央防疫处下设：第一科（包含疫务与经理两股）负责防疫计划与行政管理；第二科（包含研究与检诊两股）负责对各种传染病进行细菌学、免疫学及临床标本的诊断；第三科（包含血清、疫苗两股）负责生物制品的制造、保管与实验动物管理。此后，又相继建立了血清室、生化室、疫苗室、白喉毒素室、破伤风毒素室、疫苗接种室等。其主要职员大多曾到国外接受专门培训，著名人物有金宝善、俞树芬、陈宗贤、陶善毓等。南京国民政府成立后，中央防疫处归属卫生部，由北京迁到南京，金宝善任处长。抗战爆发后，中央防疫处迁到云南昆明，汤飞凡任处长。民国时期，其研究成果多发表在《中华医学英文杂志》与《中华医学杂志》上，虽然数量不多，但具有较高学术水平。

上述八家医疗机构包括了当时水平最高的三所私立医学院、一所国立医学院、三家国字号医学卫生机构，以及一家研究能力最强的私立医学研究院。可以说，它们代表了当时中国的整体医学研究水平。尽管它们大多都曾创办自己的医学期刊，但持续时间都不长。具体情况如下表所示：

表6-4 民国时期八大医学机构出版发行的医学期刊

刊名	主编机构	创刊时间	备注
协医月刊	北京协和医学院	1924 年 2 月	1928 年第 5 卷第 7 期停刊
卫生杂志（月刊）	中央防疫处	1925 年 1 月	1925 年第 4 期停刊
中国生理学杂志（季刊）	北京协和医学院 中国生理学会	1927 年 1 月	1942 年第 16 卷第 3 期停刊
齐鲁医刊（季刊）	齐鲁大学医学院	1921 年 1 月	1932 年与《中华医学杂志》合并
中央医院年报	南京中央医院	1931 年	1934 年第 4 期停刊
上海医学院院刊	上海医学院	1933 年 2 月	1934 年 1 月第 11 期停刊
上海医学院季刊	上海医学院	1936 年 4 月	1946 年第 4 卷第 2 期停刊
湘雅医学院院刊（双月）	湘雅医学院	1941 年 11 月	创刊 2 期后停刊，1945 年复刊
实验卫生（季刊）	中央卫生实验院	1943 年 3 月	1946 年第 4 卷第 2 期停刊
卫生通讯（月刊）	中央卫生实验院	1946 年	第 12 期停刊

民国时期，除中华医学会会刊《中华医学杂志》《中华医学英文杂志》外，持续发行时间相对较长、较有影响力的医学学术期刊不外《中国生理学杂志》［英文（附中文摘要），季刊，1927 年 1 月创刊，1942 年第 16 卷第 3 期停刊］、《麻风季刊》（中、英文两版分别发行，1927 年 1 月创刊，1942 年第 16 卷英文版、1943 年第 2 卷中文版停刊）、《中华护士季报》（1920 年 1 月创刊，1941 年 10 月停刊）寥寥几种。因此，《中华医学杂志》无疑是民国时期医学交流的最重要平台，当时国内的医疗机构都以在《中华医学杂志》上展示自己的研究成果为荣。

四、《中华医学杂志》与医学研究趋向

《中华医学杂志》作为民国时期医学交流的重要平台，是观察这一时期医学研究动态和趋向的一扇窗户。它最具学术价值的栏目为"原著""综说""病例报告"等。1928 年前，中国医学研究机构极少，研究条件较差，原创性成果不多，致使《中华医学杂志》学术成色不足。南京国民政府成立后，国家医事管理走上正轨，中华医学会逐渐回归学术本位，强化推动医学交流与研究的功能。1932 年与博医会合并后举办的几次大会，收到的学术论文明显增多，学术研讨的氛围极为浓烈。为此，《中华医学杂志》相应提高了"原著"与"病例报告"等学术栏目的权重，许多著名的医学机构也纷纷在其上刊登

研究成果。尤其值得一提的是，为促进医学专科研究的发展，《中华医学杂志》从 1929 年第 15 卷第 3 期出版发行《华北鼠疫研究专号》起，开始以研究专号方式展示医学专科研究成果。由于 1937 年中华医学会成立的 12 个医学专科学会都不具备独自创办医学专科杂志的条件，它们的研究成果多集结为专科研究专号发表在《中华医学杂志》上。民国时期《中华医学杂志》共计刊行了 25 期专科研究专号，具体情况如下表所示：

表6-5 《中华医学杂志》出版专科研究专号一览表

序号	卷期号	专号名称
1	第 15 卷第 3 期	华北鼠疫研究专号
2	第 16 卷第 5 期	眼科专号
3	第 18 卷第 3 期	疟疾专号
4	第 18 卷第 5 期	眼科专号
5	第 20 卷第 9 期	中国乡村卫生调查专号
6	第 22 卷第 11、12 期	医史专号
7	第 23 卷第 3 期	结核病专号
8	第 23 卷第 7 期	热带病专号
9	第 24 卷第 1 期	眼科专号
10	第 24 卷第 3 期	儿科专号
11	第 24 卷第 10、11 期	眼科专号
12	第 25 卷第 1 期	国药研究专号
13	第 25 卷第 5 期	眼科专号
14	第 25 卷第 11、12 期	医史专号
15	第 26 卷第 8 期	寄生虫专号
16	第 26 卷第 11 期	细菌与免疫学专号
17	第 26 卷第 12 期	公共卫生专号
18	第 27 卷第 11、12 期	医史专号
19	第 29 卷第 6 期	医史专号
20	第 29 卷第 4 期	妇科专号
21	第 30 卷第 5、6 期	儿科专号
22	第 31 卷第 5、6 期	医史专号
23	第 34 卷第 1 期	眼科专号
24	第 34 卷第 2 期	儿科专号
25	第 35 卷第 11、12 期	医史专号

从时间上看，医学专科研究专号较为密集地出现于 1937—1940 年之间，这是中华医学会及会刊的鼎盛时期。此外，同期中华医学会医学研究委员会及各专科学会开展的一些医学研究项目成果，例如《上海工业卫生》《中国流行病发病率第一次调查》《上海居民营养情形研究》《中国民众最低限度之营养需求》《中华国产药物》等，曾以中华医学会报告特刊方式推出。综合民国时期《中华医学杂志》开设的医学研究专栏、研究专号、报告特刊以及核心作者群的医学专业结构，同时参考《中国生理学杂志》《中国化学会会志》《中国药学杂志》等同期重要医学期刊，这一时期医学研究的趋向可大致归纳为以下几个方面：

（一）临床医学研究

19 世纪上半叶，西医在中国的传播以临床治疗为中介，由于当时西医内科在疾病认知和诊疗方面并未有实质性突破，临床治疗主要以简单快捷的外科尤其是眼科治疗为主。颜宜葳、张大庆的研究表明，大部分教会医院建立之初，眼科病人所占的比例都极高。[①] 随着时间的推移，教会医院临床治疗的范围逐渐扩大，不仅诸如截肢术、肿瘤切除术、膀胱结石术、剖腹产术等较为大型、复杂的手术得以施行，内科诊疗也逐渐开始。20 世纪初期，一些综合性教会医院如广州博济医院、上海同济医院、北京协和医院等已有内科、外科、妇产科、儿科、眼科、皮肤科等科室。1887 年创刊的《博医会报》曾相继设置"临床病例分析""临床治疗示范""临床治疗新技术介绍""国外内外科进展"等栏目，以促进各地医生临床治疗经验之交流，但其作者主要是在华医学传教士或外籍医生，鲜有本土医学者的文章。

1915 年，《中华医学杂志》创刊后，在栏目设置方面基本仿效《博医会报》，同样开设了"原著或论说""病例报告""各科摘要""译萃"等与临床医学相关的栏目，内容涉及内科、外科、妇产科、儿科、眼科等方面的常见病和疑难病症的诊断与治疗。这为本土医生与医学研究者提供了一个用母语进行临床医学交流的重要平台，他们累计发表了许多文章。其中部分论文有较高的水平与影响力，例如：吴谷宜《肺结核临床上之治疗》（第 10 卷第 3 期）、常曾希《中国人血液内破伤风抗毒素之检查》（第 14 卷第 3 期）、张孝骞《恶性贫血之食肝治疗》（第 15 卷第 4 期）、马士敦《骨质软化症之现代观念及对于

---

① 颜宜葳，张大庆. 中国早期教会医院中的眼病与治疗 [J]. 自然科学史研究，2008 (2)：179 – 202.

中国之重要》（第 20 卷第 6 期）、谢志光《四肢大长骨干结核病在临床及爱克斯光上之研究》（第 20 卷第 6 期）、汤飞凡《沙眼杆菌与沙眼之研究》（第 22 卷第 10 期）、吴英恺《食管癌及胃贲门癌之外科治疗 66 例》（第 35 卷第 2 期）等。同期，在临床医学领域，涌现了一批杰出专家与学者，例如内科的张孝骞、刘士豪、裘祖源、朱宪彝、钟惠澜等；外科的沈克非、黄家驷、吴英恺、董秉奇、裘法祖、关颂韬、谢元甫等；妇产科的王逸慧、林巧稚、杨崇瑞等；儿科的祝慎之、诸福棠、陈翠贞等；眼科的陈耀真、林文秉、毕华德、刘宝华、周诚浒、罗宗贤等。

但整体而论，民国时期中国临床医学仍处于应用和推广欧美临床诊疗技术阶段。除北京协和医院、南京中央医院等少数几家医院外，其他医院普遍缺乏临床实验室和专职研究人才，临床医学研究仍处于"床边观察医学"而非"实验医学"阶段，整体水平不高。具体反映在《中华医学杂志》刊载的文章上，绝大多数均是个案报告或样本较小的临床案例分析。许多临床诊疗技术的开展，虽有填补国内"空白"之功，但并不具原创性。事实上，当时中国临床医学专科分化程度极低，许多专科尚处于萌芽或初始状态。整个民国时期，中国临床医学的各专科都没有独立的专科期刊，能够在《中华医学杂志》组稿发行专科研究专号的也仅有眼科、妇产科和儿科三个专科。从严格意义上说，1948 年评选出的首届中央研究院院士，张孝骞是临床医学的唯一代表。此后，黄家驷、吴英恺、林巧稚、诸福棠、钟惠澜等成为 1956 年中国科学院首批生物医学学部委员。

（二）公共卫生研究

民国时期，与公共卫生密切相关的鼠疫、霍乱、天花、斑疹伤寒、猩红热等烈性传染病，以及结核、麻风、性病等慢性传染病，是医学界的研究重点。其中，鼠疫因爆发规模大、死亡惨烈而备受关注。北洋政府时期，东北防疫处与中央防疫处是全国公共卫生防疫的两大组织机构。对东北、华北以至远东地区之鼠疫，伍连德及其团队成员林家瑞、陈永汉、叶墨、金宝善、俞树芬、陈宗贤、陶善毓等有极为杰出的研究，他们的论文不仅在《中华医学杂志》时有发表，而且 1929 年第 15 卷第 3 期集结出版发行了《华北鼠疫研究专号》。伍连德因在鼠疫控制与研究方面的突出贡献享誉国际医界，曾获 1934 年诺贝尔生理与医学奖提名。

1928 年，南京国民政府建立，国家卫生部直属的卫生实验处与海港检疫处成为公共卫生防疫和研究的另外两个重要机构。李宗恩、钟惠澜、许雨阶、谢少文、洪式闾、杨永年、冯兰洲、袁贻瑾、赖斗岩、姚永政、苏德隆等一批医学研究者，对疟疾、血吸虫、黑热病、钩虫病、丝虫病等寄生虫病，以及克山病、大骨节病、甲状腺肿等地方流行性疾病进行了较为全面的调查、研究，其中代表人物为李宗恩、洪式闾、冯兰洲和袁贻瑾。

李宗恩（1894—1962），江苏武进（今常州市）人，1908 年就读上海震旦学院预科，1911 年留学英国，1920 年毕业于苏格兰格拉斯哥大学医学院。其后赴伦敦大学卫生与热带病学院进修，获卫生学与热带病学硕士学位，其间曾参加英国皇家丝虫病委员会赴西印度考察热带病。1923—1937 年任职于北京协和医学院，其间定期赴江南地区考察热带病疫情，进行防治与研究。李宗恩主要研究寄生虫病，对丝虫病、血吸虫病、疟疾、黑热病等有较深研究。他用实验证实中华白蛉是黑热病的传染媒介，中华白蛉的繁殖季节不仅与黑热病的流行时间相一致，而且黑热病小体可以在中华白蛉体内成熟并繁殖。

洪式闾（1894—1955），浙江乐清人，1917 年毕业于北京医学专门学校，留校任病理学助教。1920 年赴德国柏林市医院进修病理学，后转入汉堡热带病研究所专攻寄生虫学，1923 年归国后回母校任职。1925 年再赴汉堡热带病研究所从事研究工作，他改良了传统的司徒氏虫卵计算法，发明了目前世界仍通用的"洪氏汉堡盖玻片虫卵计算法"。1926 年回国后南下杭州创办杭州医院，1928 年在蔡元培、汤尔和支持下创办了国内首个寄生虫病研究机构——杭州热带病研究所，在浙江开展姜片虫病、血吸虫病、钩虫病、毛圆线虫病、疟疾等疾病的研究。1936—1949 年任江苏医学院寄生虫学教授、寄生虫研究所主任。

冯兰洲（1903—1972），山东临朐人，1920 年考入齐鲁大学医学院，在校期间曾参加英国皇家学会在济南组织的黑热病考察团。1929 年毕业后进入北平协和医学院任寄生物学系助教，1933 年曾到英国利物浦热带卫生学院进修半年。1930—1935 年期间，冯兰洲每年均利用暑假只身赴南方的浙江、江苏、江西、广西、福建等地农村实地调查疟疾、丝虫病的传播媒介。1932 年，首次确认微小按蚊是中国南方疟疾的主要传播媒介；1936 年，首次证明中华按蚊是马来丝虫病的重要传播媒介。继李宗恩之后，他与钟惠澜等人对中华白蛉传播黑热病的媒介作用进行了深入研究。

袁贻瑾（1899—2003），湖北咸宁人，1919 年考入北京协和医学院，1927 年毕业。1927—1942 年任职于协和医学院，其间曾到美国深造，获霍普金斯大学公共卫生学硕士学位、生物统计学博士学位；参与创办北平第一卫生事务所结核病门诊处，这是中国首个结核病防治机构。此后曾历任卫生部（署）防疫计划委员会主任委员、流行病学研究所所长、卫生部次长等职。他的研究领域包括流行病学、人口统计学、结核病学、营养学等方面，较为突出的成就之一是首次科学统计了中国人口的平均寿命。

民国时期中国公共卫生与防疫研究领域中的著名学者伍连德、李宗恩、洪式闾、冯兰洲和袁贻瑾等人，与当时欧洲著名的科研机构英国利物浦热带病研究所、伦敦大学卫生与热带病学院、法国巴斯德研究所、德国柏林科赫研究所、德国汉堡热带病研究所等有密切的联系，而且时常参与国际学术会议，融入国际医学研究共同体。他们在应用欧美相关理论与技术研究和控制中国传染病、流行病方面有十分出色的表现。《中华医学杂志》除刊载大量论文外，曾相继出版发行《华北鼠疫研究专号》《疟疾专号》《结核病专号》《热带病专号》《寄生虫专号》《细菌与免疫学专号》和《公共卫生专号》，展现这一时期的研究成果。1948 年，李宗恩、袁贻瑾当选首届中央研究院院士，伍连德因 1937 年回归马来亚，未参评。

（三）药物学研究

民国时期，中国的药物学研究基本是对中药或国产药的科学研究，张昌绍曾将它大致划分为 20 世纪 20 年代、30 年代和 40 年代三个阶段。[①] 20 世纪 20 年代为草创期或发轫期，由北京协和医学院和南满医科大学主导，以中药当归和麻黄为主要研究对象。其中，陈克恢等人从麻黄中成功提取麻黄素，轰动国际医学界。陈克恢（1898—1988），上海人，1918 年毕业于留美预备学校清华学堂，后赴美国威斯康星大学插班药学系三年级，1920 年毕业后旋即转入该校医学院学习生理、生化、药理学等医学课程，并获得生理学博士学位。1923 年因母亲病重回国，受聘北京协和医学院药理系助教。他与药理系主任、美国人施密特教授合作研究麻黄，几周内即从麻黄中分离出左旋麻黄碱（亦称麻黄素），并通过实验阐述了其心血管效应，证明麻黄素的作用与肾上腺素相

---

① 张昌绍. 三十年来中药之科学研究 [J]. 中华医学杂志，1949（7）：303－310.

似，可用于治疗支气管哮喘、干草热和其他过敏性疾病。紧接着他们又合成了一系列结构与麻黄素相似的化合物，发现了许多新药。这是以天然产物为先导化合物，开发新药的范例。张昌绍说，麻黄素产生是神来之笔，轰动效应"空前绝后"。陈克恢主要因这一贡献成为 1948 年首届中央研究院院士。

进入 20 世纪 30 年代，国内政局相对稳定，国家最高学术研究机构——中央研究院高调倡导"中国本位学术"，以使中国立于世界科学之林。对于医学界而言，对中药进行科学研究与"中国本位学术"可谓无缝对接，加之麻黄素轰动效应的无形影响，因此，不少研究机构与学者纷纷加入了中药研究的行列。其中较为有名的机构有赵承嘏主持的北平研究院药物研究所、经利彬主持的北平研究院生理研究所、冯志东主持的中央卫生实验处化学研究室、刘绍光主持的中央卫生实验处药理研究室、伊博恩和朴柱秉等人任职的上海雷士德医学研究院、朱恒璧主持的上海医学院药理科等。与 20 世纪 20 年代北京协和医学院及南满医科大学的"二重奏"相比，30 年代的"多重奏"热闹非凡。因此，张昌绍说 30 年代是一个繁荣阶段。对于这一阶段研究的主要中药及研究成果，除张昌绍外，伊博恩、朱恒璧分别发表的《中国药物近十年来曾用科学方法试验者》《几种国药之成分及药理》（《中华医学杂志》第 25 卷第 1 期）也有较为详细的梳理。大致说来，当时已从生药、化学、药理三个方向对防己、贝母、黄连、苦参、木通、大风子油、商陆、紫阳花、芫花、益母草、使君子、夹竹桃等数十种中药进行研究。张昌绍、伊博恩等人都认为，最能代表本年代研究特色与水平的首推赵承嘏的化学研究。

赵承嘏（1885—1966），江苏省江阴县（今江阴市）人，1905 年赴欧洲留学，相继获得英国曼彻斯特大学理学学士学位、瑞士工业学院理学硕士学位、瑞士日内瓦大学哲学博士学位。1914—1922 年曾受聘于瑞士日内瓦大学和法国罗克药厂研究部。1923 年回国后，相继任职于南京高等师范学校、北平协和医学院和北平研究院药物研究所。赵氏是本土学者中最早应用近代化学方法对中药进行系统研究者，他改变了传统的乙醇浸泡法，独创碱磨苯浸法分离提取中药成分，研究了防己、贝母、雷公藤等近 30 种中草药的化学成分，为同期其他学者对中药的药理分析奠定了基础。1935 年，赵承嘏被聘任为中央研究院首届评议员，足见学界对其学术成果与地位的认同。他本该是 1948 年首届中央研究院院士的有力争夺者，但因政治方面的原因而被剔出正式候选人大名单，令人唏嘘。

进入 20 世纪 40 年代，因中国东南半壁河山为日本人占据，原有的中药研究机构与人员或解散或迁移西南地区，研究条件十分艰苦，张昌绍因而认为这是惨淡经营的十年。但由于战时西药的严重匮乏需要中药替代，尤其是西南地区疟疾、阿米巴痢疾流行，更是迫切需要抗疟疾特效中药。因此，对中药的研发成为医学界服务抗战的一途。这一阶段最大的成就，当推张昌绍、赵承嘏、刘绍光等人对抗疟疾中药常山的研究。当时，虽然国内外时有利用常山治疗疟疾的报道，但中医不以常山单味药为治疗疟疾的标准用法，西医亦无现代科学文献显示确切疗效的证据。因此，常山能否单独治疗疟疾成为一个亟待解决的问题。当时，中国本土学者率先将常山单味中药用于治疗疟疾，并研究其化学成分及药理。在此过程中，由张昌绍主持的重庆中央卫生实验院药理室扮演了重要角色。张昌绍团队首先从常山中发现和分离出能治疗疟疾的常山碱，并与赵承嘏、高贻生等合作确定了常山碱的化学结构（分子式）。这是继麻黄素后，中国本土学者在药物学研究中发现的又一个具有国际影响的单体化学分子。张昌绍、赵承嘏等人在国内外发表的一系列相关论文，引发了对常山碱及其衍生物的深入研究。

1949 年，中华人民共和国成立后，对中药的科学研究得以很好延续。20 世纪 60 年代美国与越南战争期间，疟疾成为影响战争进程的重要因素。为支持越南抗击美帝国主义，中国倾全国之力开展研发抗疟疾新药的"523 计划"。其中最重大的成果便是发现了抗疟疾的有效药品青蒿素。2015 年，屠呦呦因在发现青蒿素中的关键作用成为中国本土第一位获得诺贝尔科学奖的自然科学家。历史地看，这是本土几代学者在一个正确研究方向上接力研究的结果。饶毅说："20 世纪 60 至 70 年代研究青蒿素的思路、途径与方法，相同于中国科学家 40 年代的思路、途径与方法。"[1]

（四） 基础医学研究

近代医学的兴起与发展，与科学实验方法的应用以及物理、化学、生物学等自然科学学科的发展密切相关。在 20 世纪上半叶欧美医学院校的课程设置中，所谓基础医学一般包括生理学、解剖学、组织学、生物化学、病理学、药理学、微生物学和免疫学等学科。有时，人们也狭义地用生理学指称基础医学，例如诺贝尔自然科学奖将"生理学医学奖"合为一项。从某种意义上说，

① 饶毅. 现代科学研究中药的先驱——张昌绍 [J]. 中国科学（生命科学），2013，43 （3）：263 – 270.

基础医学研究属纯科学研究，需要良好的实验条件与持续不断的经费与人才投入，其成果在临床医学上的应用有一定的时间滞后。

民国时期，中国基础医学研究十分薄弱。虽然北洋政府与南京国民政府相继建立了东北防疫处、中央防疫处和卫生实验处（院）等重要的医疗卫生机构，但它们偏重于应用医学研究和医疗卫生技术的推广。当时，国内真正具备基础医学研究条件与实力的大概只有北京协和医学院、南京中央大学医学院、上海雷士德医学研究院等几家。其中最具代表性人物是吴宪、林可胜、蔡翘、冯德培等。

吴宪（1893—1959），福建福州人，曾获美国麻省理工学院理学（化学）学士学位、哈佛大学医学院生物化学博士学位。1920年回国后任职于北京协和医学院，1924年成为襄教授并任生物化学系主任，1928年晋升教授，是协和医学院第一位中国籍系主任和最早的三位中国籍教授之一（另两位是林可胜和刘瑞恒）。林可胜1925年回国后担任北京协和医学院生理系主任教授。1926年初，林可胜、吴宪等人依托北京协和医学院发起成立"中国生理学会"，并发行《中国生理学杂志》（季刊，英文，附中文摘要），从而使协和医学院成为国内基础医学研究的重要基地。吴宪在血液分析与蛋白质变性方面的研究、林可胜在胃液分泌等方面的研究在当时国际医学界处于领先水平，他们开展的基础医学研究也促进了协和医学院临床医学方面的研究。更为重要的是，他们影响和培养了张锡钧、林树模、冯德培等一批本土基础医学研究者。

蔡翘（1897—1990），广东揭阳人。1919年赴美留学，先后就读于加利福尼亚大学、哥伦比亚大学和芝加哥大学，获哲学博士学位。1925年回国后，相继任复旦大学生物学教授、中央大学医学院生理学教授、上海雷士德医学研究院研究员，其间曾到英国伦敦大学、剑桥大学和德国法兰克福大学进修。他是中国近代生理学的主要奠基者之一，在神经解剖、神经传导生理、糖代谢和血液生理等领域均有突出贡献，门下杰出弟子有冯德培、童第周、张香桐等人。

冯德培（1907—1995），浙江临海人。1926年毕业于复旦大学生物系，留校任助教；1927年转入北京协和医学院生理系，在林可胜、张锡钧指导下进行胃分泌研究、甲状腺分泌研究。1929年考取清华大学公费留美生，在芝加哥大学进行神经代谢研究，1930年获医学硕士学位。经林可胜引荐，转入英国伦敦大学医学院，师从著名生理学家和生物物理学家、诺贝尔科学奖获得者 A. V. 希尔，进行神经和肌肉产热研究，1933 年获博士学位。同年，在希尔建议下再赴美国宾夕法尼亚大学约翰逊基金医学物理研究所进修一年。1934 年回国后在北京协和医学院生理学系任职 9 年，成功开辟神经肌肉接头生理学的新研究领域。1944—1948 年任中央研究院医学研究所筹备处研究员兼代主任。冯德培在神经与肌肉的能力学、神经肌肉接头和神经肌肉营养性相互关系等方面，进行了大量开创性研究，成为国际公认的生理学家。

由于美国洛克菲勒基金会的重金打造，北京协和医学院建立了堪与欧美一流医学院校媲美的实验室与图书馆，加之丰厚的薪酬，吸引了不少欧美学者到协和医学院任职。此外，协和医学院实行的客座教授制度，也使得欧美的部分一流医学研究者到协和进行短期医学研究和交流，这无形中推动了本土基础医学研究。

这一时期林可胜、吴宪、蔡翘、冯德培等人在生理学、生物化学、营养学等基础医学方面的研究成果，基本在《中国生理学杂志》《中华医学英文杂志》上发表，例如，在 1936—1941 年的 6 年间，冯德培及合作者就在《中国生理学杂志》上接连发表了 26 篇文章。这或许是民国时期《中华医学杂志》有关基础医学研究的论文相对较少的主要原因。1948 年，林可胜（生理学）、吴宪（生物化学、营养学）、蔡翘（生理学）、冯德培（生理学）成为首届中央研究院院士。

（五）医学史研究

从严格意义上说，医学史研究或许并不属于医学研究领域。但在民国时期，由于伍连德、王吉民、余云岫、范行准、李涛等人的倡导与推动，医学史研究异常热闹，最终成为一种专门学科。中华医史学会是中华医学会最早成立的专科学会，也是民国时期唯一创办了专科会刊《医史杂志》的专科学会，1940 年成为国际医学史学会的团体会员之一。在这一研究领域内，伍连德与王吉民的《中国医学史》（英文）、陈邦贤的《中国医学史》、范行准的《明季西洋传入之医学》、余云岫《释名病例》、李涛《医史纲要》、王吉民《中国医史文献展览目录》等著作，至今仍被医学史界视为经典。或许是因为伍连德、王吉民、余云岫、李涛曾相继担任《中华医学杂志》的主编，《中华医学杂志》刊载了大量与医学史研究相关的论文，仅研究专号就有 6 期。其中，最具价值部分是中医疾病史、药物史、治疗方法史等方面的研究。那一代医学史研究者可谓学贯中西，他们的研究水平后来者多无法企及。这一研究取向，客观上对民国时期中药的科学研究有促进作用，也推动了对中医古籍的收集与保存。

全面评价民国时期医学研究的整体水平，是一项十分复杂、困难的工作，绝非笔者力所能及。但若把医学置于民国时期科学或学术的拼盘中，它的角色的确有些另类、边缘。1928 年，国家最高学术研究机构中央研究院正式成立时，拟定重点研究的 14 个学科为物理（含数学）、化学、工程、动物（含生理）、植物（含农学）、地质、天文、气象、心理、社会科学（含法律、政治、经济、社会）、历史、语言、考古和人类学，并按这 14 个学科相继建立研究所。由于欠缺独立的医学和生理学科，中华医学会与中国生理学会曾致函中央研究院商请增设，但并未获明确答复。[①] 直到1944 年，中央研究院才着手筹建医学研究所，但最终也未能落实。可以说整个民国时期，医学都未被纳入国家最高学术研究机构中央研究院的拼盘。因此，中华医学会与中央研究院、北平研究院、中国科学社等著名的科学研究机构几乎没有实质性的合作。例如：中华医学会的精英人物中，只有伍连德一人担任过中国科学社理事；中华医学会会员加入中国科学社的也极少。

众所周知，1935 年成立的中央研究院评议会是中央研究院的最高决策、管理机构，由当然评议员与聘任评议员组成。当然评议员由中央研究院院长及下属各研究所所长担任，聘任评议员 30 人按物理、化学、工程等 14 个学科从全国学者中选举产生。自然，另类的医学在中央研究院评议会中没有独立席位。首届评议员中，与医学有较为直接关系的评议员有林可胜、吴宪和赵承嘏3 人；1940 年换届成立第二届评议会，聘任评议员的人数与学科仍依前例，当选评议员中与医学有较直接关系的只剩下林可胜一人。第二届中央研究院评议会是 1948 年首届中央研究院院士选举的操盘手，对最终选举结果当然有举足轻重的影响。

如果把首届中央研究院院士评选结果视为衡量民国时期中国科学研究水平的一把尺子，医药学界的表现差强人意。此次评选分数理、生物、人文三组，包括 20 多个专业学科，医药学从属生物组。经过全国高校、学术机构和专科学会的广泛提名，确定了一份 510 人的初选人名单，医药学科共计 42 人，总

---

① 对于中央研究院之希望 [J]. 中华医学杂志，1929（1）：1 - 6.

数仅次于工程学科（55 人）。不知何故，中华医学会竟然未参与提名活动。经过中央研究院评议会反复筛选，再确定了 150 人的候选人名单。其中，医药学科有李宗恩、张孝骞、袁贻瑾、陈克恢、汤飞凡、洪式闾、冯兰洲、马文昭、胡正详、刘士豪和黄鸣龙 11 人，在各学科中也是名列前茅。最终，评议会从 150 位候选中选出 81 位首届中央研究院院士，入选率 54%。其中，数理组和人文组分别为 28 人，生物组 25 人。仅就生物学组而言，动物与植物学科均是 7 进 6；生理学科 4 进 4；心理与人类学科 3 进 2；医药学科 11 进 4；农学 14 进 3。医药学科入选者为陈克恢（药理学）、李宗恩（热带病学）、张孝骞（临床内科学）、袁贻瑾（公共卫生）4 人，入选率约 36%，仅比农学稍强。其他 7 位候选人，除汤飞凡、洪式闾外，得票率可谓惨不忍睹。①

　　当选首届中央研究院院士的林可胜、吴宪、蔡翘、冯德培、陈克恢、李宗恩、张孝骞、袁贻瑾等 8 人，很大程度上代表了民国时期医学研究的水平。其中除蔡翘外，其他人都出自北京协和医学院，或者说，他们最重要的医学研究成果是在北京协和医学院任职期间完成的。由于中央研究院没有医药学研究的一席之地，美国洛克菲勒中华医学基金会资助的北京协和医学院，的确对中国近代医学科学研究有极大贡献。客观而论，这一时期医学科学研究水平与物理、数学、地质等学科当有一定差距，但未见得不如动物和植物学科。医药学界在首届中央研究院院士选举中的落寞，与它对中国医学卫生现代化和国民健康水平提高的巨大贡献并不相符。其中的一些主观社会因素，值得深思。

---

① 有关首届中央研究院院士选举最终投票情况，请参考：郭金海. 1948 年中央研究院第一届院士的选举 [J]. 自然科学史研究，2006（1）：33 - 49.

第七章 《中华健康杂志》与卫生知识大众化

1915 年，蔡元培、陈独秀和胡适等人发起新文化运动，将科学与民主视为启迪民智、破除迷信、反对独裁专制的两大利器。陈独秀在《警告青年》一文中开宗明义："近代欧洲之所以优越他族者，科学之兴，其功不在人权说下，若舟车之有两轮者。"① 也正是在这一年，日后声名显赫的中国科学社、中华医学会和中华民国医药学会闪亮登场。当时，科学的传播、普及成为本土知识精英和科学社团的历史使命。

中华医学会将传播医学科学知识、普及卫生常识作为主要宗旨之一，但早期开展的工作以国家政要和社会精英阶层为主要对象，以期他们能够接纳医学科学，建立一个全国性、基础性的医疗卫生体制。1928 年南京国民政府正式成立后，随着国家医疗卫生体制的初步建立以及中华医学会自身力量的增强，中华医学会将普及医学科学知识与卫生常识的对象转向大众、乡村。正是在这种背景下，1939 年 8 月，以"提倡民族健康，灌输卫生常识"为宗旨的通俗医学杂志《中华健康杂志》应运而生。本章将梳理、分析《中华健康杂志》的创刊出版过程、主要内容和办刊风格、特色，探讨民间医学社团在提高国民健康素质、塑造国民健康价值观念与责任方面的重要作用。

一、从精英到大众

在近代科学传入中国的过程中，西医是率先输入的分支学科。但中国传统医学源远流长，有庞大的从业者和受众，这使西医的传入遇到了强劲阻滞。虽然 1915 年中华医学会与中华民国医药学会两大全国性本土西医社团成立后，中国医界有了显著的西医与中医之分。但西医力量仍然较弱，从业者不过 2 000 人左右，影响力仅局限于上流社会及北京、上海、广州等大城市。按照伍连德的说法，西医不兴，皆因中医魔碍，中医之道不消，西医之道难长。②

---

① 陈独秀. 警告青年 [J]. 青年杂志，1915（创刊号）.

② 伍连德. 医学现在之取缔及将来之挽救商榷书 [J]. 中华医学杂志，1915（1）：8 - 13.

因此，新兴的西医阵营主动挑起中西医之争，并将"新医"与"旧医"、"科学的医学"与"玄学的医学"作为西医与中医的根本性差别。在他们看来，只有不断扩展西医诊疗空间、大力传播西医理论与卫生常识，争取大众对西医的认同，才可能削弱甚至取代中医。但以中国的国情和政治体制，如果没有国家政府与社会精英的鼎力支持，单凭西医社团自身的力量，短时期内很难达到目的。

中华医学会的精英们对当时中国面临的健康问题有十分清醒的认识和判断，认为近世以来各类传染病、寄生虫病和营养缺乏性疾病是影响国民健康的主要疾病谱；传统中医的接生法则是导致产妇和婴儿高死亡率的重要原因之一。他们认为，中国医疗卫生资源和民众的医疗支付能力都十分有限，单纯依靠临床医学诊疗空间的扩展和技术进步，根本不可能解决这些难题。最为明智的选择是以疾病预防为主，降低各类疾病的发病率和死亡率。因此，伍连德大声疾呼"现实无上政策，莫大于革改医学、谋进卫生之法"。① 颜福庆也认为"西医之不通行于内地，亦多由人民无卫生之常识……故不得不纠合大众而共为之，以期全国之人皆知卫生之重要，是则本会之愿也"。② 在 1916 年中华医学会举办的首次大会上，时任会长颜福庆将公共卫生明确为未来学会工作的两大重点之一，并希望会员尤其是临床医生在本职工作之外做力所能及的贡献。

众所周知，公共卫生与临床医学的显著差别在于面对群体而非个体、以疾病预防而非治疗为主。它将社会化手段与医学方法有机整合为一体，以期改善人类生存的环境，控制疾病尤其是各类传染病、流行性疾病，促进人类整体的健康。由于公共卫生需要整合各种社会资源，涉及对社会公共空间和个人权利的强制干预。因此，它不仅需要国家政府提供必要的社会资源保障，而且需要国家政府以立法的形式赋予医疗卫生机构"合法的强制权力"。其中，由国家政府主导建立的公共卫生防疫体制是基础，只有在制度性的公共卫生框架下，建立相应的基础卫生设施，才可能动员和吸纳社会力量广泛参与。

中国近世以来受战乱、饥荒和各类疾病高发病率等因素影响，国民健康素质与预期寿命极低；加之临床医学资源匮乏，且短时间内难有很大的改观，建立以预防为主的公共卫生体制显得尤其重要。学界普遍认为，清末新政时期尤其是东北鼠疫防控是中国近代公共卫生体制化的起点，清政府以日本为样板建立了卫生督察制度。但民国以降，社会转型引发的激烈动荡和中央权力的疲

---

① 伍连德. 论中国当筹防病之方实行卫生之法 [J]. 中华医学杂志, 1915 (1): 13 - 23.
② 颜福庆. 中华医学会宣言书 [J]. 中华医学杂志, 1915 (1): 50 - 52.

软，使北洋政府建立全国性公共卫生防疫体系的工作举步维艰。因此，1915年，中华医学会和中华民国医药学会等本土西医社团成立后，以积极推动国家医疗卫生体制尤其是公共卫生体制的建立为己任。这决定了它们早期开展的医学卫生普及工作，走的是精英路线，也即向国家政要和社会精英阶层灌输公共卫生与社会医学的理念，提供专业建议，使他们肩负应有的责任。中华医学会在此方面的努力，在早期举行的大会以及会刊《中华医学杂志》上有充分反映。

从1916年到1928年南京国民政府正式成立，中华医学会相继在上海、广州、北京、南京举办了7次大会。当时，中国科学与医学尚处于萌芽阶段，科学研究水平极低。因此，包括中华医学会在内的许多科学社团举办的年会或大会，具有显著的科学宣传、普及色彩，学术评议与交流的功能较弱。1923年，《中华医学杂志》发表的一篇社论曾将开会与会员参会的目的和意义归纳为："开会之益有三：①使同业提起研究精神；②使医术多得进步之机会；③使社会注意科学的治疗。出席之益有四：①交换智识；②敦睦友谊；③披阅新著，采购书籍、器械、药料，等等；④讨论对内对外之问题。"① 显而易见，这样的年会或大会不仅是医学事件，而且是社会事件，是民间医学社团与国家政府和社会互动的一个平台。

从这一时期中华医学会举办的几次大会的会议进程看，所谓学术交流方面主要是学术演讲、报告或临床诊疗新技术的演示，像样的学术论文研讨与评议并不多。直到1928年初在北平举办的第七次大会，才开始按内科、外科、生理学、妇产科、眼科、公共卫生等学科分别进行学术交流，且论文数也不过114篇。值得注意的是，历次大会的学术演讲或演示，公共卫生始终是一个重要的主题，其间的几次展览也以卫生展览为主。例如，在前几次大会上，康爱德、伍连德、刘瑞恒、毕德辉、颜福庆等人分别作了《家庭卫生之要道》《卫生之基础》《汉口卫生之改良》《公共卫生教育进展》《预防钩虫之经验》等演讲。这些演讲偏重于对公共卫生基本原理和重要性的阐述，以期首先引起中华医学会广大会员和临床医生们的高度重视。在伍连德、颜福庆等人看来，一个优秀医生的职责并不局限于治疗疾病，他还应该教育病人如何预防疾病，并积极参与所在地区的公共卫生活动。

按惯例，学会每次大会闭幕时通常以提案或决议的方式归纳学会未来工作的重点以及对政府的诉求，其中许多提案或决议与公共卫生相关，例如，《要

① 年会开集之利益与会员共宜赴会之理由 [J]. 中华医学杂志，1923（4）：267-269.

求政府成立中央医事行政部以重视卫生》《要求各地方政府设法阻止结核及花柳病等传染病的蔓延》《要求政府立法规范医疗活动》《编辑卫生教本及教授法，送政府教育部审定，以备列入小学课程》《建议政府扶助学校卫生计划》《敦促政府分拨部分英国庚子赔款建设中国公众卫生事业》《建议政府采用中华医学会拟定的都市医政之评判标准作为我国各地办理医政之大纲》等。民国时期，大会提案与决议是民间社团参政议政的一种方式，类似现今各级政治协商会议的提案功能，有学者称之为中国特色的协商式民主。中华医学会有关公共卫生的一些提案，的确获得了北洋政府相关部门的积极回应。

事实上，中华医学会举办的许多次大会，都有来自社会各界的代表参与，北洋政府的一些高官曾亲临大会以示支持。例如，中华医学会与博医会联合举办第二次、第三次大会时，时任北洋政府总统徐世昌、黎元洪曾接见两会代表或向大会发贺电。由于新闻媒体的着力渲染，这些大会在当时曾产生极大的社会轰动效应，有力地促进了医学科学与卫生知识的传播。此外，伍连德、颜福庆、俞凤宾、刘瑞恒等人还利用各种场合与机会，游说政要与社会精英，阐述公共卫生与国家现代化的相关性，强调国家政府的重要责任，尤其是强调公共卫生能够有效降低当时中国非正常死亡率。其中最为典型的一个案例，就是前面我们所提及的为争取将英国退还的部分庚子赔款用于中国公共卫生事业建设，中华医学会与中华民国医药学会联合对中英两国政府与社会精英展开的游说活动。

此外，这一时期学会会刊《中华医学杂志》虽然以专业性、学术性医学期刊为定位，但实际上是一个介于专业性与通俗性之间的医学期刊，刊登了许多宣传性、普及性的医学文章。其大致可分为两类：一是有关临床各科最新进展状况，以及各类新诊疗方法和药物的推介，例如《眼科手术之最新进展》《糖尿病及亚伦氏新疗法》《最新梅毒诊断之路丁试验法》《淋巴腺结核之疗法》等。二是有关国家医事制度建设、公共卫生常识，尤其是本土常见各类传染病预防方面的文章。1915—1924 年的季刊时期，以及更改为双月刊后的头几年，伍连德、颜福庆、俞凤宾、王完白、宋健、高维等人都纷纷放下身段撰写此类稿件。例如：伍连德《饮水与卫生》（第 2 卷第 4 期）、《论我国人口死亡之疾病急宜调查》（第 5 卷第 4 期）、《对国民政府医学前途之希望》（第 14 卷第 4 期）；颜福庆《国民政府应设中央卫生部之建议》（第 13 卷第 4 期）；史旦莱《痨症防免及其治疗之法》；刁信德《论蚊与蝇为人之巨敌》（第 2 卷第 1 期）；俞凤宾《饮食之卫生》（第 2 卷第 3 期）、《论社会卫生之促进在尊妇女与节性欲》（第 6 卷第 1 期）、《花柳病之陷溺个人与危害群众》（第 7 卷第 1 期）等。但这两类科普文章只适合社会知识精英与医学专业人士阅读，对普通民众的实际影响十分有限。

此外，这一时期中华医学会也在力所能及的范围内，积极开展直接面向大众的卫生知识普及工作。其中最具规模与影响的项目，是与博医会、中国基督教青年会、中国基督教教育会、中华基督教女青年会、中华护士会共同发起成立中华卫生教育联合会，在北京、上海、南京、厦门、杭州、长沙、广州等地开展城市卫生教育活动。中华医学会的许多会员也积极参与了当地的一些公共卫生活动，例如，上海、杭州会员参与了当地政府举办的城市卫生运动会。但受物力、财力和人力资源的制约，20 世纪 30 年代前，中国政府与民间医学组织开展的卫生知识传播与普及工作仅波及大城市部分市民、工人和学生，广大的乡村民众仍然不知卫生为何物。

尽管存在种种不足，但中华医学会等本土西医社团的努力，对这一时期国家医疗卫生事业体制化建设产生了积极的影响。北洋政府建立了中央卫生防疫处，相继出台了一些公共卫生法规；北京、天津、上海、南京、广州等城市也把公共卫生作为市政建设的一部分。历史地看，当时西医的人才队伍规模、医疗实践空间和社会认同度远不及中医，却能够在短短的十多年内强势崛起，关键原因是西医界精英理智地选择以公共卫生为突破口，实现了西医知识与国家政治权力的联姻，从而获得了中国医界的话语权，进而对中医进行制度性的排斥和剥夺。这与日本明治维新时期，西医取代汉医正宗地位如出一辙。日本学者杉本勋认为，日本的汉医在还没有充分进行近代化手术时，就已被强制非合法化，受到近于民间信仰的对待而停止活动。①

进入 20 世纪 30 年代，一方面，伴随中央卫生部、中央卫生实验处、全国海港检疫处、中央医院的相继建立，加之原有的东北防疫处、中央防疫处等机构，国家医疗卫生行政、服务与保障体系的基本框架大致确立。公共卫生被确定为国家医疗卫生服务的优先和重点发展方向，诸如环境卫生与传染病控制、工业卫生与妇幼保健、学校卫生、乡村卫生等与公共卫生相关的活动或项目进入全面实施阶段，这对卫生知识的大众化教育有了更为迫切的需求。当时，卫生当局的领导人刘瑞恒、金宝善等人已充分意识到，提高全民健康水平的关键在社会基层尤其是乡村，呼吁医疗卫生人员深入广大农村。按刘瑞恒等人的设想，乡村医疗卫生体系的构建，首先应着眼于建立一批乡村医疗卫生中心，其兼备公共卫生与临床治疗双重功能。卫生部选择江苏省江宁县汤山镇作为乡村

---

① 杉本勋. 日本科学史［M］. 郑彭年，译. 北京：商务印书馆，1999：200.

卫生实验试点，期望通过局部区域试验，然后向全国范围扩展。在这种大背景下，民间社会力量纷纷响应国家卫生部及地方卫生当局的号召，积极参与城乡卫生活动。例如：晏阳初、梁漱溟等人在河北、山东等省区开展的平民教育与乡村建设运动，均把公共卫生作为重要内容之一；颜福庆领导的上海医学院，也在吴淞口进行乡村卫生实验。

另一方面，由于生存环境的改善，尤其是与博医会合并，中华医学会的整体实力有了显著提高，成为国民政府卫生部整合民间医学资源的无形纽带。当时，中华医学会下属的职能部门开始有组织、有计划地开展一系列具体工作。以公共卫生委员会为例，它是原博医会和中华医学会最早设置的职能部门之一，全权负责开展城乡卫生活动以及卫生知识的宣传与普及工作。两会合并后，新的卫生委员会的阵容进一步增强，由李廷安任主席，成员包括伍连德、颜福庆、金宝善、黄子方、胡宣明、胡鸿基、张维、余贺、兰安生、罗伯森、吉尔等公共卫生领域的专家，并相继下设了城市卫生调查委员会、乡村卫生调查委员会、环境卫生部、护士部、花柳病预防委员会、防痨委员会、妇婴健康委员会、节育委员会和营养委员会等。在李廷安、黄子方等人领导下，公共卫生委员会对全国城市、乡村卫生状况作了全面调查，并在一些城乡开展传染病预防和大众公共卫生教育活动，例如：在上海市区建立公共卫生试验区，设置了花柳病诊所、节育诊所、妇婴健康指导所；联合社会各界组织沪郊农村工作促进会，下设公共卫生事业委员会，推动疫苗接种、饮水卫生等。尤其值得一提的是，抗日战争全面爆发后，中国医疗卫生资源相对集中于城市化水平极低的西部大后方，这客观上促成了国家医疗卫生工作重点由城市转向乡村。当时，中华医学会及其广大会员也转移到了西部地区，卫生知识的大众化如何立足于西部地区经济发展的实际，针对广大受众的特点采取适宜的方法，成为中华医学会精英们思考与探索的问题。

二、《中华健康杂志》的创刊与发行

在中华医学会大力开展城乡公共卫生与大众卫生教育的同时，会刊《中华医学杂志》却开始回归学术本位。虽然 1934 年会刊扩展为月刊后，每卷页面数大幅度增加，但专业化、学术化取向使其难以再兼顾医学卫生宣传与普及方面的文章。对此，时任总编李涛有感而发："按各医学杂志创办之动机，不外发扬医学及宣传卫生。就性质论，亦只有为医师看之杂志和为普通人看之杂志两种。前者当求专门化，后者当求通俗化，殆为举世不易之定则。我国现存之医界刊物，对于此层似少注意，往往前载专门作品，后列普通问答；在编者或以为如此则高下咸宜，有补销路，殊不知冬衣夏帽，人且讥为浑不似矣！"① 言下之意，鱼与熊掌不可兼得，一份医学期刊要长期兼顾专业与通俗，其结果往往是两头不讨好。

事实上，如何处理专业与通俗之间的矛盾，是近代早期中国科学期刊普遍面临的问题。由于缺乏专门科学研究机构与人才，学术性、原创性的研究成果少，许多专业科学期刊往往因为稿荒，随意翻译一些科普文章补白，全然不考虑读者的实际需求。以最著名的综合性科学社团中国科学社为例，其会刊《科学》1915 年创刊后相当长一段时间也一直在专业与通俗之间徘徊，以至于有人指责其是一种不够专业也难称通俗的杂志。直到 1933 年，中国科学社创办了通俗性科学期刊《科学画报》，这一问题才有所缓解。当然，也有不少科普性、通俗性的科学期刊，因缺乏合适的稿件而采用高深、专业的科学论文，让普通读者一头雾水。李涛力主《中华医学杂志》走专业化发展道路，希望它在学术水平上能与《中华医学英文杂志》比肩。他认为，如果学会要促进卫生知识大众化教育，最好是另行创办一种通俗化、普及性的医学期刊。

1934 年 4 月，黄子方接替李廷安担任中华医学会公共卫生委员会主席。黄子方（1899—1940）出生于福建厦门，早年就读于厦门省立中学和天津中西书院，1917 年进入香港大学医科，两年后转入美国芝加哥大学医学院，相继获得理学学士、硕士学位和医学博士学位。毕业后继续在芝加哥大学医学院进行研究工作，后因洛克菲勒基金会资助，在霍普金斯大学医学院研究公共卫生学。1924 年归国后，相继担任北京中央防疫处技正、武汉市卫生局局长、北京协和医学院公共卫生部讲师等职。1928 年再度获洛克菲勒基金会资助在美国哈佛大学和麻省理工学院卫生研究部深造。次年回国后历任北平市卫生局局长、卫生部中央委员会委员，1930 年代表中国赴日内瓦出任国际联盟卫生委员会委员。1933—1937 年，担任京沪、沪杭甬铁路总医官。②

黄子方在积极推动公共卫生委员会各项工作的同时，深感需要一个宣传、普及卫生知识，总结、交流相关工作经验的稳固阵地，于是积极酝酿、筹办一种通俗医学期刊。1937 年，学会举行第十二次大会时，黄子方在《公共卫生委员会报告》中明确道："本委员会为宣传卫生常识起见，拟仿效美国医学会办法，创办卫生季刊或月刊，并拟具卫生常识文字，送各埠日报发表。又拟编辑大学、中学、小学之适用卫生课本，送由各大书馆印行。惟欲使以上计划实

---

① 李涛. 医学杂志之合理化 [J]. 中华医学杂志, 1933 (5)：743-745.
② 黄子方. 黄子方医师行述 [J]. 中华健康杂志, 1940 (6)：3-5.

现，须由医学会发给的款，聘请专任医师一人办理此事。"① 但他十分清楚，以当时总会的经济能力，要为公共卫生委员会专门聘请一位这样的专任医师并不现实，因而补充建议总会为公共卫生委员会聘请一名专职干事，并兼任通俗医学杂志的副主编。对此，总会未给予明确回复，加之不久后抗日战争全面爆发，黄子方聘任学会专职医务干事，全身心投入战时救济工作，办刊一事暂时搁浅。

尽管时局艰难，黄子方、王吉民、侯祥川等人仍不改创办通俗医学期刊的初心。几经努力，1939 年 8 月 15 日，《中华健康杂志》在上海正式创刊。杂志标明由中华医学会公共卫生委员会主办，黄子方任总编辑，梅晋良任编辑干事，施思明任发行人，并由黄子方、方颐积、王祖祥、伍连德、朱尔登、李廷安、老恩锡、侯祥川、张维、陈鸿康、高孚豪、罗明远 12 人组成编辑委员会负责组稿、编辑事宜。当时，编辑部设在上海池滨路 41 号中华医学会会所内。杂志为双月刊，每册零售价 2 角，全年定价 1 元，总发行处为学会售书部。

黄子方在发刊词《本刊的希望》中，对创刊的动机、目的以及办刊基本方针有明确说明：

> 我们知道公共卫生的进步，是政府和人民双方合作的结果。无论政府对于医疗设备和卫生行政如何地努力，倘人民对于个人卫生和公共卫生的智识莫明其妙，仍必致徒劳而无功。从公共卫生方面看起来，各种卫生设施必须得到社会各界及大多数人民的信任与协助，才会进步；从个人卫生方面看起来，身体健康最后关键仍在乎人人对于防病、保健、营养、卫生均有根本的知识、无疑的信任、毅力的实行，方可以成功。欲达到这种目标，必须由实施卫生教育入手。同人等以为我们如欲改善民生，富国强族，则民众卫生教育的推进，不容忽略。遂而不揣固陋，久思发行卫生刊物，以为灌输民众卫生常识之一助。我们为它立了几条约法……送登本刊广告，均先经编辑审查，如编辑认为言过其实，或与事实不符，或因任何其他原因，不合卫生原则的广告，概不刊登。本刊的材料以准确、平衡、简明、有趣为主旨。力避过于专门的名辞，拒绝没有科学根据的言论。②

---

① 黄子方. 公共卫生委员会报告 [J]. 中华医学杂志，1937 (5)：619－625.
② 黄子方. 本刊的希望 [J]. 中华健康杂志，1939 (1)：1.

同期发表的《本刊刊登广告的几条原则》，对杂志采用广告作了更为具体规定：

> 一、凡在本刊登载广告之商品，其成份内容必须详细通知本刊。此项消息，本刊自当保守秘密。成份不明之商品，概不接受。二、广告中所宣传任何商品或商品中所含药品之功用与价值，须有可靠之科学根据，经专家研究后在科学学报发表证明者。三、遇有宣传不当或言过其实之处，须按照本刊编辑意见修改后方可刊登。倘于刊后发现广告上文字与事实不符而有违背医学道德者，为读者保障起见，本刊得登报披露一切情形。四、本刊所载广告并不限于医药用品，凡与本刊宗旨不相违背者，一切商品均所欢迎。[①]

黄子方等人办刊的远大志向与严谨态度，从发刊词与刊登广告原则中可见端倪。民国时期许多科学期刊苦于经费紧张，往往在广告方面下功夫，甚至不惜刊登虚假广告。这一问题在医学类报刊中表现得尤为突出，一些所谓的通俗医药报刊，实则由医药商幕后操纵，浮夸药物的神奇疗效，直接危害了患者的利益。《中华健康杂志》的经费并不宽裕，能够对不义广告费保持不动心实属不易。创刊号的作者包括黄子方、张鸿德、刘以祥、张信培、卢祺英、朱既明等人，大多来自上海医学院与雷士德医学研究院。从杂志栏目和内容看，主要涉及传染病预防、卫生保健、生理常识、营养等方面，奠定了杂志的基调。

《中华健康杂志》创刊之际，中华医学会的工作重心已转移到西南大后方。黄子方因受聘上海医学院而辞去了学会专职医学干事一职，并随上海医学院内迁云南昆明，编辑部也只好随主编而去。因梅晋良留守上海，黄子方另行聘请上海医学院的同事朱既明担任编辑干事。但从经济上考虑，杂志的出版发行及广告事宜仍由学会上海办事处负责。因此，杂志从第1卷第2期到第2卷第4期，由黄子方等人在昆明组稿、编辑、审定，然后邮递上海学会会所交王吉民等人印刷发行。虽然当时上海可经香港或越南海防到达西南大后方，但一个来回所需时日极长，办刊艰辛由此可见一斑。

黄子方曾留学欧美，专攻预防医学和卫生学，归国后在北平、汉口、杭州等城市主管公共卫生事务，并一度任国际联盟卫生委员会委员。其视野开阔、志存高远，具有极强的社会活动和组织管理才能。王吉民说："他的志愿是使本刊成为一种合乎高尚标准的刊物，一切文字都有科学的根据，以资和美国的

① 本刊刊登广告的几条原则 [J]. 中华健康杂志，1939（1）：3.

卫生杂志相媲美。"① 但天妒英才，1940 年 5 月，黄子方病逝于香港。虽然他担任《中华健康杂志》总编不足一年，仅主编了第 1 卷第 1 期至第 2 卷第 4 期，但作为杂志的实际创办者和首任主编，他不仅为杂志确立了"提倡民族健康，灌输卫生常识"的崇高宗旨，而且制定了"准确、平衡、简明、有趣"的办刊标准。为确保杂志的质量与影响力，从第 1 卷第 3 期起，黄子方以其感召力聘请王吉民、周诚浒、姚寻源、汤飞凡、杨崇瑞、赖斗岩、应元岳、陈衡哲等医学专家或社会名流担任杂志特约编辑和特约撰稿人，使《中华健康杂志》高调亮相、迅速蹿红。为表彰黄子方的不朽功勋，《中华健康杂志》第 2 卷第 6 期特发《黄子方医师纪念专号》；中华医学会、上海医学院等十余家医学机构联合设立了"黄子方医师纪念基金"，以资助《中华健康杂志》的继续运行。

由于主编黄子方突然去世，加之编辑干事朱既明另行高就，新生的《中华健康杂志》顿时陷入危机。为此，中华医学会理事会紧急商议，决定重新改组杂志。一方面，鉴于公共卫生委员会财力、物力困难，从第 2 卷第 5 期起杂志改由中华医学会总会直接承办，编辑之聘任及经费开支均由总会负责。为延续公共卫生委员会在新闸卫生实验区的工作，同年 6 月，朱恒璧、刁信德、施思明等人发起成立"中华健康协会"以为经济后援。次年，中华健康协会主动参与协办《中华健康杂志》，主要负责提供经费保障。另一方面，从第 2 卷第 5 期起，《中华健康杂志》编辑部回迁上海，由时任学会医学干事王吉民任代理总编兼发行人，并从第 3 卷第 1 期起聘请余新恩担任编辑干事。但为便于杂志在西部大后方组稿，编辑部聘请重庆中央卫生实验院的谷韫玉担任协理编辑，全权负责大后方的组稿与编辑工作。

王吉民接手《中华健康杂志》后，在上海雷士德医学研究院、上海工部局卫生处和中华健康协会的伊博恩、侯祥川、王祖详、朱尔登、黄嘉德等人的大力支持下，对杂志进行了大胆改革。"从第三卷起，变更作风，多登轻松有趣文字，很能引人入胜。同时为适合时代和供应各方需求起见，曾刊行《营养专号》《肺痨专号》，得到各方热烈欢迎。几年来，在医药卫生出版界上大放异彩，使编辑人员更感兴奋，同时使我们更认识责任之重大。"② 从 1940 年第 2 卷第 5 期到 1946 年第 8 卷第 2 期，王吉民担任杂志总编近六年，在此期间，余新恩与梅晋良相继任编辑干事。最初两年，英美租界虽成孤岛，但仍是

---

① 王吉民. 黄子方医师与健康杂志 [J]. 中华健康杂志, 1940 (6)：3-5.
② 王吉民. 五年回顾 [J]. 中华健康杂志, 1944 (1)：1-3.

相对自由的小天地，与西南大后方学会总部的联系也未中断，杂志的运行较为顺利，发行量也很可观。但 1941 年底太平洋战争爆发后上海全面沦陷，总会上海办事处关闭，大后方再无来稿。在恶劣的办刊环境中，王吉民等人凭着一腔热忱苦苦支撑，组建中华医学会出版社，以使《中华医学杂志》《中华健康杂志》不中断发行。

抗战胜利后，中华医学会总部重回上海原址，百废待兴。当时，《中华医学杂志》《中华医学英文杂志》《中国医界指南》《中华健康杂志》都集中在上海出版发行，财政捉襟见肘。中华健康协会雪中送炭，从 1946 年第 8 卷第 2 期起接办《中华健康杂志》，并聘请余新恩担任主编。此后不久，余新恩任学会总干事，百忙中仍兼任《中华健康杂志》主编一职。余新恩先前曾担任过《中华健康杂志》的编辑干事，后辞职高就上海工厂联合医务处处长，并创办《工业卫生通讯》，对办医学期刊可谓轻车熟路。但余新恩 8 月初接手杂志时，订户已下跌到区区几百人，不仅第 2 期仍待印刷发行，第 3 期、第 4 期的稿件也尚无着落。他使出浑身解数，竟然在一个月内将第 2 期、第 3 期、第 4 期杂志补齐。虽然内容欠丰富，但至少避免了杂志脱刊。此后，余新恩重新设计杂志封面，每期围绕两个主题组稿，并适时推出了《医药幽默集》《性卫生专号》《健康专号》《公共卫生专号》，使杂志一度起死回生。但内战的炮火与漫天飞涨的物价，注定了余新恩难有大的作为。

从 1939 年创刊到 1950 年停刊，《中华健康杂志》历经抗日战争与解放战争。就办刊的大环境而言，可谓生不逢时、举步维艰。但在动荡时局中，杂志虽有减少页面、删除插图、合刊甚至延迟出版等情形发生，但从未间断发行，共计出版发行 11 卷 63 期，堪称奇迹。由于内容丰富、风格独特、营销有方，深受读者喜爱，发行量一度达 5 000 份，订户几乎遍布全国各地，甚至欧美一些国家的图书馆也有订阅。它曾被国民政府教育部及部分省市指定为各级学校卫生教育参考资料，由此可见其权威性与影响力。放在和平的年代，这未必是一个值得夸耀的成绩。但生逢乱世，则另当别论。

整个民国时期，以提倡公共卫生、灌输医学常识、介绍新药用品、议论医药行政为宗旨的通俗医学期刊多达百余种，但绝大多数都草草收场，能够维持五年以上者廖若辰星。在《中华健康杂志》创刊前，较为著名的通俗医学杂志有中华卫生教育会主办的中英文《卫生季刊》、北平卫生局主办的《卫生月刊》、中国防痨协会主办的《防痨月刊》等为数不多的几种，但抗日战争全面爆发后，它们几乎都处于停刊状态。《中华健康杂志》正是在这样的时代背景下创刊，却在艰难的生存环境中展现出顽强的生命力，为大众卫生教育做出了应有的贡献。若从发行时间、发行量、内容的丰富多彩和权威性等方面综合评估，《中华健康杂志》当是民国时期影响力最大的通俗医学期刊。

对民国时期医学期刊（无论专业或通俗）的发展状况，王吉民、李涛等人曾有较为全面的梳理和深刻的检讨。他们认为一种医学期刊办得成功与否，除了宏观社会环境外，还取决于主办团体或机构、编辑团队的水平、稿源和经费这几个关键因素。从这个视角看，中华医学会通俗医学期刊《中华健康杂志》与专业会刊《中华医学杂志》的成功运转有异曲同工之处。

《中华健康杂志》由中华医学会创办，1946 年接办的中华健康协会实际上也是中华医学会公共卫生委员会的一个外围组织。作为民国时期最具声望和影响力的全国性医学社团，中华医学会的会员遍布国内医疗卫生机构，与国家政府和社会各界有密切联系，它本身无异于《中华健康杂志》的无形资产。因此，《中华健康杂志》的实际运行，很自然地获得了中央卫生实验处、上海医学院、上海雷士德医学研究院等医学机构，甚至于国家卫生部、教育部的支持。仅就杂志的作者群而言，《中华健康杂志》便有着得天独厚、近水楼台的优势。杂志历年作者大约 160 人，其中绝大多数是中华医学会会员，尤其是公共卫生委员会成员。在这个作者群中，我们不难发现黄子方、王吉民、余新恩、伊博恩、侯祥川、王完白、汤飞凡、赖斗岩、应元岳等人的名字。他们不仅是《中华健康杂志》的核心作者，同时也是会刊《中华医学杂志》的核心作者，把撰稿视为对学会的一种义务，这在很大程度上使《中华健康杂志》稿件有了较充分保障。反观这一时期其他通俗医学期刊，它们大多由报社、地方性的医药机构及团体甚至个人承办，不可能拥有像《中华健康杂志》那样的医学专业撰稿团队，因而内容往往显得单一或平庸，甚至会因稿荒而难以为继。

《中华健康杂志》的历任主编黄子方、王吉民、余新恩以及编辑干事梅晋良、朱既明都是专职，至少是以中华医学会专职人员的身份兼任杂志主编或编辑干事，因而有相对充裕的时间和精力专注办刊事宜。科学期刊的成功运行涉及组稿、审稿、排版、印刷、广告、销售等诸多环节，对办刊者的综合素质有很高要求。黄子方、王吉民、余新恩等人不仅有极高的医学专业素质和开展大众公共卫生教育活动的经验，而且曾担任过《中华医学杂志》《工业卫生通讯》等医学期刊的主编或编辑，对如何办好《中华健康杂志》有独到见解，这在《中华健康杂志》的封面设计、栏目设置、专号、征文等方面均有充分反映。更为重要的是，他们都有超强的社会活动与组织管理能力，与学会各部门以及社会各界有广泛联系，能够充分利用学会的无形资产及其他各种社会资源。再以作者群为例，黄子方等人在聘请学会专家学者为杂志撰稿的同时，还游说了一些非医学界的社会名流为杂志助阵，这一定程度上增加了杂志对普通读者的亲和力。在这些非医学界的作者中，聂云台、陈衡哲尤为值得一提。

聂云台（1880—1953），祖籍湖南衡山，曾国藩外孙，中国近代著名企业家、社会活动家。1893年考取秀才，后曾留学美国。1909年在上海创办恒丰纺织新局，1917年与黄炎培发起成立中华职业教育社，1920年当选上海总商会会长，1923年与胡宣明组织中国卫生会，1926年出任上海公共租界工部局华董。

陈衡哲（1890—1976），湖南衡山人，1914年考取美国庚款留学生，先后在美国瓦沙女子大学、芝加哥大学学习西洋史、西洋文学，分获学士、硕士学位。归国后曾被聘为北京大学、东南大学、四川大学教授。她是我国新文化运动时期最早的女学者、作家、诗人，也是中国第一位女教授，有"一代才女"之称。其丈夫任鸿隽是中国科学社创始人之一，一度任中央研究院总干事，也是民国时期科学界的风云人物。一种通俗医学杂志能够有这样的社会名流站台，自然会吸引观众眼球。

毫无疑问，任何时代要办好一份杂志，经费都是不可或缺的。《中华健康杂志》能够在战乱年代支撑十多年，没有稳定、可靠的经济来源根本不可能。从相关资料看，《中华健康杂志》最稳定的经费来自中华医学会与中华健康协会。创刊之初，经费主要由中华医学会拨付。1941年，中华健康协会参与协办后成为主要出资方。从中华健康协会的实际运作看，它是中华医学会公共卫生委员会在新闸卫生实验区开展项目的经济后援会。由于入会条件无医学专业资格限制，其会员众多，而且以工商界、宗教界人士为主，会费收入和各种捐款极为可观。另一个较为可靠的资金来自"黄子方医师纪念基金"（截至1940年10月为6 100元，以后略有增加），它相当于是一笔备用金，在特别困难时动用。此外，杂志自身的广告收入与销售收入也起到了一定的辅助作用。应该说，《中华健康杂志》的经费虽算不上充裕，但基本能够维持杂志正常运转。

三、栏目与内容

《中华健康杂志》以"提倡民族健康，灌输卫生常识"为宗旨，但它应包含哪些具体内容，无疑是主编和编辑要不断思考与探索的问题。黄子方作为杂志的主要创办人和首任主编，曾在欧美接受过系统的卫生学、公共卫生训练，而且具有丰富实践经验，对卫生学与公共卫生自然有较全面、深刻的认识。在他看来，近现代卫生学或公共卫生所关注的无外疾病预防与健康促进两个方面，它们面临的既是医学问题，也是社会问题，涉及错综复杂的因素。《中华健康杂志》的努力方向就是告诉国家政府、社会和个人，立足于中国社会、经济和卫生发展现状，在疾病预防与健康促进两个方面，他们各自应该做些什么，以及如何做。例如，黄子方在《何谓公医制度》一文中，将国家政府的健康责任归结为社会生态环境卫生治理，疾病预防，医疗保障制度的建立，健康的社会、政治组织以及卫生教育五个方面，并逐一加以说明。[①] 当然，作为一种通俗医学期刊，《中华健康杂志》偏重于对普通大众的教育，因而十分强调个体在公共卫生与个人卫生方面的责任。

毫无疑问，《中华健康杂志》所设置的栏目，是我们透视其内容的一个极佳窗口。黄子方任主编时，在第 1 卷设置了"特载与专著""卫生与健康""疾病与医学""营养""妇婴""生理""卫生故事""儿童园地""公共卫生护士日记"等栏目。从第 2 卷起，又增设了"学术与健康""信箱"两栏目。黄子方学风严谨，在传染病、流行病预防与治疗方面有极高造诣，他为《中华健康杂志》撰写的文章也偏重于这个方面。但黄子方对卫生学、公共卫生的内涵与外延有深刻认知，充分意识到了精神卫生、营养、个体保健等方面的重要性。他所倡导的是一种大健康观与大卫生观，也即健康绝非仅仅是人体生理结构与功能的健全或者无病，它还是个人适应社会的一种良好状态。因此，健康是个体参与社会、幸福生活的前提，也是国家民族强盛的基础。国家政府、社会与个体构成一个健康共同体，各自肩负相应的健康责任。

王吉民从第 2 卷第 5 期开始担任主编后，在余新恩大力辅佐下，在原有栏目基础上，又增添了"心理""节育""体育""教育与文化""卫生戏剧""音乐与歌曲""家庭与社会""史话""征文征画""读者的话"等栏目。这些新增的栏目，使杂志内容更为丰富多彩、呈现方式更为多元。此外，王吉民与余新恩还针对性地推出了《营养专号》（第 4 卷第 4 期）、《肺痨专号》（第 5 卷第 4 期）。王吉民学贯中西，热衷医学史研究，酷爱音乐，虽然以西医为主业，但秉承中国传统知识分子的人文情怀，注重医学的伦理与人文色彩，这在其任期内杂志新开设的栏目上有所反映。相比较而言，黄子方的风格略偏重于科学性，王吉民则偏重于趣味性与可读性。

1946 年 8 月余新恩接任主编后，杂志的栏目设置与内容已没有太大的扩

---

① 黄子方. 何谓公医制度 [J]. 中华健康杂志, 1939 (3): 1 – 2.

展空间。相反，为了突出重点，余新恩对杂志原有栏目作了一定的收缩。他不仅相继推出了《性教育专号》（第 9 卷第 3 期）、《医学幽默集》（第 10 卷第 3 期）、《健康专号》（第 10 卷第 4—6 期合刊）、《公共卫生专号》（第 11 卷第 5 期），而且从第 9 卷起，尽可能让每期杂志只围绕两个主题来展开。例如：第 9 卷第 5 期关注"心理与残疾"；第 11 卷第 1、2、3 期分别关注"呼吸系病与新医常识""保健与心理""心脏病与性问题"等。值得一提的是，从黄子方开始，三位主编会不时以随笔方式在"编者的话"或是"编后记"栏目中，对杂志的运行状况、国家医政方针甚至时局等做些点评，并对该期杂志内容做简要介绍，成为杂志的画龙点睛之笔。

尽管《中华健康杂志》相继设置的栏目达 20 余个，内容极为丰富。但对这些栏目登载的文章以及在各卷中所占比重进行全面考察、分析，其主要内容可以大致归纳为以下几个方面：

（一） 传染病的预防

尽可能降低各类疾病的发病率，是预防医学与公共卫生的主要目标，也是提高国民整体健康水平、节约社会资源的根本之道。从理论上说，凡是医学科学能够阐明发病机理的疾病，一定程度上都能够进行预防。但在特定的历史时期，卫生资源的有限性决定了人们只能重点关注那些严重影响与威胁公众健康和生命的疾病。由于霍乱、鼠疫、天花、猩红热、白喉等急性传染病，以及结核、麻风和性病三大慢性传染病，是近代以来危害中国国民健康的最严重疾病，自然成为卫生防疫和卫生教育之重点。众所周知，急性传染病有突发性和规模效应，短时间内致死率高，容易引发社会恐慌与混乱。其爆发时，消毒、隔离、阻断传播链是控制规模和降低风险的重要措施。而预防的根本在于保持良好的公共环境卫生、接种疫苗等。无论是控制还是预防，都需要全社会的积极参与和统一行动。对近世纪以来中国爆发的主要急性传染病，伍连德、李宗恩、冯兰洲、黄子方等公共卫生领域的专家学者有较为系统的研究，这在《博医会报》《中华医学杂志》《中华医学英文杂志》等医学专业期刊中有充分反映。《中华健康杂志》作为通俗医学刊物也陆续刊载了一系列有关急性传染病的文章，例如：黄子方《霍乱》《白喉》（第 1 卷第 1、2 期）、伯士力《华中的霍乱》（第 2 卷第 3 期）、王完白《麻疹新知识》（第 3 卷第 3 期）、梅晋良《伤寒症》（第 4 卷第 6 期）、江森《破伤风》（第 7 卷第 1、2 期合刊）、爱华《伤寒照料及预防》（第 8 卷第 2 期）、乔树民《霍乱预防》（第 8 卷第 4 期）等。这些文章对急性传染病的起因、传播链、症状等进行了通俗易懂的科学解释，并介绍了相关的预防措施，以期大众对急性传染病有正确的认识和恰当的应对。有关急性传染病知识的普及，深化了大众对西方医学科学疾病观念的认知，对诸如细菌、传染媒介、易感人群有所知晓，有力地促进了民国时期的公共环境卫生运动。

相较于急性传染病，《中华健康杂志》对肺痨（肺结核）与性病这两大慢性传染病的关注度更高。究其原因，一方面，民国时期肺结核普见于社会各阶层，尤其是营养不良、过度劳作者。其发病率一直居各类传染病与寄生虫病首位，甚至居各类疾病死因的首位。在同期鲁迅、巴金、沈从文等著名作家的文学作品中，经常可见肺结核患者的形象：面容消瘦、晦暗，不断咳嗽，四肢乏力，气若游丝。另一方面，梅毒、淋病、软下疳和性病性淋巴肉芽肿四大类性病的危害性也极大，而且与人们的不良性生活行为有密切关系。从某种意义上说，慢性传染病较之急性传染病有更为显著的社会性与个人行为特征，尤其值得作为大众卫生教育的素材与案例。中华医学会公共卫生委员会下设有防痨委员会以及花柳病预防委员会开展相关工作，《中华健康杂志》不仅发表了黄子方、余新恩、伊博恩、姚寻源、聂云台、海深德、朱功宏等作者有关肺痨、性病方面的文章，而且分别在第 5 卷第 4 期和第 9 卷第 3 期推出了《肺痨专号》《性教育专号》。此外，《中华健康杂志》也有一些零零星星的文章，涉及高血压、糖尿病、心脏病、呼吸系统疾病等方面疾病的预防。

（二）营养

人体新陈代谢需要不断补充物质和能量，饮食是最基本途径。进入 19 世纪后，人类对食物与机体之间的相互作用有了更全面、科学的认识，从而形成了营养学这一专门学科。营养学将食物中能被机体吸收及用于增进生命活动的基本元素（营养素）归纳为碳水化合物、蛋白质、脂肪、无机盐、水和维生素六大类，并对它们在机体里的分布、运输、消化、代谢等方面的机制进行了科学阐述。如果营养不良或缺乏某类营养素，将会导致相应的疾病。因此，充足的食物以及合理的饮食是维持健康的基础。

《中华健康杂志》刊载的有关营养方面的文章大约 40 篇（含《营养专号》），数量仅次于传染病预防。这些文章主要涉及两个方面的内容：一方面是普及营养学基本常识，使读者了解各大营养素的基本功效、日常食物的营养价值、营养缺乏性疾病及预防措施，例如《关于营养的几个问题》（第 1 卷第 1 期）、《食物决定我们的形态与健康》（第 3 卷第 1 期）、《食物营养计算法》（第 5 卷第 1 期）、《营养不足症之预防》（第 4 卷第 4 期）、《维生素缺乏与眼病》（第 4 卷第 4 期）、《豆类之营养》（第 4 卷第 4 期）、《水果在医药上之效能》（第 5 卷第 2 期）、《洋番薯的营养价值》（第 6 卷第 3 期）等。这些营养学常识的普及使国人充分认识到，衡量一种食物是否有营养的标准，并非取决于其是否稀缺或新奇，而主要应取决于其经消化吸收后是否合乎人体生理之需要。更为确切地说，取决于这种食物是否能够补充人体所需之基本营养素。因此，人们趋之若鹜的山珍海味未必就一定有极高的营养价值，而许多平常的食物实则营养价值丰富。这些营养学常识也使国人豁然开朗，原来诸如脚气病、夜盲症、角膜软化症等疾病并不神秘，不过是某种营养素缺乏所致，日常生活中有意识地选择某些食物就能够预防这些疾病的发生。可以说，近现代营养学的传入与普及，对于国人饮食习惯与生活方式的改变产生了潜移默化的影响。

另一方面是如何因地制宜选择食物、合理搭配食物，以及改进食物制作方法以求营养最大化。《中华健康杂志》创刊与运行之际，国家山河破碎、经济凋敝、民不聊生，加之中国人的饮食习惯与西方有极大差异。在这样的背景下谈营养问题，切忌本本主义与教条主义。谁都知道土豆烧牛肉、牛奶加面包营养可口，但绝非当时中国民众能享受。因此，如何在现实经济条件下，尽可能提高大众的营养水平至关重要。1938 年，中华医学会报告特刊第 10 号发表了《中国民众最低限度之营养需求》，这成为解决民众营养问题的一个指南。1942 年，王吉民、余新恩组织中华医学会、上海雷士德医学研究院及上海儿童营养促进会的部分专家，在《中华健康杂志》第 4 卷第 4 期推出《营养专号》，余新恩在《编者的话》中坦言此举的目的是"为在困难条件下生存的普通大众提供经济的营养途径"。由于大豆植物种植在中国有悠久历史，豆类食品是普通大众较易获得的食物，富纲侯、侯祥川等人在《豆类的营养》《难民营养补助品》等文中对大豆营养价值进行了科学分析，甚至不厌其烦地讨论如何充分利用其营养价值制作各种豆类食品。在他们看来，在经济困难的战时，豆类食品无疑是最佳选择。杨恩孚、陈善芬等人则在《蒸谷米》《膳食的选择》等文中，对如何改进食物制作与烹调方式以避免营养素流失进行了详细介绍。这些文章与普通大众的日常生活有密切联系，极受读者喜爱。

（三）个体日常卫生保健

普通大众最关心的问题，无疑是如何保持和促进自己的健康。因此，《中华健康杂志》有关医学卫生常识、卫生保健的文章占相当大的比例。健康的保持与促进离不开既定的社会大环境，但就个体层面而言，则与衣、食、住、行、职业、婚姻状况、爱好等有密切联系。个人行为与生活方式，有些能够保持和促进健康，有些则有损健康。日常卫生保健的根本在于养成和保持健康行为与生活方式，这是个体自主健康责任最重要的方面。《中华健康杂志》有关卫生保健的文章，涉及的内容极为宽泛，从春、夏、秋、冬四季摄生到睡眠、五官保健、急救以至吸烟、饮酒等生活习惯，不一而足。其中，杂志最为关注的核心内容当推妇幼保健与体育健身。

近代中国内忧外患、战乱频仍，人民生活极端贫困，加之许多乡村地区仍采用旧式接生法，婴儿死亡率与孕妇死亡率远高于西方国家。这也是中国人口高死亡率和预期寿命短的根本原因。社会个体的健康行为与良好生活方式，大多在童年与青少年时期养成，母亲在此过程中扮演重要角色。因此，妇幼卫生保健之于民族健康的重要性不言而喻。《中华健康杂志》有关妇幼卫生保健的文章几乎涵盖了从妇女怀孕到儿童健康教育的各个环节，例如《孕妇需知》（第1卷第1期）、《与未来的母亲谈产前卫生》（第1卷第2期）、《普通接生手续》（第1卷第3期）、《产后护理》（第2卷第1期）、《婴儿哺养之艺术》（第5卷第5期）、《婴孩之营养》（第6卷第5期）、《儿童习惯训练》（第5卷第6期）、《儿童的健康教育》（第7卷第3、4期合刊）等。这些文章针对受众特点，多以情景式、讲故事的叙事方式介入主题，甚至专门开辟了"儿童园地"栏目。由于过度生育不仅严重影响妇女身心健康，而且也不利于婴儿的哺养，因此，节育以及优生优育成为妇幼卫生保健的重要内容之一，这在20世纪40年代的确是十分前卫的健康理念。

适宜的体育运动能够增强人的体质、提高免疫能力、塑造积极进取的人格、促进身心健康。尤其在社会经济欠发达、医疗卫生资源短缺的条件下，体育运动不失为一种简单易行、个人能够自主把握的有效强身健体手段。《中华健康杂志》提倡户外运动，充分利用日光、新鲜空气等"自然医师的处方"。它设置的"体育健身"栏目，邀请了一些体育界专业人士撰稿。例如：时任金陵女子文理学院体育系主任黄丽明女士在《中国妇女体育活动的重要方法》一文（第3卷第2期）中认为，中国女子体育运动尚停留在学校体育课教育阶段，成年妇女则普遍缺乏运动，这极不利于女性的健康。她呼吁社会关注这一现象，鼓励女性积极参与适宜的体育运动，并根据女性的体质编排了一套简单易行的女子体操。中国现代健美运动的发起者赵竹光、孙以塽等人发表了《肌内锻炼法》（第3卷第2期）、《谈人体肌肉之美》（第4卷第1期）、《体格与民族前途》（第9卷第4期）等文章，教授人们如何塑造强壮、健美的体格。《中华健康杂志》对大众体育运动的倡导产生了深远的影响。众所周知，中华人民共和国成立后的相当长一段时期，人民的物质生活水平依然很低，但国民的整体健康水平和预期寿命却有显著提高，甚至于接近发达国家水平，其中一个重要的原因是大众体育运动的兴起。

（四） 心理健康与精神卫生

所谓心理疾病或精神病，是指由于错综复杂的内、外因素作用造成脑功能障碍，进而导致认知、情感、意志方面的异常，使人不能维持正常的心理或精神活动，甚至做出危害自身与社会的种种行为。近代西方生物医学在相当长时期关注的是生物因素导致的生理性疾病，也即肉身的疾病。19 世纪下半叶后，随着神经生理学和实验心理学的发展，人类对心理疾病以及心理疾病与生理疾病的相互关系有了科学认识，从而拓宽了对健康和疾病的理解。健康不仅是生理结构与功能的健全，还是一种心理与社会适应状态。与此同时，心理疾病或精神病的治疗和预防逐渐成为临床医学与预防医学的重要内容。

虽然中医用"癫""狂""疯"描述人的精神错乱和言行失常等现象与症状，但由于对人脑结构与神经生理缺乏科学认知，并无现今严格意义的精神病观念。19 世纪末期，西方精神病学传入中国。1898 年，医学传教士嘉约翰创建了中国近代第一家精神病医院——广州惠爱医癫院（今广州脑科医院前身）。此后，陆续出现了几家精神病研究与治疗机构。中华医学会是民国时期较早关注精神病研究、治疗与预防的主要医学社团之一，会刊中英文版都曾刊载过一些相关的文章。1935 年，学会在广州举行第十一次大会时，决议设立精神病委员会，以研究推行精神病医学教育，成立处理精神病的机关，推选精神卫生及精神病预防方法，以期制定关于精神病人之法律。次年 2 月，精神病委员会正式成立，颜福庆为主席、韩芬为秘书，并明确了委员会近期的主要工作为：促成医学院与护士学校设立精神病学科，并设精神病研究班；向政府建议在民法中列入关于精神病的规定，并组织起草委员会；推进精神病研究。

但客观而论，民国时期神经及精神病学与其他医学学科相比发展较为缓慢，甚至可以说尚处于起步阶段。当时，民间社会普遍将精神病归因于魔鬼缠身、灵魂出窍，对患者的歧视与污名化极为严重，往往以粗暴囚禁方式避免患者对社会产生不良影响。《中华健康杂志》相继刊载了黄子方、余新恩、陈衡哲、粟宗华、夏镇夷、韩芬等人的《精神卫生的意义》《精神卫生》《心理康健与民族活力》《精神病的问题及预防》《神经衰弱》《神经崩溃》《如何对付忧虑》《处理儿童恐惧心理》《以游戏治疗精神病》《梦乡的奥秘》《精神病防治方案》等一系列文章。它们揭开了精神病的神秘面纱，使普通大众对恐惧、忧虑、神经衰弱、精神分裂等类型精神病的起因、症状、治疗与预防有了初步了解。虽然当时对精神病的治疗尚缺乏有效的手段，但对精神病的理性认识，一定程度上缓解了社会对精神病患者的歧视。

（五） 健康价值与意义

17世纪下半叶，伴随民族国家的兴起，西方的一些社会思想家充分认识到，人口数量和质量与自然资源、地理环境等一样是国家发展的重要资源。基于对健康效能或工具性价值的统计分析，他们认为国民健康是民族和国家强盛的基础，是个体参与社会和享受幸福生活的必要条件。这种功利主义的健康价值观，为近代西方国家医学和公共卫生体制的建立奠定了理论基础。晚清时期，中国内忧外患，虽然人口众多，但国民身体衰弱、精神麻木，被西方列强讥讽为"东亚病夫"，面临亡国灭种的危机。当此之际，西方公共卫生传入中国，被视为救亡图存的重要手段之一。可以说，此后相当长的一段时期内，中国社会精英阶层都把提高国民健康素质与国家富强和民族复兴联系在一起，这种健康价值取向对国家医疗卫生体制化产生了深远影响。

《中华健康杂志》的栏目和专号主要围绕疾病预防与健康促进两大主题展开，以期大众能够认知和理解医学科学理论与卫生常识，并付诸行动。但人的行为受规律性与目的性双重驱动，知道如何做与是否应该做并不是一码事。我们为什么要保护自己的健康，或者说我们在健康领域承担义务和责任的理由何在，对这一问题的任何回答，都很难绕过健康价值与意义这道坎。在医疗卫生保健领域，健康行为的形成和维持，当然需要医学理论与卫生常识的引导，但只有当人们认识和理解健康的价值与意义，才可能付诸实际行动。因此，为增强普通大众的健康责任意识，《中华健康杂志》不仅刊载了不少专论健康价值与意义的文章，而且把"健康价值与意义"作为征文活动的主题之一。事实上，一些专论传染病预防、营养、卫生保健、心理与精神卫生等方面的文章，也不同程度涉及健康价值与意义问题。

陈衡哲在《心理康健与民族活力》（第2卷第2期）一文中，将中华民族的历史隐喻为一条源远流长的生命之河。在她的笔下，近世以来疾病与政治腐败无情侵蚀中国人的身心健康，使这条曾经奔腾不息的生命之河干涸而失去了应有的活力。于是，国民身心健康便与民族复兴关联在一起。一个强大的国家，首先必须拥有身心健康的民族，它是经济发达、军事强大的基础。与此相类似，赵竹光在《体格与民族前途》（第9卷第4期）中，也将国民健壮体格塑造成一种充满美感和力量的国家形象。半个世纪后，肌肉发达、体格优美、拳术高超的李小龙通过其主演的一系列武打片，让中国功夫走向世界。李小龙代表作《精武门》中有一个极具隐喻性的桥段，他最终一脚踹掉的不是一个强大的敌手，而是一块写着"东亚病夫"的木牌。余新恩、郑炳等人在《疹病与工业》（第4卷第2期）、《工人健康》（第5卷第2期）、《阁楼上的工人》（第8卷第5期）等探讨工人健康的文章中，用数据实证工人健康与工作效率的正相关性，以期说明维护工人健康能够直接促进工厂经济效益。其他诸如《健康与金钱价值》《健康与生命》《身心健康的酬报》之类的文章，则从社会个体及其家庭的角度，讨论健康价值与意义。健康对国家、民族、社会和个体的巨大价值，也赋予其各自的健康责任。就普通大众而言，对自己的健康负责，实质就是对家庭、社会以至国家负责。例如，余文德《谈谈育婴》（第7卷第5、6期合刊）一文，除阐述育婴的技术操作与规范外，还有如是议论："你假如能使用良好的育婴方法，使孩子得有健全的身体，成为合乎我们国家社会所需要的人物，那你不但是真的给孩子以爱护，同时也可以说你是已为国家、社会和家庭尽了应尽的义务。"虽然今天健康权在全球范围内被确立为一种基本人权，但与之相对应，个体的健康责任也在全球范围内被视为个体最基本的社会责任。

除上述五个主要方面外，《中华健康杂志》还对人体结构与生理功能，临床诊疗技术的演进，国家医事大政方针，欧美国家的卫生保健、卫生教育、医疗保障制度等方面进行不同程度的介绍。可以说，《中华健康杂志》是一本综合性的医学通俗期刊。虽然同期的其他通俗医学报刊也或多或少设置了类似于《中华健康杂志》的栏目，并发表了大量文章，但从医学卫生知识的系统性、广泛性方面看，远不能与《中华健康杂志》相提并论。

四、风格与特色

专业科学期刊与通俗科学期刊的传播对象有显著差别。前者的对象基本经过专门科学训练、具备大致相同的专业背景知识，从属于某个科学共同体。从这个意义上说，专业科学期刊是科学共同体成员相互交流、探讨学术问题的平台。它发表的文章以客观描述为主，尽量避免主观价值议论和判断，因而对基本概念的定义、立论的科学事实依据、论证的逻辑性甚至于引文等，都有严格、规范的要求。专业科学期刊的质量与水平主要反映在论文的新颖性和独创性等方面，其影响力主要取决于刊载的文章被其他学术杂志引用的频率，与发行量并无直接关系。后者旨在传播和推广科学界公认的基本科学原理与方法，促进它们的广泛应用以产生社会、经济效益。通俗科学期刊的对象具有多元、复杂的特征，而且不同层次对象的智识参差不齐，对科学概念、原理、方法的接受能力有显著的差异。由于科学基本概念、原理往往十分抽象，甚至远离大众的日常生活，科普工作者（尤其是科研人员）如何让普通大众理解和接受深奥的科学概念、原理是一门学问。因此，通俗科学期刊和科普读物如何针对不同层次对象的特点、以什么样的方式呈现其内容，也就显得特别重要。通俗科学期刊的影响力，与其发行范围和数量有直接关系，尽可能拥有广泛的读者群自然是办刊者追求的目标。一般而言，专业科学期刊千篇一律，虽然权威性与水平有差异，但很难说它有什么风格和特色。但通俗科学期刊则不然，《中华健康杂志》作为一种通俗医学杂志，它的风格和特色主要体现在巧妙处理科学与通俗的关系，采用多元化的表述方式呈现医学科学内容。

中华医学会以推动医学科学在中国的发展为己任，将科学作为判定中西医优劣的一把尺子，力主废除传统中医。因此，科学性是中华医学会主办的所有期刊的基色或本色。从《中华健康杂志》创刊之日起，黄子方、王吉民、余新恩等人就反复强调，一切来稿和言论都需有科学的依据，刊载的广告也需合乎科学原则，以期将杂志打造成一种高尚、标准的卫生读物。他们所谓的"高尚"与"标准"不过是"科学"的代名词，脱离这一本色，通俗化也就难免庸俗化。《中华健康杂志》依托中华医学会，核心作者群主要来自中华医学会会员，加之主编和编辑的把关，科学性并不难保障。但对医学专业精英们来说，在确保杂志科学性的前提下，如何使杂志通俗、有趣和可读，的确不是一件容易的事。杂志创刊时，首任主编黄子方框定的办刊方针是"准确、平衡、简明、有趣"。更为确切地说，就是努力维持科学性与通俗性的平衡，这成为杂志的基本风格。

《中华健康杂志》的基本风格，首先体现在杂志外观形象塑造上。为吸引读者的眼球，它的封面设计和穿插的广告，用生动的图画搭配保健、卫生、营养等医学科学词汇，营造和烘托出一种日常健康生活场景与氛围，给大众一种美好的感官印象。其中的经典之作，是第3卷第6期到第4卷第6期采用了著名女画家萧淑芳创作的《合唱卫生歌》《新年乐》《工业与卫生》《清洁》《运动》等七组主题画，它们充满生活气息和积极向上的精神，喻示幸福、快乐的生活源于身心健康，而身心健康的维持则需要在工作和日常生活中按医学科学原理与卫生常识行事。此外，封面用文字标明杂志由中国权威的医学社团中华医学会所办，刊名中的"健康"两字被刻意放大，而办刊的宗旨"提倡民族健康，灌输卫生常识"也清晰烙印在封面上。这让读者对杂志的格局有初步的了解，进而对其内容充满期待。

这种基本风格在栏目设置和内容方面也有充分反映。诸如"特载与专著"

"卫生与健康""疾病与医学""营养""妇婴""心理"等栏目，主要涉及医学和卫生保健的基本观念与原理、疾病的诊疗与预防方法，偏重于科学性。它要求相关文章持之有故、言之有理，并尽可能客观、准确、全面。以传染病概念的定义为例，它包含三个基本要素或环节：传染源（病原体）、传播途径（媒介）和易感物，只有对这三个环节有全面认知和理解，才谈得上预防。我们不难发现，黄子方等人对霍乱、鼠疫、天花、猩红热、结核、麻风等各类传染病及预防方法的介绍和诠释，无一不涉及对这三个环节的科学阐述，并在此基础上推介预防方法。而"卫生故事""儿童园地""卫生戏剧""音乐与歌曲""史话""珍闻""家庭与社会"等栏目，则偏重通俗性、知识性与趣味性。它允许作者在不违背科学原则的前提下，发挥想象，以文学、艺术的手法突出或呈现某一具体环节内容。例如，戏剧《两只苍蝇》对霍乱传播媒介进行了拟人化的表述。为实现科学性与通俗性的平衡，同时兼顾不同层次对象，《中华健康杂志》在运行过程中逐渐形成了三大特色。

杂志第一个鲜明的特色是采用多元文学载体和表达方式呈现内容。杂志中有关生理、传染病及其预防、营养、女婴、卫生保健、心理健康与精神卫生等方面的文章，绝大多数以说明文和叙事文为载体。黄子方、应元岳、伊博恩、朱既明等人介绍霍乱、伤寒、疟疾、白喉、肺痨、维生素、消化系统、呼吸系统等方面的一系列文章，短小精悍、言简意赅，皆属典型的医学说明文。这类文章不可避免地要使用医学专业术语，使读者能够认识和把握医学科学的疾病观念、基本原理、诊疗与保健方法。但为了使普通大众易于理解抽象的医学概念、复杂深奥的生理、病理、心理现象以及预防疾病的基本原理，杂志的作者们也往往佐以举例、类比、图表等手法加以阐述和诠释，例如在《一架奇妙的机器》（第1卷第1期）一文中，为使大众易于理解人体的结构与功能，作者将人体类比一架人工制造的机器，人体的各个器官类似于机器的零部件，它们相互连接、相互依存，整合一体而发挥功能。

医学叙事文，侧重于医学事件发生的客观过程或者诊疗程序。它虽然不如说明文那般的严谨，但也免去了板着面孔说教之嫌，能够潜移默化地介绍或灌输医学知识和卫生常识。例如，在《云南的甲状腺肿问题》（第2卷第1期）、《华中的霍乱问题》（第2卷第3期）、《妊娠与生产》（第2卷第4期）、《腹内妊娠》（第5卷第5期）等一系列叙事文中，作者对事件发生的时空场景作必要的描写后，重点突出了事件的动态过程与结果，不仅给读者身临其境之感，而且对事件发生过程遵行的医学原理及相关影响因素有较全面了解。尤其值得称道的是，为了消除大众或患者对疾病和医疗场景的恐惧，作者的叙述理性而不失温情。例如，在《妊娠与生产》一文中，作者对生命孕育与生产的过程作了客观、细致的描述，并温情地告诉孕妇和产妇，妊娠期的种种不适反应以及生产过程中的痛楚，都是正常的生理现象，一个健康生命的诞生是最好的安慰和补偿。

《中华健康杂志》的作者们还创作了一系列生动、有趣的医学卫生小故事。其中，专为儿童创作的诸如《我的身体》《细菌的故事》《王子的病》《鱼肝油自述》等卫生小故事，情节十分简单，甚至带有几分浪漫和滑稽色彩。作者以丰富的幻想，夸张、象征、拟人的手法，模仿儿童幼稚的语调将故事娓娓道来，让孩子们不知不觉中接受卫生常识。例如，《鱼肝油自述》以拟人化手法赋予营养品鱼肝油人格情感，以它的口吻诉说自己是如何走出工厂、漂洋过海来到中国，它是多么的渴望造福中国大众。

以成年人为阅读对象的诸如《牺牲者》《死是活该的》《不幸的遭遇》《遍请中西名医》《现代林黛玉的病及复原记》等医疗卫生故事，虽然不同程度上带有虚拟和夸张色彩，但素材来自现实生活。它们大多以某个家庭为时空背景，围绕患者致病原因和寻医问药过程这一主线展开。虽然这些故事的情节和具体过程各有不同，但几乎都缘起于主人公的无知、愚昧、守旧、顽固，而最终以妻离子散式的悲剧收场。例如，《遍请中西名医》中的主人公王先生轻信江湖郎中，让重病的妻子喝菩萨的香灰、吃祖传的中药，再辅以针灸和推拿，致使妻子病入膏肓。虽然王先生最后不得不救助于西医，但为时已晚。在这些悲剧性的卫生故事中，中医无形中扮演了"帮凶"角色，而千呼万唤始出场的西医却是避免死亡悲剧的希望。虽然《中华健康杂志》上很少有从学理层面探讨中西医优劣的文章，但它对于中西医的褒贬，由此可见一斑。

当然，《中华健康杂志》的主编与编辑也充分意识到，文字宣传的效果是十分有限的。诚如朱既明所言："我国人民的百分之八十，还是文盲，对于文字宣传，完全是不知不觉。对于喊口号、贴标语，更是无动于衷。演讲呢，美国人对于集会演讲，或许会热烈地参加。在目前的中国，大部分的民众对于演讲丝毫不感兴趣，尽管讲的人喊干了喉咙，听的人还在打瞌睡。"[1] 由于戏剧在中国有悠久历史，看戏也是民间最常见的娱乐方式。因此，1939 年，黄子方、朱既明等人在云南曲靖创办卫生实验区时，创作了《劝戒鸦片》《两只苍蝇》《金莲的小脚》等戏剧作为卫生宣传工具。为了迎合知识贫乏民众的口味与兴趣，这些戏剧加入了许多穿插和噱头，尤其是插入卫生歌曲，收到了显著

---

① 朱既明. 我们对于卫生教育与卫生戏剧的观点 [J]. 中华健康杂志，1940 (5)：1－3.

效果。按照朱既明的说法，"街头巷尾，村妇农夫，都能用剧中的情节和人物做谈话的资料。小孩子都随时唱颂剧中的歌词"①。《中华健康杂志》的"卫生戏剧"栏目曾刊登这些卫生戏剧的剧本，以作示范。"音乐与歌曲"专栏，也陆续刊载了《放足歌》《灭蝇歌》《救护歌》《卫生规则歌》等卫生歌曲。为增强杂志的知识性与趣味性，《中华健康杂志》间或也发表一些医学人文、医学史与医学人物传记方面的小文章，例如《人体哲学》《医学与文化》《医药与邮票》《漫谈防痨邮票》《冰淇淋史话》《诺贝尔奖医学得主》等。这些文章虽然与疾病预防和卫生保健没有直接的联系，但有助于人们了解现代医学科学的生长空间与文化背景。

《中华健康杂志》的第二个鲜明特色，是强调疾病预防和健康促进的可行性与可及性。它刊载的一系列文章与研究报告，主要来自作者们对城乡、工厂、学校卫生和妇婴保健等方面实践的探索与总结。例如：公共卫生委员会和中华健康协会在上海郊区农村、新闸卫生实验区的工作；余新恩等人依托上海工厂联合医务处进行的工业卫生实践；黄子方、朱既明等人在云南曲靖卫生试验区开展的卫生项目；营养委员会对战时国民营养问题的调查与研究等。因此，他们比书斋中的学者更为清醒地认识到，脱离中国的基本国情，一味强调疾病预防与健康促进的重要性和理论上的可行性，甚至照搬欧美国家的经验，不过是纸上谈兵。无论是卫生知识的传播还是城乡卫生实践，只有立足于中国现实的社会经济条件，选择适宜的技术和方法，才可能让普通大众接受和参与。

事实上，《中华健康杂志》有关传染病的预防、营养、卫生保健、心理与精神卫生方面的文章，除了必要的医学基本概念、原理和方法的介绍外，大多着眼于现实可行性与可及性。以近世以来严重影响国民健康的烈性传染病霍乱为例，它是由霍乱弧菌引起的一种急性、腹泻性传染病，被霍乱弧菌污染的食物、水源，尤其是江河，是导致霍乱大流行的主要媒介。国外成功的预防经验表明，普遍接种霍乱疫苗和饮用经人工处理的清洁自来水是两种有效预防措施。但民国时期，中国生产各类传染病疫苗的能力十分有限，能够享受自来水的也只有上海、南京等极个别城市的居民。因此，中国广大地区民众根本不可能采取这两种措施来预防霍乱。1937 年，长江流域洪水泛滥，加之中日战争全面爆发，导致华中地区霍乱大流行和持续蔓延。当时，国际联盟卫生组织驻中国的防疫专家伯力士对湖南霍乱的实地调查表明，沅江流域河水被霍乱弧菌

---

① 朱既明. 我们对于卫生教育与卫生戏剧的观点 [J]. 中华健康杂志，1940 (5)：1-3.

严重污染，而人民却普遍饮用河水，酿成大灾难。他依据当地现实经济状况，认为"在每一个挑夫的水桶内加入适量漂白粉，以求消毒。同时在各河流取水的地点，设法改良其环境卫生，如禁止在取水点附近洗涤东西及堆积或倾倒垃圾粪污，改良附近的阴沟厕所等。在离岸较远的中流地点，设立给水码头，这是一个切实的办法"①。不用说，以当时的社会经济条件，经过有组织的努力、协调，这些措施是不难做到的。同样，在《改良家庭环境卫生》《经济的营养法》《简易健身法》等一系列文章中，作者都设身处地为大众着想，推介简单易行的疾病预防和卫生保健方法。纵是 21 世纪的今天，由于卫生资源的有限性和分布的不平衡，联合国卫生组织依然倡导发展中国家在疾病预防与卫生保健领域采用适宜性、可及性的医疗技术。

《中华健康杂志》的第三个鲜明特色是高度重视读者与杂志之间的互动。为此，杂志相继开设了"征文""信箱""读者的话""测验"等栏目，以聆听来自读者尤其是患者的心声。黄子方、王吉民、余新恩等人认为，这些栏目的设置，一方面可以增强读者对杂志的参与感和认同感，使杂志编辑和专业作者们更为全面地了解读者对医学知识与卫生常识的需求，从而不断调整杂志内容以迎合读者的口味。另一方面，或许是更为重要的一个方面，这些栏目也是读者之间相互交流疾病预防和卫生保健经验、心得的平台。毫无疑问，任何一种通俗科学期刊的发行量和直接读者都是十分有限的，《中华健康杂志》的主办者当然希望它的读者们能够自觉成为"提倡民族健康，灌输卫生常识"的有生力量，把他们从杂志的所得转授给更多的人。

《中华健康杂志》的读者来信和文章，内容虽然较为庞杂，但大致可分为以下几类：

其一，读者就自身健康以及卫生保健方面的一系列疑难问题咨询、求教杂志，以期获得圆满的解答。在现实生活中，普通大众或多或少会面临一些与身心健康和卫生保健相关的问题，他们迫切希望专家学者指点迷津。《中华健康杂志》的编辑与作者都是医学精英，在读者心目中自然具有巨大的权威。在"信箱"栏目中，杂志对读者提出的一系列身心健康与保健问题，请专家进行了耐心的解答。这种问答方式，可以说是一种较具针对性的医学知识与卫生常识传播，受惠者并不限于提问的读者。此外，在读者来信或文章中，也夹杂一些如何改善杂志的意见和建议，这当然是杂志主办者喜闻乐见的。

其二，读者对生命与健康的意义、医学职业伦理和医患关系等医学社会现

---

① 伯力士. 华中的霍乱问题［J］. 中华健康杂志，1940（3）：9-12.

象以及国家医疗卫生大政方针的评议。杂志"征文"栏目曾以"健康价值与意义""我为什么做医生""看报吃药的危害"等为题，向读者与社会大众征稿。在其他一些栏目中，读者们也对医生与护士的职责、医生的商业化、病人与医生、中国病人的特征、中西医的优劣等展开讨论。显而易见，这些问题超越了社会个体的身心健康与卫生保健，表达出读者对国家医学事业整体发展和民族健康的关注。

其三，读者对病患、求医问药和卫生保健的个体体验。对社会大众和个体而言，病患、求医问药和日常卫生保健，是一种可以彼此分享的社会经历或生命体验。一位长期瘫痪在床的病人以《在病魔的掌握中》一文，向朋友倾诉肉体的疼痛如何给好心灵带来寂寞、苦闷和恐惧；疾病如何使人成为家庭和社会的负担，从而使人彻底丧失了自尊。患病情非所愿，也无力左右，其中的屈辱一言难尽。至诚和周华明则分别在《肺病特效药》《致肺痨病患者》中，与读者分享治疗与求生的经验。当然，也有健康的读者与人们分享日常卫生保健心得，诸如如何利用清晨保健、洗冷水浴之类。即使是面对同样的疾病，每一位患者的体验都是独特的，疾病的意义与影响也不尽相同。对普通大众和其他患者来说，这样的文章更能引起他们的共鸣。

第八章　中华医学会与国家医疗卫生体制的构建

中国是近代医学科学（西医）的继发性国家，本身具有悠久、强大的医疗传统。1915 年，中华医学会成立时，医学科学在中国民间社会的可及性差、认同度低。理论上说，它要取代中医的正统地位，只有两条途径：一是不断壮大西医队伍、扩大西医临床诊疗空间；普及卫生知识，提高国民对西医的认同。这是一个自下而上、相对漫长的过程。二是寻求医学科学知识与国家政治权力的联姻，确立医学科学在中国医界的话语权，对中医进行制度性剥夺。这是一个自上而下、带有强制性的过程，可收立竿见影之效。中华医学会的精英们对此有理性的认识和务实态度，他们把促进医学交流、研究和普及卫生知识作为学会的三大基本任务，同时充分利用社会网络关系与国家政府和社会各界互动，以使西医迅速体制化。

一、中华医学会与国家政府和社会各界的互动

医学究竟是什么？这是一个十分复杂的问题。广义说，医学是人类生存的一种智慧和技术，目的在于消除疾病的痛苦、维护健康。它贯穿人类历史，并与人类文化有千丝万缕的联系。在漫长的原始社会时期，医学与巫术活动混沌不分。随着人类医疗经验的不断积累，公元前 5 世纪左右，古代东西方医学跳出巫术的框架，开始了对健康与疾病的理性思考，从而形成了所谓的自然哲学医学模式。无论是希波克拉底的"四体液说"还是中医的"阴阳五行说"，都视疾病为一种自然现象或过程，并把构成生命基本要素的动态平衡与否作为区分健康与疾病的依据。但自然哲学医学模式对疾病的认知，带着浓厚的经验与思辨色彩，显得笼统、含糊甚至充满幻想与臆测。

西方文艺复兴之后，自然科学的勃然兴起为近代医学发展奠定了坚实基础，也使医学被纳入科学知识体系的行列，被称为生物医学或医学科学。众所周知，解剖学、生理学和病理学是近代医学的三大台柱，而且与物理、化学、生物学等自然科学学科有密切联系。与自然哲学医学模式相比，近代生物医学模式具有两个显著特征：一是对疾病的还原分析与精确定位；二是对生命现

象、病理现象的生物、物理和化学诠释。它为临床治疗各种疾病提供了可操作性框架，也促成了医院体制的形成。近代医学的历史表明，科学是医学持续进步的重要动力，科学领域的重大理论突破与发现，几乎都迅速应用于医学对疾病的预防和诊疗。著名的诺贝尔科学奖将医学与生理学合并为一个奖项，是医学与科学密切联系的一个象征。

然而，作为医学研究对象的人之健康与疾病又绝非仅仅是一种纯粹的自然现象。18 世纪末期，西方流行病学不仅揭示了流行性疾病的社会特征，而且充分认识到对它们的预防与控制不可能单纯依靠医学的手段。事实上，近代早期公共卫生运动兴起时，有效控制传染病的细菌理论与免疫理论并未出现，其主要依靠的是社会化手段与措施。西方社会学者普遍认为，19 世纪下半叶欧洲人口自然死亡率的大幅度下降，主要应归功于饮食、住房、公共卫生环境等社会条件的改善，而不是医学的革新。因此，当时德国著名的公共卫生专家、细胞病理学奠基者魏尔肖有一句经典名言，医学就其实质是政治学，而政治学只不过是大尺度的医学。1946 年，美国医学社会学家西格里斯在《医生在现代社会中的地位》一文中写道："当我们考察现代社会赋予医生使命的时候，会很快发现医学的范围是大大扩大了。它已从医生与病人之间的私人关系迅速变成一种社会关系，医学机构不过是一系列社会机构组成的长链条中的一环。它通常被人们视为自然科学，实际是一门社会科学，因为它的目的是社会性的。"①

美国社会学功能结构学派大师帕森斯认为，医学不仅是一种知识体系，也是一种社会体制，是社会系统的一个功能组织。他依据社会组织被组建的目标或功能，将其划分为经济组织、政治组织、整合组织与模式组织四类。在他看来，患病类似于犯罪，是一种社会偏离或越轨行为，会对社会系统的稳定与功能发挥产生负面影响。医学机构是医学知识和政治权力联姻的产物，是一种广义的社会控制机制或社会整合组织，其目的在于使患病者康复，重新回归社会。工业革命后，由于社会整合性越来越强，个体责任、自我控制和健康价值越来越重要。因此，医学体制已成为社会体制的核心部分，对整个社会的稳定和运行具有至关重要的作用。② 医学的性质与医学体制的本质，决定了近代医学是一项高度社会化的事业，它只有被整合于一定的社会系统中才可能充分发

---

① 转引自：刘宗秀. 医学社会学 [M]. 上海：上海人民出版社，1987：22.

② T·帕森斯. 现代社会的结构与过程 [M]. 梁向阳，译. 北京：光明日报出版社，1988：229.

挥其功能。福柯等人甚至认为，医学科学知识结构与它所依赖的社会结构之间存在着错综复杂的关系，在任何社会，一种医疗方法体系的强弱不仅取决于它自身的客观疗效，更为重要的是社会政治群体的理念是否容纳这种医疗方法体系背后的世界观。①

一般认为，由于医学认知活动与技术干预活动的对象具有自然和社会双重属性，涉及自然、社会、经济、文化等错综复杂的因素。因此，医疗活动及其体制化进程具有不同于其他科学认知与技术实践活动的特征，也即它始终交织着权威系统与权力系统的双重驱动。在近代西医的源发性国家与地区，医疗体制化是一个自下而上的过程，医学权威驱动扮演相对重要角色。即便是在欧美公共卫生体制构建过程中，民间医学社团和机构也有高度的自主性。国家政府虽然被推到了国民健康保健的前台，但主要职责是为健康保健提供经济支持，仅以医疗授权和购买医疗服务等方式对医学界进行控制、监督。时至今日，欧美国家的民间医学社团，例如美国医师协会、美国医学会、英国皇家医学会等，仍然自行颁发医师资格证书或行医执照，自行制定医疗标准及医学教育标准。它们在国家医疗卫生决策和医疗卫生体制改革中扮演着十分独特的角色，甚至对国家政治权力在医疗卫生领域的渗透有所制衡。

中国是近代西医的继发性国家，本身具有悠久、强大的医学传统，加之新兴的民间医学科学力量十分弱小。因此，西医在中国的本土化与体制化，国家政治权力系统的驱动比医学权威系统的驱动更为重要。中国民间医学社团在此过程中能否发挥应有的作用，很大程度上取决于它们整合和利用各种社会资源的能力，尤其是与国家政府互动的能力。事实上，这是科学继发性国家所有科学社团能否成功运行的关键所在。中华医学会能够在众多医学社团中脱颖而出，与民国时期的政治生态有内在联系，它显著的社会特征与深厚的社会网络关系的确契合了时代的需求。所谓时来天地皆同力，运去英雄不自由。从这个意义上说，是历史选择了中华医学会而非中华民国医药学会。

北洋政府时期，博医会、中华民国医药学会和中华医学会是最具影响力的三大全国性、学术性医学社团。博医会的性质注定了它只能扮演一个过渡性角色，迟早会退出历史舞台，而由本土医学社团主导西医在中国的发展。中华民国医药学会以日本、德国医学留学生，以及同期仿效日本医学院体制建立的北洋医学堂、国立北京医学专科学校等本土医学校毕业生为主体，这个群体的基数大于欧美医学留学生和教会医学校的毕业生。由于北洋政府时期政界、教育

---

① 米歇尔·福柯. 临床医学的诞生 [M]. 刘北成，译. 南京：译林出版社，2001：16.

界、科学界和医学界主要由日本及德国留学生把持，例如：中华民国医药学会的首任会长汤尔和曾任北洋政府教育总长、内务部长和财政部长；其精英人物侯希民、全绍清、严智钟、陈方之、方石珊、刘道仁等曾任内务部卫生司司长、陆军部军医司司长、中央防疫处处长、天津卫生局局长等职。因此，这一时期中华民国医药学会的发展势头和影响力丝毫不逊于中华医学会。但历史机缘、自身的品性以及颜福庆、伍连德等人非凡的领导能力，使中华医学会迅速崛起，风头逐渐盖过了中华民国医药学会。

南京国民政府成立后，迫切希望获得欧美国家与国际联盟的支持，因此，具有欧美留学经历者自然在政界、教育界、文化科学界占了上风。中华医学会的欧美特征、宗教向度，与诸如博医学会、中华基督教青年会、北京协和医学院等欧美在华教会医疗或慈善机构以及美国洛克菲勒基金会、国际联盟卫生组织的关系，使其精英人物刘瑞恒、颜福庆、伍连德等人如愿以偿执掌中央医疗卫生行政与服务中枢。1932年，中华医学会与博医会合而为一，成为国民政府整合民间医学力量的无形纽带。中华民国医药学会因拒绝合并而逐渐被边缘化，最终退出历史舞台。中华医学会与博医会合并后，规模迅速扩大，分会遍布全国重要省市，会员遍布医学院校、医院和其他医事团体与机关。更为重要的是，由于错综复杂的因素，中华医学会精英人物颜福庆、伍连德、俞凤宾、牛惠霖、牛惠生、刘瑞恒、王吉民、施思明等与政界要人蒋介石、汪精卫、宋子文、孔祥熙、孙科等有密切关系，这使中华医学会左右逢源，具有良好的生存与发展环境。因此，它不仅在医学交流、研究和普及卫生知识方面，而且在国家医疗卫生体制化建设中扮演了重要角色。

从民国时期中华医学会自身发展史看，当时国内著名医学院校上海圣约翰大学医学院、北京协和医学院、湘雅医学专门学校、上海医学院、齐鲁大学医学院；著名医疗卫生机构中央防疫处、东北防疫处、中央卫生实验院（处）和上海雷士德医学研究院等，都是学会会员密集分布之地。加之欧美在华教会医疗机构的助力，为学会日常工作的运转提供了人力、物力方面的支持。在民国时期动荡的社会大环境下，中华医学会能够在上海、北京、广州、南京、昆明、重庆举办15次大会，没有这些机构和当地社会各界的支持是根本不可能的。事实上，中华医学会下属的中英文会刊编辑部、名词委员会、公共卫生委员会、出版委员会、研究委员会等职能部门开展的许多工作，也基本上是依托这些机构。例如：会刊编辑部、出版委员会长期设在北京协和医学院和齐鲁大学医学院；以中华医学会公共卫生委员会的名义在上海城乡、云南曲靖开展的一系列公共卫生活动与项目，实则是由颜福庆、朱恒璧、黄子方领导的上海医学院公共卫生系实施的；研究委员会开展的许多调查研究项目，也主要是由中央卫生实验院（处）、雷士德医学研究院的成员来完成。值得一提的是，美国洛克菲勒基金会、中华文化基金会（英庚款管理）和美国医药援华会曾给予中华医学会一定的经费支持。可以说，民国时期的中华医学会是真正植根于民间社会的。由于它对国家政府无财政依赖，从而在与政府的互动中具有很大的自主性。

在学术交流与互动方面，中华医学会与中华民国医药学会、中国生理学会、中华护士会（1936年改名为中华护士学会）、中华麻风救济会、中国细菌学会、中国病理学与微生物学会等同期的其他医药社团有较为密切的合作。中华医学会不仅派代表参与这些学会的年会，而且一些大会是与其他学会联合举办的。例如，1930年、1932年中华医学会的第八、第九次大会，分别与中华护士会、中国生理学会、中华麻风救济会等联合举办。这种成功的合作，与其他医药社团的会员多是中华医学会会员有极大关系。可以说，中华医学会建立的以大会、中英文会刊为主要媒介与平台的医学交流机制，几乎辐射了整个民国时期的医学界。此外，中华医学会也承办和参与了一些国际医学会议，例如：1934年承办了远东热带医学会第九次大会；派代表出席国际生理学会议、防痨会议、防癌会议等。1947年，中华医学会代表中华民国医学界，成为世界医学会成员。

在城乡卫生实验与大众卫生教育方面，中华医学会与原博医会卫生教育委员会、中国基督教青年会、中国平民教育促进会以及一些地方政府进行了广泛的合作。中华医学会创办的通俗医学期刊《中华健康杂志》，主要由中华健康协会提供经费。在医疗卫生活动法制化和医界权益保护方面，中华医学会与中国医师联合会、上海医师公会等医学职业团体有密切合作。当然，在有关中医的废存之争中，它也与这些团体共进退，功过是非，至今仁者见仁，智者见智。此外，中华医学会与全国各地医院、中国红十字会等民间慈善团体的密切关系，使它在整个抗日战争时期的医疗救护工作中发挥了重要的作用。

然而，民国时期的中华医学会绝非仅仅是一个普通的学术性医学社团，历史的机缘将它推到了国家医疗卫生体制建设的前沿。中华医学会的精英们清醒地意识到，以中国的国情，没有国家政治权力的强势介入，西医或医学科学短时间内根本不可能在中国居主导地位。因此，无论是出于学会自身生存发展还是国家医疗卫生现代化的需要，与国家政府的互动成为一种必然或宿命。伍连德、颜福庆、刘瑞恒等人从中华医学会成立之日起，就把推动国家医疗卫生体制化作为学会的历史使命。北洋政府时期，中华医学会与中华民国医药学会曾致力推动国家医疗卫生体制建设，并以两会联名或大会提案的方式向北洋政府提出了不少合理化的建议。两会还曾联合组成"分拨英国庚款办理公共卫生促进会"，敦促北洋政府利用英国返还的部分庚款办理公共卫生事业，甚至为国家医疗卫生事业的发展拟订了一个整体性框架。但由于南北分裂、社会动荡，统一的国家医疗卫生事业管理名存实亡。南京国民政府成立后，中华医学会的精英刘瑞恒、颜福庆等人纷纷利用各种社会关系，谋求在国家医疗卫生行政管理和服务体系中有一席之地。对于此举的目的和动机，他们都曾有坦诚的表白，那就是寻求医学科学知识与政治权力的联姻，促成"西医在朝、中医在野"的格局，为中华医学会与国家政府的深层次互动创造种种优越条件。此后，中华医学会在医疗卫生法制化、医学教育体制化、国家医疗卫生模式选择和实践等方面都做出了杰出贡献。

毫无疑问，在具有两千多年高度中央集权制历史的国度，民间科学（医学）社团在与国家政府的互动过程中，如何保持自身的独立性和自主性的确是一个难题。北洋政府时期，由于国家政治权力疲软，中央医疗卫生管理机构不健全，中华医学会、中华民国医药学会等在与国家政府的互动中极为主动。但南京国民政府卫生部成立后，国家卫生行政管理逐渐步入正轨，中华医学会的地位与角色发生改变。在辅佐卫生行政当局的同时，如何保持自主性是一个现实问题。对此，中华医学会的精英们有清醒的认识。1929年，伍连德在《本会之将来》一文中特别重申学会独立自主精神：

> 本会虽谋与政府卫生行政上合作，以增高法律对个体及团体之力量而改进医学。但吾人应明瞭中华医学会固一代表全国业医者之独立团体，而不受政潮之影响。该团体虽时常准备对政府进专门之忠告及作实际上之服务，然其本身仍保存其对政府之官吏如妨害医业上或社会之利益时有批评之权。苟吾人欲本会能保留其创立者高尚之理想，对国家、科学、人群能实行其义务时，则非许此专门医学之团体具有独立之精神不可。①

应该说，南京国民政府时期，中华医学会依然保持着独立自主、无党无派的本色，会长牛惠生、林宗扬、朱恒璧及领导层均来自医学院校或民间医疗机构。当时主持行政院、卫生部工作的汪精卫、刘瑞恒等人，对于中华医学会亦是高度尊重。因此，中华医学会时常在国家卫生政策乃至大政方针上，独立发

---

① 伍连德. 本会之将来［J］. 中华医学杂志，1929（6）：567－568.

出自己的声音。例如，《中华医学杂志》曾刊载过《卫生部医师暂行条例之不当》《中华医学会呈请驳斥国医条例》《中华医学会对宪法之意见书》等评论文章，对国民政府的卫生政策进行批评。但抗日战争全面爆发后，民间医学社团纷纷陷入生存危机，加之国家政府对医疗卫生资源的垄断，中华医学会的自主性削弱。这一时期学会的主要领导人金宝善、沈克非、朱章赓、姚克方等人都是卫生部（署）的高官，学会自然带着半官方的色彩，这种现象一直延续至今。1949 年 10 月中华人民共和国成立后，除钟南山外，中华医学会历任会长都是卫生部部长或副部长兼任。现今中国的科学社团如何保持自主性，如何在科学权威与政治权力之间形成某种双赢的格局，的确是一个值得深入探讨的问题。

二、医药卫生法制化与医业保障

中国有悠久的医药传统，至迟在周代，已出现专职医生角色。但受小农经济影响和制约，中国古代民间医药活动的社会化、组织化程度较低，基本处于一种个体自为状态。虽然历朝历代国家政府曾出台过一些有关医药活动的管理法规，宋、元时期甚至曾有所谓医生考核、选拔制度，但仅局限于宫廷与京城。清末新政时期，中国开始借鉴日本的医药卫生管理制度，试图对医药卫生活动进行法律规范。但由于社会转型期的激烈动荡和国家政治权力疲软，并未产生显著效果。1915 年，伍连德在《中华医学杂志》创刊号发表《医学现在之取缔及将来之挽救商榷书》，痛陈中国医界的种种弊端与乱象，谓"品流之庞杂、领域之高深无有过于现实中国之医界"。究其根本，中国缺乏对医药卫生活动的法律规范和管理，致使医界鱼龙混杂，庸医遍地。伍连德大声疾呼北洋政府整顿医药行业，一方面，拟请内务部明令全国警厅对中西业医者、售药铺号限时调查呈报；对医生、药商进行考试、审核，合格者给予行医证与营业许可证。另一方面，拟请教育部推进医学教育制度化，以培育合格医生。[①]

中华医学会成立后，积极推动国家医疗卫生体制化，它在北洋政府时期举办的六次大会上形成的议案，大多涉及医药活动规范化问题。例如：建议政府特设机关统辖医学事项；要求政府实行医士注册法，取缔不正当的行医售药；要求各省巡按使设法阻止结核病及花柳病蔓延；要求政府遵循海牙和平会议所订的鸦片公约，严禁吗啡进口销售；吁请内务部按世界惯例，准许中华医学会会员及会外正当医家，在正常医疗活动中使用吗啡、鸦片、可卡因及相关仪

---

① 伍连德. 医学现在之取缔及将来之挽救商榷书 ［J］. 中华医学杂志, 1915 (1)：8 - 13.

器；建议政府编订中国药典等。正是在中华医学会、中华民国医药学会、中国药学会等民间医学社团的大力推动下，1913 年 11 月，北洋政府内务部颁布《解剖尸体规则》；次年又推出《解剖尸体规则实施细则》，使尸体解剖工作在医学院校与医院合法化。1915 年 10 月，内务部颁布《药商管理章程》，内容涉及药商执照、药士资格、药物剂型、处方用药和毒剂药的管理及相关处罚规定等 30 条。1916 年，内务部公布《传染病预防条例》，列出规定的 8 种传染病：霍乱、痢疾、肠伤寒、天花、斑疹伤寒、猩红热、白喉和鼠疫，还规定了传染病预防措施、传染病报告等条款 25 条。1918 年元月，又公布了《检疫委员会设置规则》《火车检疫规则》《清洁方法消毒方法》等法规。1922 年，内务部出台《医师（士）管理法令》，但因规定过严、医师开业登记费过高，遭到中西医界的强烈反对而作罢。1925 年，北洋政府又专门颁布了针对中医的《医士管理规则》，对中医开业宽大处理。但此时北洋政府风雨飘摇，多数法规未及付诸实践。①

南京国民政府卫生部成立后，国家医疗卫生行政管理逐渐步入正轨。1928年 12 月，卫生部颁布《卫生行政系统大纲》，奠定了医疗卫生法制化的基础。此后直至 1948 年，卫生部（署）又相继颁布了《医师暂行条例》《药师暂行条例》《管理医院规则》《助产士条例》《西医条例》《高等考试西医医师考试条例》《高等考试药师考试条例》《修正解剖尸体规则》《牙医管理暂行规则》《牙医师甄别办法》《医师甄别办法》《中医条例》《医师法》，以及一些有关传染病预防、环境卫生管理、食品卫生管理等方面的条例和法规。与北洋政府时期相比，南京国民政府时期医药卫生法制化涉及面更为广泛。据不完全统计，这一阶段南京国民政府共颁布有关卫生行政方面的法规条例 19 个，医政方面 36 个，药政方面 13 个，防疫方面 10 个，公共卫生方面 16 个，医学教育方面 10 个，妇幼卫生方面 4 个，红十字会方面 6 个。其中最为多变、难产的无疑是有关医药从业资格或许可证的法规条例。

以行医执照颁发为例，最初的《医师暂行条例》或《西医条例》，基本上是依据相关学历资格或证书来认定。但《高等考试西医医师考试条例》和《医师法》出台后，通过医师考试成为获得行医执照的不二法门，学历资格或证书仅仅是参与医师考试的一个条件。事实上，在《牙医师甄别办法》和《医师甄别办法》中，对不具备正规学历资格或证书者也是网开一面，允许参加专门的甄别考试，通过者照样可获牙医师、医师证书。行医执照实质就是行

---

① 邓铁涛，程之范. 中国医学通史：近代卷 [M]. 北京：人民卫生出版社，2000：342.

医权，且取得行医执照后还需向相关部门注册登记方能开业行医，这事关医药从业者的切身利益。因此，相关法规出台的背后，是医药卫生管理者与从业者的博弈过程。例如，1929 年卫生部颁布《开业医师登记法》时就遭到了开业医师群体反对，指责其中的一些条文尤其是限制开业医师收费的条文不近情理。于是，同年 11 月 9 日，首个全国性的医师（实则是西医师）职业团体——中国医师联合会在上海正式成立，共有 17 个省的 41 个医师团体参加。其基本宗旨是：①促进医药研究；②会员之间在利益受害时互相支持，保护开业医师权利；③提倡成立促进卫生设备的组织；④协助政府制定管理医师业务的法规。此后，中国医师联合会的历次大会提出了许多有关医师权益保护的议案，其出版发行的杂志《医事汇刊》也发表了不少有价值的建议。当然，中国国情决定了有关行医权相关法规制定的最大阻力与生死博弈来自中医界。

1929 年 2 月，首届中央卫生委员会会议通过《规定旧医登记案原则》，使民国时期的中西医论战由学理之争突变为行医权之争。虽然中医界的抗争使该案搁置，但他们明白只有从法律上确立中医的教育权与行医权，才可能避免被扫地出门。当时有关行医权的相关法规，无论是学历资格证书还是考试科目，几乎可以说是替西医量身打造的。即便放宽学历资格条件让中医参与甄别考试，他们也无法逾越那些指定的科目。说白了，这等于变相剥夺了中医的行医权。对有近百万从业人员的中医界来说，这是天大的事，不屈不挠的抗争是自然的。其结果是 1931 年国医馆的成立、1936 年《中医条例》的颁布，以及1937 年卫生署中医委员会的产生。至少，从法律或形式上，中医获得了与西医平等的地位。1943 年，国民政府将《西医条例》《中医条例》合并为《医师法》，1945 年再颁布《医师法试行细则》。当然，法律上的平等与现实平等毕竟是两码事。从某种意义上说，中医面临的现实困境一直延续到今。

美国学者弗雷德森认为，职业是取得了自治或自行领导权力的行业，它有两层含义：其一，职业代表一种特殊的行业，它形成强有力的组织或协会，代表该行业要成为职业的愿望；它与当局合作，以执照的形式受到法律的承认，以建立合法的垄断权。其二，职业代表了一种声明与保证，也即它自己建立教育和培训标准，建立约束行业的伦理标准，承诺为大众提供专业、优质服务。[①] 历史地看，近现代医药活动的法制化与医生职业化相辅相成，欧美国家的医师成为具有高度自治权的职业之一，甚至医师协会或医学会自行颁发医生

---

① 转引自：F. D. 沃林斯基. 健康社会学 [M]. 孙牧虹，等译. 北京：社会科学文献出版社，1999：341－342.

开业执照。民国时期医药卫生的法制化，推动了医药卫生行业的职业化，增强了从业者的权利保护意识与自我约束的责任意识。虽然民国时期有关医药方面的法规条例，对医药从业者的行医资格、相关义务以及惩处均有详细和严格的规定，但对他们的权利或利益却鲜有提及。因此，诸如中国医师联合会、全国中医药团体总联合会以及各地方医师公会等中西医职业团体，成为中西医从业者权利或利益保护的代言者。中华医学会虽然是一个学术团体，但在这方面也扮演了十分重要的角色。1932 年 11 月，中华医学会会长牛惠生呈文卫生署，吁请颁布《卫生医药技术人员保障规则》。呈文强调，中国经科学训练之卫生医药技术人员不过五六千人，对国家建设事业极为重要。"卫生医药技术人员不当轻言进退，应有专门之设备、职务之保障、相当之报酬，然后能物尽其用，人尽其才，而科学发明始有希望。故保障技术人员，不啻奖励发明"。①

中华医学会对医药从业者权利的保护，在民国时期医事纠纷与医事诉讼案的处理中有极为充分的反映。所谓"医事纠纷"，系指医患双方因对诊疗、护理结果及原因产生分歧，由此提出追究责任和赔偿损失的事件。如果双方不能达成和解，进而寻求行政调解或法律仲裁，则称"医事诉讼"。对民国时期医事纠纷或医事诉讼案产生的原因、特点和影响医事纠纷案转归的因素，国内学者龙伟、张斌和张大庆等已有较为系统的研究。②但笔者认为，仍然有两点未引起他们的足够重视。其一，从时间上看，民国时期医事纠纷或医事诉讼案的密集出现，与医药卫生法制化进程高度吻合；其二，《中华医学杂志》《医事汇刊》等医学期刊以及新闻媒体报道、统计的重大医事纠纷或医事诉讼，几乎与中医界无涉。在笔者看来，这一切并非偶然。对患者而言，医疗机构与医师是国家法律授权的合格行医者，其责任或义务是为患者提供优质的服务。西医标榜的科学性和有效性，理应产生理想的诊疗和护理结果。因此，他们很难面对和接受预期之外的结果，尤其是鲜活生命的死亡。毫无疑问，这种简单的逻辑推理忽视了医疗技术的历史局限性与患者的个体差异性，忽视了诊疗、护理过程中可能出现的意外。但患者的质疑是对医师诊疗技术水平和伦理道德的一种拷问，医疗卫生的法制化也赋予了他们对医疗机构与医师追责的权力。从这个意义上说，医事纠纷与医事诉讼的出现是一种历史的进步。至于中医的诊

① 呈卫生署请颁布卫生医药技术人员保障规则 [J]. 中华医学杂志，1933（1）：129.
② 龙伟. 民国医事纠纷研究：1927—1949 [M]. 北京：人民出版社，2011；张斌. 民国时期医事纠纷研究：和谐医患关系之思索 [M]. 大连：大连出版社，2012；张大庆. 中国近代疾病社会史：1912—1937 [M]. 济南：山东教育出版社，2006.

疗过程极少出现医事纠纷或医事诉讼，绝非中医的诊疗效果都让患者满意或认同，而是因为患者对中医诊疗的效果本无乐观的预期。由于欠缺对中医诊疗活动的法律规范，即使出现悲剧性的后果，患者也无从对中医师追责。

由于民国时期医事诉讼案的频繁发生以及当时医事法规中欠缺关于医师业务保障的条款，1933 年中华医学会成立了"医师业务保障委员会"，由宋国宾担任主席，成员有牛惠生、金宝善、谷镜汧、庞京周、徐乃礼、王完白等。宋国宾（1893—1956），江苏扬州人，中学毕业后考入上海震旦大学医学院。1920 年公费赴法国巴黎巴斯德研究院攻读医学博士学位。1923 年学成归国后担任母校上海震旦大学医学院教授，主讲细菌学、生物学等课程，同时兼任校医。在宋国宾和学会时任会长牛惠生的大力推动下，该专业委员会为身陷医事诉讼案的中华医学会会员提供了力所能及的帮助。

为配合医师业务保障委员会的工作，《中华医学杂志》从 1934 年第 20 卷第 9 期开始开辟"医业保障"栏目，专载医事诉讼案经过概要，以及医师业务保障委员会图谋解决医事诉讼案与政府和相关地方法院的往来信件。1935 年 9 月，医师业务保障委员会将收集的 21 例医事诉讼案汇集成《医讼案件汇抄》一书出版。此后，中华医学会还要求各地方分会尽可能建立"医师业务保障委员会"，为身陷医事诉讼案的当地会员提供帮助。毫无疑问，中华医学会及医师业务保障委员会的大力声援，的确起到了保护中华医学会会员的作用。以 1934 年为例，当年中华医学会会员涉嫌医事诉讼案 9 件，其中 6 人胜诉，庭外和解 1 人，未结案 2 人。事实上，民国时期的医事诉讼案，凡经中华医学会、中国医师联合会等医师职业团体干预的案例，几乎都以医师胜诉告终。这的确彰显了医学社团的强势，但考虑到许多医事诉讼案聘请的专家来源于这些医学社团，如此这般的仲裁，其公平性恐怕要打很大的折扣。

当然，中华医学会医师业务保障委员会的贡献并不局限于为身陷医事诉讼的会员提供帮助。尤其值得称道的是，作为一个权威的学术团体，它对大量医事诉讼案例进行了分析和研究，力图建立公正、合理解决医事诉讼案的长效机制。1934 年 11 月，中华医学会以理事长牛惠生、医师业务保障委员会主席宋国宾名义呈文司法行政部，提出鉴于医学的专业性，为避免冤案，应明令各地方法院对于医事诉讼案，宜委托正式医学机构专家鉴定，并以此为判决依据。[①] 1935 年 2 月，中华医学会理事长牛惠生再次呈文司法行政部，请求明令

---

① 本会理事会业务保障委员会呈司法行政部文 [J]. 中华医学杂志，1934（12）：1561.

各地方法院对于医病讼案应请正式法医剖验尸体，并以其报告为判断依据。①宋国宾还建议医事诉讼案应采取陪审制度："吾人为维护公理、平反冤狱起见，于正式医学机关文字之鉴定外，当进一步要求陪审。陪审者之资格，应为深通医学而又兼明法律之学者。一面可以辅助法官审问时之不到，一面可纠正法官之轻表同情于任何一方。"②中华医学会及其医师业务保障委员会也充分认识到，加强医师职业伦理道德建设是防范医事纠纷的重要一环。

从1915年正式成立起，中华医学会就把"尊重医权医德"作为学会的四大宗旨之一。伍连德在《尊重医德刍言》一文中，甚至将医德建设视为学会实现其他宗旨的根本前提。③在伍连德建议下，俞凤宾将1912年美国医学会修订的医德准则，翻译成中文《医家伦理之纲要》发表在《中华医学杂志》上（1919年第1期）。这是中国医学界首次正式引入西方的医学伦理学理论与道德准则，在当时产生了一定的积极影响。1922年，王完白在中华医学会第四次大会上发表题为"医学家之责任"的演讲，认为医家的道德责任包括三个方面：其一，对自己，勿为名利而服役，当为救人而牺牲；其二，对社会，灌输卫生之常识，驱逐娼妓、烟土、伪药、庸医、迷信等健康之仇敌；其三，对病者，除保护其利益外，还应保护其家属之利益。"总而言之，医家为慈善之职，其责任不仅在治疗疾病而已。即遇不可救药之病者，亦不能辞而不顾，仍可对病者之心灵及其所处之家庭，尽我心力而助之。且除行医之任务外，凡有裨益社会、造福人群之义举，亦当量力为之。盖新医学之精神，科学与道德二者并重，研究科学之余，必须养成此种牺牲服务之道德。"④

在推进医药卫生法制化的过程中，当许多医学职业团体和医师关注自身权利的保护时，宋国宾等人清醒认识到，医药从业者的权利与责任是相辅相成的。事实上，这一时期频繁发生的医事纠纷与医事诉讼案，虽因中华医学会、中国医师联合会等医学团体的强势介入而多以医师的胜利而告终，但并不能完全遮掩其中客观存在当事医师失职、失德的现象和问题。因此，加强医药卫生从业者的道德自律势在必行。宋国宾不仅亲自拟定了《震旦大学医学院毕业宣言》《上海医师公会医师信条》《南京医师公会医师信条》等医生道德行为准则，而且出版了中国第一部医学伦理学专著《医业伦理学》。他从医生人

---

① 本会理事会牛理事长呈司法行政部文 [J]. 中华医学杂志，1935（3）：321.
② 宋国宾. 医案陪审之建议. 申报，1934 - 12 - 03.
③ 伍连德. 尊重医德刍言 [J]. 中华医学杂志，1916（3）：14 - 15.
④ 王完白. 医学家之责任 [J]. 中华医学杂志，1922（1）：19 - 24.

格、医患关系、同业关系、医生与社会关系四个方面进行系统论述，把才能、敬业、勤业和良好的仪表言辞作为医生的理想人格；重视就诊、治疗、健康人事指导、手术、医业秘密等伦理问题，注意"敬人"与"敬己"，强调医生对社会和国家应尽的责任和义务。《医业伦理学》出版时，颜福庆、伍连德等医界大腕级人物纷纷为之作序，一时洛阳纸贵。这也从一个侧面表明，当时的医学界迫切需要约束从业者行为的伦理标准。

三、医学教育体制化

由于历史原因，民国以前中国医学教育几乎由欧美教会、外国政府或财团包办。当时官办的两所西医学校北洋医学堂与北洋军医学堂，事实上也是由外国人负责教学与管理；民办医学校如南通医学堂（1908 年）与广州的光华医学堂（1908 年）等刚刚起步。这一时期的西医学校办学条件简陋、规模极小，学制 3 至 5 年不等。至于使用的教材与教学语言，也因办学主体多元化而共计有英语、德语、日语、法语和中文五种。它们或单独使用或几种并用，广州博济医校与夏葛女子医学堂（院）甚至用粤语教学。长远地看，这种混乱无序的医学教育格局非常不利于医学在中国的发展和普及，亟待改变。1910 年，博医会举行第四次大会时，曾将统一医学教育标准及医院工作标准提到议事日程，其下属的医学教育委员会、医院管理委员会和医学伦理委员会也相继制定了医学校课程、临床实习、考试以及医院设置的最低标准。但博医会是一个以欧美医学传教士为主体的医学社团，并不具备行政能力和广泛的社会资源，根本不可能在一个主权国家全面推行医学教育体制化工作。

清末新政时期，清政府开始意识到医学教育的重要性，1904 年颁布的《奏定大学堂章程》将大学堂分为八科，其中第四科为医科。医科分医学与药学两门，本科修业年限为 3 ~ 4 年。这一规定虽然显得过于简单，但毕竟为各地兴办医学堂提供了上位政策依据。1912 年中华民国成立后，决定仿效欧美国家和日本建立近代高等教育体制。同年 10 月，教育部颁布壬子学制（该年为中国阴历壬子年），其中《大学令》《专门学校令》明确"大学以教授高深学术、养成硕学闳才，应国家需要为宗旨""专门学校以教授高等学术、养成专门人才为宗旨"。次年进一步修改后定名为"壬子癸丑学制"，规定大学本科分为文、理、法、商、医、农、工七科，其中，医科分医学、药学两门，医学预科 1 年，本科 4 年，课程 48 门；药学预科 1 年，本科 3 年，课程 31 门。从此，医学教育被正式纳入国家高等教育系统。这一时期的北京医学专门学校、浙江公立医学专门学校（1912 年）、直隶公立医学专门学校（1913 年）、江苏公立医学专门学校（1915 年）、江西公立医学专门学校（1921 年）、私立广东公医学堂（1909 年）、私立南通医学专门学校（1912 年）、私立震旦大学医科（1915 年）、私立山西川至医学专门学校（1919 年）等，基本执行这一学制。但教会以及外国财团创办的上海圣约翰大学医学院、广州博济医校、山东齐鲁大学医学院、北京协和医学院、南满医学院、上海同济医工学校等均在国外注册，完全不受中国政府颁布的医学院校学制的限制，仍然自行其是。顺便一提，"壬子癸丑学制"未将中医内容列入医科教育，此所谓"教育系统漏列中医案"，直接引发了民国时期中西医界的正面冲突。

1922 年 11 月，北洋政府在"壬子癸丑学制"基础上颁布新学制（壬戌学制），规定大学分为四个层次：①大学：可设多科或单科，取消预科，学制 4~6 年，并规定医科至少 5 年；②专科学校：学制 3 年，如超过 3 年，待遇与大学同；③大学与专科学校可设专修科，年限不定；④大学院（即研究生院）：招收大学本科毕业生，年限不定。与此同时，新学制对大学各层次课程与仪器设备设置作了相应规定。1926 年，教育部为统一全国医校课程，对医科学制再进行更定，废除大学两年预科，将原定 5 年医学课程改为 6 年，医科一年级兼授各种预备科目，高中毕业生可直接进入医学正科。显而易见，壬戌学制旨在对高等教育体系作纵深拓展，试图通过分层办学来满足社会对不同层次人才的需求。一方面，它取消原有的大学预科制，客观上缩短了大学本科修业年限，而且可直接招收高中毕业生、快速扩大招生规模。另一方面，它一定程度上给予了大学办学的自主权，大学院招收本科毕业生，大学与专科学校可设专修科，年限不定或者自定。以医科为例，当时一些大学的医科或医科专门学校都开设了诸如护理、助产、公共卫生等专修科，为社会输送了一批实用型医学人才。但壬戌学制几乎是复制日本学制，丝毫不顾及中国的现实。它忽视了高等教育自身的进化过程，不切实际地构建空中楼阁似的所谓"大学"，无形中也助长了一些本土专科学校向大学的"大跃进"。例如，北京医学专门学校、广东光华医学专门学校、广东公立医科专门学校、南通医学专门学校等，都在办学条件与规模无实质性改善的情形下升格成为所谓的"医科大学"。而北洋政府时期，真正建立的三年制医学专科学校却没有几所，无形中削弱了医学专科学校。

1928 年南京国民政府成立后，随着国家卫生行政与卫生服务体系建设的展开，卫生行政管理人员、医生、药师、护士、助产士等卫生人力资源的严重短缺成为一个迫切需要解决的问题。据统计，1929 年，中国仅有 4 000~5 000 名接受过医学科学训练的医生。以当时中国的 4.5 亿人口计，平均每 10

万人才拥有 1 名医生，而同期美国平均每 800 人拥有 1 名医生、英国平均每 1 500 人拥有 1 名医生。就当时中国的社会经济条件与巨大的人口基数，要在短期内达到英美两国的水平显然不现实。因此，中国卫生决策者设想用十年时间逐渐改变医生短缺问题，期望达到平均每 8 000 人拥有 1 名医生的水平。以此推算，平均每年至少需培养 5 000 名医生。事实上，当时医生以外的卫生人才同样捉襟见肘，全国接受过系统、专业培训的护士不足 2 000 人，成千上万的助产婆中只有极少数人掌握西医的新式接生法。至于卫生工程人员、卫生监督员、工业卫生人员、学校卫生人员等，几乎还未成为一种专业或职业。

当时，中国供给各类医学人才的能力也极为有限。李涛 1932—1933 年对中国 27 所医学院校（几乎包括了当时所有的医学院校）教育状况的一项调查显示，由于分属国立、省立、教会和私立，这些医学院校的入学程度、教授语言、实习制度、收费标准等五花八门、差异悬殊。总体上看，除北京协和医学院、成都华西协和大学医学院、上海圣约翰大学医学院等几所医学院外，其余院校都不同程度存在教学设备简陋、实习制度欠缺、经费与师资严重不足等问题。就院校规模而言，在校学生数最少的上海女子医学院为 21 人，最多的东南医学院为 437 人；毕业生数最少的光华医学院仅 4 人，最多的同德医学院为 173 人。全部 27 所院校在校生数为 3 528 人，毕业生人数为 722 人。此外，据不完全统计，1931 年教育部派遣到欧美学医的留学生为 75 人。综合国内培养与留学两项，显然与每年培养至少 5 000 名医生的预想目标有极大的距离。[①]在护士、助产士等教育方面，现实状况同样不容乐观。1928 年前，虽然在中华护士会（成立于 1909 年）的推动下，护士教育与培训稍有起色。但当时的护士教育主要由医学院校或医院办理，目的是满足自身的需要。它对学制与课程的设置极为随意，而且招生人数极少。北洋政府时期，医生与护士的比例大约是 2∶1，而欧美国家大多是 1∶3。这从一个侧面反映当时整个社会医疗护理观念淡漠，护士的社会地位也极为低下。至于助产士的培训，则只有北京协和医学院开设过临时、短期培训班，其对象是民间的旧产婆。但由于她们大多是文盲，难以接受西医基本知识，效果并不理想。

除规模、数量严重不足外，中国卫生人力资源与医学教育机构存在的另一个显著问题是空间分布的失衡。医院、医学院和医生主要集中在沿海地区的大中城市，而边远省区尤其是乡村地区基本掌控在中医手中。据 1932 年的一项调查，当时的西医师主要集中在江苏、浙江、广东、山东四省，且主要集中于

---

① 李涛. 民国二十一年度医学教育 [J]. 中华医学杂志，1933（5）：681 - 701.

上海、南京、广州和济南几个城市。事实上，这一状况直到 1935 年也无实质性改变，当时，江苏（含上海）与广东拥有西医生数占全国比例分别为：37.3% 和 11.2%，几乎占了全国的半数。而四川、湖南、安徽、江西等省均不足 2%，某些省份甚至只有十来名西医生。①

为谋划改进医学、护士、助产士教育，缓解卫生人力资源的供需矛盾，在中华医学会建议下，1929 年，教育部与卫生部陆续共建了教育部医学教育委员会、护士教育委员会与助产士教育委员会。1935 年 7 月，《修正教育部医学教育委员会章程》将护士教育委员会与助产士教育委员会归并为医学教育委员会的专门委员会（此后还成立了公共卫生等专门委员会）。按该章程，教育部医学教育委员会的主要任务为：①拟定医学、护士及助产士教育计划；②审拟医学、护士及助产士学校课程设备标准；③审查医学、护士及助产士学校之立案事项；④编辑医学、护士及助产士学校教材；⑤覆议护士、助产士教育专门委员会议决的其他事项；⑥建议与医学教育有关的一切改革事项；⑦覆议教育部交议事项。医学教育委员会设置委员 9～11 人，其中教育部与卫生部各指派 2 人，教育部聘任专家 5～7 人。教育部在委员中指派 3～5 人为常务委员，处理日常事务。医学教育委员会每年举行全体会议两次，每月举行常务会议一次，决议事项经教育部核准执行，并函卫生署查照。②

教育部医学教育委员会首届委员为：部派委员赵酒传、洪式闾（教育部），金宝善、严智钟（卫生部）；聘任委员颜福庆、林可胜、余云岫、徐诵明、褚民谊。1930 年 3 月举行的第一次全体会议，初步确定医学院教育分本科与专修科两个层次：①医学分本科、先修科两级，先修科入学资格须高中毕业，修业年限为两年，以附设于理学院为原则，必要时医学院亦附设先修科；②医学院本科（五年）毕业，得称博士；③医学院得附设专修科，四年毕业，入学资格须高中毕业；④医学院课程除外国人设立者外，均需用国语讲授。外国文分第一、第二两种，由各院自定之。③ 此次会议公推褚民谊、颜福庆、刘瑞恒、金宝善、赵酒传为常务委员，负责处理日常事务，其中一项迫切任务是聘请专家起草医学院及附设专修科课程标准。

显而易见，这一方案与壬戌学制极为相似，偏重于建立高水平的医学院，

---

① 朱席儒，赖斗岩. 吾国新医人才分布之概观 [J]. 中华医学杂志，1935（2）：145 - 154.

② 修正教育部医学教育委员会章程 [J]. 中华医学杂志，1935（9）：1029 - 1032.

③ 教育部医学教育委员会第一次会议录 [J]. 中华医学杂志，1930（2 - 3）：234.

只是在医学院内附设四年制的医学专科而已。当时，国立医学院仅有四所，即国立北平大学医学院、国立同济大学医学院、国立中山大学医学院和国立江苏大学医学院（后独立为国立上海医学院），因此，教育部医学教育委员会建议国民政府迅速在其他国立大学（包括已建立和将来建立的）设立医学院，并尽可能在一些条件好的省立大学设置医学院，或建立独立医学院。这一方案带有显著的医学精英教育色彩，或者说是对医学精英教育模式的局部改良。

众所周知，北洋政府时期，中国医界有所谓"北协和、南湘雅"之说，它们是教会、私立甚至公立医学院的样板。北京协和医学院与湘雅医学专门学校分别仿效美国霍普金斯大学医学院与耶鲁大学医学院，学制与课程设置标准极高（协和8年制，湘雅7年制），尤其注重临床实践与医学研究能力的培养。不可否认，这种医学精英教育模式的确为中国造就了一批高素质的医学人才。但它需要雄厚的财力支撑，而且每届毕业生不过十来人。据统计：从1917年至1942年，协和19届毕业生共计318人，平均每届毕业生不到17人；从1915年到1927年，湘雅医学专门学校6届毕业生仅49人，平均每届8人。这样的医学精英教育模式，中国政府与社会根本无法支撑。当然，要指望这种医学精英教育模式来缓解卫生人力资源的短缺，不过是痴人说梦。因此，教育部医学教育委员会的初始方案，遭到了许多国内专家的批评和质疑。李涛的观点极具代表性，在他看来，当时的中国医学科学尚处于萌芽阶段，迫切需要大量实用型医学人才或医师，应该尽可能广设医学专门学校。如果不顾国情执着地向医学发达国家看齐，一味追求建立高大上的所谓医科大学，无异本末倒置，且有拔苗助长之嫌。高水平医学院或医科大学的产生有一个过程，应先建立一大批医学专科学校，经十多年发展后，再将优异者升格为医学院不迟。[①]

无独有偶，国际联盟卫生组织的专家也持和李涛相似的观点。1930年9月至12月，国际联盟卫生组织委派丹麦哥本哈根大学医学教授费伯来华调查中国医学教育状况，并协助教育部医学教育委员会进行教育体制改革与规划工作。费伯原则上赞同和支持中国专家有关医学教育分两个层次的设想，他认为，一方面，中国仍然缺乏高级医学研究与教学人才，因此，北京协和医学院的精英教育模式有可取之处。但费伯不赞成新增医学院，力主对现有医学院进行重组，扩大其规模与办学水平。另一方面，中国要解决紧迫的卫生人力资源需求，重点在于建立一批医学专科学校。他建议每省至少建立一所医学专科学校，其第一年招生为60人左右，以后逐渐增长到每年100人以上规模。这些

---

① 李涛. 现在我国医学应采之过渡办法 [J]. 中华医学杂志, 1930 (1): 1-3.

医学专科学校的毕业生，应由国家统一分配到小城镇与乡村。同理，费伯认为中国的护士与助产士培训也应区分为两个层次，高层次的服务于城市医院，较低层次的服务于小城镇与乡村。①

医学教育委员会从善如流，1931 年 6 月举行的常务会议决议医学院与医学专科学校各自独立办理。医学院取消预科或先修科，按大学组织法招收高中毕业生，修业期 5 年，期满后实习 1 年；医学专科学校修业 4 年，期满后实习 1 年。简单来说，医学院学制 6 年，医学专科学校学制 5 年，均直接招收高中毕业生。与此同时，国民政府正式批准实施各省市建立医学专科学校的方案，要求各省区、行政院直辖市及人口满 30 万之都市，应各设立医学专科学校一所。具体设置标准为：①医学专科学校组织，应遵照专科学校组织法办理；②医学专科学校修业年限 4 年，修业完毕后再实习 1 年；③医学专科学校得单设医科，或兼设药科，其兼设药科者，称医药专科学校；④医学专科学校须附设有两百张病床之附属医院；⑤医科建筑与设备费至少 15 万元，第一年经费至少 10 万元；附设医院开办费 10 万元；若再附设药科，另增建筑与设备费 10 万元，第一年经费 6 万元。② 教育部甚至初拟了各省区建立医学专科学校的时间表。与此同时，中央护士学校，国立第二、第三、第四助产士学校也相继在南京、广州、汉口建立。

1931 年 8 月，医学教育委员会举行第二次全体会议，重点讨论医学院及医学专科学校的教学内容问题。会议建议在首都南京建立一所示范性医学专科学校，以供其他省区建立医学专科学校时参考；决定由颜福庆、徐诵明、严智钟、金宝善和孙本文组成医学教学大纲起草委员会，邀请专家先行拟定医学专科学校教学大纲。此后几年，教育部医学教育委员会及护士、助产士专门委员会，组织专家对全国医学院、医学专科学校、护士学校和助产士学校的办学状况进行全面调查，并在此基础上着手教学大纲的拟定、教材编写、教学设备配置及师资培训等方面的具体工作。在此过程中，中华医学会作为当时最显赫的民间医学社团发挥了独特的作用。

中华医学会的许多会员来自医学院校，历来重视医学教育问题，而且是医学教育本土化的积极推动者。对于中国医学教育存在的种种问题，中华医学会比其他医学机构有更为全面、深刻的认识。为配合教育部医学教育委员会的工

---

① YIP K C. Health and national reconstruction in nationalist China [M]. Ann Arbor: University of Michigan Press, 2002: 138, 171.

② 国府令各省市筹设农医工专科学校 [J]. 中华医学杂志, 1931 (4): 397 – 406.

作，1932 年 4 月中华医学会与博医会合并后，专门增设了医学教育委员会，由颜福庆任首届主席，委员为江清、翁之龙、金宝善、施尔德、莫雅西、狄瑞德等人。此后，戚寿南、刘瑞恒曾相继担任学会医学教育委员会主席，朱恒璧、牛惠生、林可胜、朱章赓、赵士卿、黄雯等著名人物也曾担任过委员。与同期教育部医学教育委员会委员名单相对照，我们不难发现两者高度重合，甚至可以说是两块牌子一套人马。其中的核心人物颜福庆、刘瑞恒、林可胜、牛惠生、朱恒璧、金宝善、朱章赓等人，都曾先后担任过中华医学会的会长，这使中华医学会在医学教育体制化的相关政策与法规制定方面拥有极大的话语权。事实上，当时教育部医学教育委员会开展的一系列工作，主要是依托中华医学会医学教育委员会、出版委员会及教会医事委员会来完成。

1932—1943 年，中华医学会相继在上海、南京、广州、昆明和重庆举办了第九至第十四次大会，这些大会对医学教育问题有充分的讨论，并向国民政府相关部门提供了不少建设性的意见。从同期中华医学会医学教育委员会的工作报告看，它基本上按照教育部医学教育委员会的要求开展工作，并在两个方面有突出的贡献。一方面是医学教科书的编译和出版发行。中华医学会出版委员会是民国时期权威的医学书籍编译出版机构，汇集了医学卫生领域的一批精英人物。它按照教育部医学教育委员会教材编审委员会审定的医学院、医学专科学校、护士学校和助产士学校教学大纲，组织专家学者编译出版相关教科书及参考资料。1937 年 7 月抗日战争全面爆发前，学会出版委员会负责编译的医学院教材基本出齐，并陆续编译出版了医学专科学校、护士学校及助产士学校教材及各科参考用书等。抗战全面爆发后，中华医学会出版委员会由山东济南转移到四川成都，仍持续不断地供应各类医学院校的教学用书。事实上，当时中小学的卫生教材与参考书，也由中华医学会出版委员会出版发行。此外，它还编辑出版了不少大众卫生读物。

另一方面是整合教会医学教育资源。虽然南京国民政府时期，本土医学教育有了显著的进步，但以北京协和医学院、山东齐鲁大学医学院、华西协和大学医学院为代表的教会医学院校，仍然是一支不可忽视的医学教育力量。国民政府教育部与卫生部主要是依托中华医学会教会医事委员会，对教会医学院校和医院进行整合、管理及扶持。当时教会医学院校基本已向国民政府教育部注册，董事会及管理层也逐渐本土化。虽然北京协和医学院、齐鲁大学医学院在学制、课程设置等方面仍然保持其自身的特色，但它们也尽可能地配合和支持教育部医学教育委员会开展的一系列工作。例如：在医学人才培养模式方面尽可能兼顾国家医学体系急需的各类实用型医学卫生人员；受教育部医学教育委员会委托培训各类医学院校师资等。事实上，这一时期，国民政府也给予了教会医学院校不同程度的经费支持。1940 年 5 月，颜福庆以教育部医学教育委员会主席、中华医学会医学教育委员会主席双重身份赴美国，为支撑大后方医学教育进行募捐，胡美等人发起成立基督教海外医事委员会支持颜福庆的工作。此后不久，一些教会或私立医学院校转为公立医学院校，例如，齐鲁大学医学院与湘雅医学院转变为国立医学院。

南京国民政府时期，受国家整体社会经济发展水平的制约，医学卫生教育的投入十分有限，教育机构普遍面临资金、师资与教学设备严重不足等问题。但在教育部医学教育委员会的策动和指导下，中华医学会等民间社会组织积极参与和推动了国家医学教育的体制化，在有限条件下取得了不俗成绩。1937 年，全国注册医生为 9 584 人，注册药剂师为 2 297 人，注册护士与助产士分别为 4 540 和 3 694 人，虽然与预定的目标仍有极大差距，但与 1929 年相比有了明显的进步。在正规医学教育之外，教育部、卫生部与医学界、各级地方政府广泛合作，大力举办公共卫生管理、卫生稽查、公共卫生护士、学校卫生员、住院助理医师等各种类型的短期、速成训练班，修业时间多为 6 个月，短者 3 个月，长者不超过两年。据卫生部门统计，截至 1935 年底，参与各类短期培训班人次约为 50 万。虽然他们的水平参差不齐，但对于推动这一时期全国预防接种、新法接生、食品卫生监督、学校卫生、健康教育等公共卫生工作，起到了不可替代的作用。

四、公医制

从清末延续至北洋政府时期，中国的一些地方政府和民间社会团体依照国情对西医体制进行自主选择与调整，开始创办医院、医学院校、医学研究机构和医学期刊，并在部分城市与乡村开展卫生试验、建立卫生示范区。但由于缺乏强有力的中央卫生管理机构的统一规划以及国家财政支持，这一时期西医体制的本土化呈现出分布零散、各自为政、组织方式不一致等弱点，难以从根本上改变中国国民恶劣的健康状况。南京国民政府成立后，为人民提供医疗卫生保障以提高全民健康水平，成为国家建设的重要内容与目标，这客观上为国家医疗卫生体制的全面构建提供了历史契机。但中国究竟应该选择什么样的医学模式，这无疑是一个具有全局性的战略问题。作为全球范围内较晚建立医学科学体制的国家之一，中国可以充分借鉴其他先行国家的经验。

17 世纪后，物理、化学和生物等科学学科的发展，使西方医学对疾病成因的探讨由思辨、猜测进入科学"实证"阶段，由此形成所谓生物医学模式。

与此同时，工业化、城市化以及人口快速增长，迫切需要集约化的医疗服务。两者合力推动了医疗活动的社会化和组织化，从而使医院成为集临床治疗、医学教育和医学研究为一体的中心。生物医学模式及其支配的临床医疗实践，不仅提高了人们的健康水平，而且促进了大众对医学科学性、有效性的认知。但生物医学把疾病视为一种独立的自然或生理现象，具有与社会空间无关的形式与秩序，因此，它本质上是"物种医学"，关注的是个体而非群体的健康。以医院和医学院为核心的临床医学体制很大程度上是一种知识权威结构，由医学专业团体自主经营和管理，政府并不直接对医疗活动实施控制，只扮演向医疗机构授权的角色。

然而，几乎是同一时期兴起的社会空间医学却揭示了传染病、流行性疾病的社会性特征。对它们的观察、研究和防控，很大程度上有赖于对社会生态环境与人们行为的强制性干预，例如，对病人甚至健康人的"隔离"，对商品贸易活动的限制等。显而易见，这迫切需要一种"合法的强制力量"来协调各种错综复杂的社会关系，它不可能从宗教的道德仁慈观念与医学科学的理性权威中衍生出来，只能源于国家政府的政治权力。正是在这样的背景下，1819年，奥地利著名内科医生、医学教育家与社会活动家弗兰克在其论文集《完备的医学警察制度》中，勾勒了一个由国家主导的医疗卫生管理与服务模式。在他看来，国家政府不仅在公众健康受到威胁时承担责任，而且在平时也要对公众健康负责。无论是社会状况还是个人行为，只要有损于健康都应摒弃。国家政府应通过立法或其他积极措施，禁止或限制不利于健康的活动与行为。与此同时，国民健康是国家与民族强盛的基础、健康是一种基本人权等价值理念，也为国家政治权力强制介入医疗卫生活动提供了合理性辩护。

1848年，英国颁布欧洲首部《公共卫生法案》，1875年进一步修订、完善为《公共卫生大法案》；1883年，德国政府颁布强制性的《疾病保险法》。当时，英国医疗卫生体制主要构建者之一的约翰·西蒙用"国家医学"（State Medicine）这一概念来指称国家政府在疾病预防和治疗中居主导性地位的医疗卫生体制。它隐含着这样的理念，健康是一种公共产品，是社会发展与进步的目标，国家政府理应肩负首要责任。这种所谓的"国家医学"，强调医疗保健是国民的一种基本权利，政府以免费或补贴方式为患者提供医疗服务，它最终演变为20世纪欧美福利国家全民健康保障体制。

中华医学会的精英阶层大多曾在欧美习医，对西方医疗卫生体制化进程有充分了解。尤其值得一提的是，当时苏联所采取的医疗卫生彻底社会化策略和全民公费医疗制，引起了他们的高度关注，视之为最完美的国家医学。因此，南京国民政府成立前后，伍连德、颜福庆、黄子方等人发表的一系列言论，都力主中国医疗卫生事业国家化。例如，黄子方在《中国卫生刍议》一文中明确指出："政府对于人民疾病担负驱除责任，对人民卫生担负保护责任，有如目前对人民有保护人命财产、驱除盗贼之责任。此乃吾人对于吾国公共卫生之希望，即实行医学国家化是也。"① 但伍连德、黄子方等人提及的国家医学模式，主要还是局限于公共卫生方面。1928 年元月，兰安生在中华医学会第七次大会上作了《国家医学模式—— 一种必然的选择》专题报告，从医学技术与社会层面对中国实施国家医学模式作了系统、全面的分析和论证。他认为，中国究竟应该选择什么样的医疗卫生模式，首先取决于我们对如下三个相关方面的认知：其一，应用医学知识的方式；其二，如何评估中国医疗卫生面临的主要问题；其三，在中国现有的社会、经济及医疗卫生资源条件下，应用医学知识的不同方式对解决面临的主要问题的效果。

兰安生按照医学演化史，将应用医学知识的方式大致分为临床医学、个人卫生保健、预防医学、公共卫生四大板块，并依次作了界定。他特别强调了 19 世纪后兴起的公共卫生对提高全球人口及健康水平的重大作用。从理论上说，最能有效提高一个国家或地区健康水平的途径，无疑是综合运用四大医学板块。但在特定的历史阶段，不同国家的国情和面临的主要健康问题决定了它们会对不同的板块有所偏重。民国初期中国面临的主要医疗卫生问题，是远远高于欧美工业化国家的人口自然死亡率、婴儿死亡率和人口患病率。据估算，当时中国人口自然死亡率与人口患病率两大指标是欧洲德国、英国的两倍多，比东邻日本也高出 50% 左右。因此，中国的当务之急是有效降低人口自然死亡率与人口患病率。基于对中国医疗卫生资源状况、影响人口自然死亡率和人口患病率相关因素的分析，兰安生对医学四大板块的作用进行了一番评估，其结论是：临床医学和公共卫生对中国控制与降低人口自然死亡率、人口患病率有举足轻重的作用。

兰安生充分认识到，以中国现实的社会经济与医疗卫生资源状况，单纯依靠医学技术手段，根本不足以控制和降低极高的人口自然死亡率与人口患病率，它有赖于社会整体发展，尤其是经济的发展和人民生活质量的提高。因此，医疗卫生事业必须整合到社会政治结构体系中，并借助国家政治权力才可能发挥其功能。事实上，无论是在临床医学还是公共卫生方面，中国拥有的资源与欧美工业化国家相比都是十分有限的，尚不具备依靠市场需求扩大医疗卫

---

① 黄子方. 中国卫生刍议 [J]. 中华医学杂志，1927 (5)：338 - 354.

生服务规模的条件。尤其是在广阔、贫穷的乡村，巨大的医疗卫生需求根本不可能依靠市场供给来满足。要使中国极为有限的医疗卫生资源能够充分发挥其应有的功能，国家医学模式是必然的选择。① 对由英文直译而来的国家医学，中文语境有一个更为贴切的称谓"公医制"，也即将医疗卫生事业作为公有，并有组织地实行医疗、保健与预防工作。所谓"公有"指所有的医院、诊所、疗养院、卫生所等医疗机构均由政府设置，所有的医疗卫生工作者也由政府训练与供养。这些机构和人员的设置、配备，必须依据一定的计划，按人口需要平均分配，普及任何区域，使医药机会不偏集于通都大邑，而能遍布穷乡僻壤。中华医学会的创始人颜福庆也是倡导公医制的代表人物之一，他认为公医制具有大众性、经济性和有效性三大优点，就中国国情而言，与其说是一种选择，不如说是一种必须。②

兰安生时任北京协和医学院公共卫生系主任，同时兼任洛克菲勒基金会国际卫生部及国际联盟卫生组织驻远东代表。南京国民政府成立后，北京协和医院院长、原中华医学会会长刘瑞恒入主卫生部，兰安生被聘任为卫生部顾问，其观念自然对中国医界有重要影响。1930 年，卫生部召开的第二届中央卫生委员会会议正式明确"中国医疗卫生体制应采取公医制，并恳请国民政府为公医制与传染病的防治建立专项基金"③。为确保公医制的推行，中央卫生行政体系建立后，内政部依据《全国卫生行政系统大纲》，于 1932 年出台了一整套方案以促进地方卫生行政机构的设置，具体如下：

> 方案一：各省市县应按照该组织法设置卫生专管机关及人员，以促进卫生行政之效率案。
> 方案二：各省市应筹设省市立医院及省市立实验机关，以为实施医药救济及办理卫生事业之中心案。
> 方案三：依据各地方经济情形设立县立卫生医药机关，以为办理医药救济及县卫生事业之中心案。
> 方案四：各省市对于每年临时流行或地方固有之疫病，应于行政经费内每年规定防疫费以及时灭减以保民命案。

---

① GRANT J B. State medicine—a logical policy for China [J]. National medical journal of China, 1927 (2)：65 – 82.
② 颜福庆. 中国医事事业之前途 [J]. 中华医学杂志, 1935 (11)：1187 –1191.
③ 王吉民，伍连德. 中国医史 = History of Chinese medicine [M]. 上海：上海辞书出版社, 2009：724.

方案五：各省市医疗卫生机关服务人员应轮流派送来京实习，以谋卫生行政技术之改进与统一案。

方案六：省市县应各有卫生专款以利建设案。①

这一整套方案为各级医疗卫生机构的建立，制定了统一和可操作性的标准，目标在于建立中央、省市、县三级卫生行政网络。1934 年，卫生署专门就县级卫生行政建设召开行政技术会议，通过县卫生方案，决定县设卫生院、区设卫生所、每村设卫生员。这一方案的核心是县级卫生行政与服务机构合二为一，县级卫生行政以县立医院为中心，也即县立医院既承担医疗任务，又肩负预防及卫生行政管理工作。

几乎与此同时，在国际联盟卫生组织的帮助下，刘瑞恒、伍连德等人致力于建立一个兼容临床治疗与公共卫生的医疗卫生服务体系。1931 年 4 月，国家卫生署颁布了医疗卫生服务体制建设三年规划，基本内容为：①设立中央卫生实验区及中央医院，为全国医药与卫生事务中心；②创立试验医科学校和改良现有几所主要医科专门学校，以备训练将来的卫生工作人员；③逐渐发展海港检疫组织；④图谋全国新式卫生机关的合作。该规划对所实施的项目、步骤与经费预算作了通盘考虑。② 同年 11 月，国家经济委员会将医疗卫生服务体制建设三年规划纳入国家经济建设的总体规划之中，每年拨专款予以支持。

鉴于卫生资源的短缺与实践经验的欠缺，三年规划着眼于建立一系列国家级卫生示范机构与卫生试验基地，从而为诸如传染病的预防与控制、工业卫生、乡村卫生、妇婴保健、学校健康教育等中长期项目的全面扩展培养卫生人力资源、奠定组织基础。为了确保三年规划的顺利实施，必须有一个强有力的国家卫生服务技术机构进行统一的管理与监督。1931 年 5 月，中央卫生实验设施处应运而生，其基本功能是掌管全国卫生实验、调查与指导事宜，并训练专门技术人员。1933 年，中央卫生实验设施处改组为中央卫生实验处，下设卫生教育科、卫生工程科、细菌与流行病控制科、寄生虫科、化学与药理科、医学救济与社会医学科、生命统计科、妇幼保健科，并在全国各地建立各类卫生实验室与分支机构。它为许多地方卫生服务项目尤其是乡村卫生实验区，直接提供技术、人力与资金上的支持。

此外，三年规划的另一个重点是建立和加强中央医院、中央助产士学校、

---

① 全国内政会议关于促进地方卫生机关设施案 [J]. 中华医学杂志，1933（1）：136.
② 中国第二历史档案馆. 吴秀峰编著之《中国与国联技术合作之经过》[J]. 民国档案，2003（2）：19 - 30.

中央护士学校、中央卫生实验室的建设。中央医院于 1930 年 1 月在南京奠基，1933 年扩建后拥有 340 张病床和一系列较为完善的设备。它作为国家临床医学研究、治疗与示范中心，是各省立医院的样板，同时负责为各省、县立医院与卫生所培养人才和提供直接的技术指导。三年规划虽然只是一个初步的、最低限度的方案，但它确立了南京国民政府时期医疗卫生服务体系建设的基本框架。经各方努力，1937 年抗日战争全面爆发前，中国已初步建立中央、省市、县三级医疗卫生行政和医疗卫生服务网络。各级卫生实验处与医院是这一网络的两大枢纽。

中华医学会是公医制的积极倡导与推动者，1937 年学会举办的第十二次大会专门以公医制作为探讨的主题；会刊《中华医学杂志》刊登了不少文章，对公医制推行过程中面临的相关问题进行了广泛的讨论，并提出了一系列建设性的意见。例如，朱宪彝、伍连德鉴于中央及地方各级政府财政困难，支持公医制建设的经费十分有限，建议仿效欧美国家征收成品药税，以作公共卫生的开办经费。[①] 1932 年，中华医学会公共卫生委员会特成立乡村卫生调查委员会，对全国各省 17 个乡村卫生机构的工作进行了全面调查。李廷安在调查报告中指出，以中国现实的社会经济条件和农民的智识，要在乡村进行大规模的环境卫生建设和大众健康教育极为困难，且非一日之功。他以结核病为例，认为早期的临床诊断和治疗才是预防与控制传染病的最佳途径，其次是大众健康教育，再其次才是社会生态环境的改造。因此，早期工作重点应该是强化县级医院的临床治疗功能，以作乡村卫生工作全面开展的基础。[②] 事实上，公医制的顶层设计者兰安生、刘瑞恒等人始终认为，中国普遍的常见性疾病以及极高的人口患病率，使临床治疗的需求远大于多数欧美国家，由国家主导临床治疗服务，在短期内可以以较低的成本为全国人民提供基本的医疗服务。如果以市场机制提供服务，要取得相同的实效至少要几十年。

毫无疑问，公医制的全面推行，除需要国家政府财政的大力扶持外，它面临的另一个现实难题是医疗卫生人力资源的极度短缺以及区域分布的不均衡。因此，如何储备各类公医人才，使他们充分发挥作用至关重要。李廷安等人的《中国乡村卫生调查报告》表明，当时边远省区的一些县立医院，几乎没有经过正规训练的合格医生和医技人员。单纯从市场需求的角度看，以当时中国广大乡村农民的医疗支付能力，正规的开业医生几乎无法生存。因此，要使有限

---

① 朱宪彝，伍连德. 中国公共卫生之经费问题 [J]. 中华医学杂志，1929 (4)：351－354.
② 李廷安. 中国乡村卫生调查报告 [J]. 中华医学杂志，1934 (9)：1113－1201.

的医疗卫生人力资源由大城市向乡村流动，需要某种特殊的政策导向。为此，一些地方政府和医疗机构采取了一些积极的措施。例如，1934 年江苏省立医政学院开办不久，江苏淮阴地区爆发黑热病。当时主政江苏的陈果夫协商医政学院，特开农村医药初级训练班，招收淮阴籍初中毕业生，免费开展以黑热病治疗法为主要科目的短期医药培训。学生毕业后，统一分配于黑热病防治，月薪 20 元起级，依年资成绩晋升，由省财政统一支付。[①]

再例如，为了解决县级医院医生的短缺问题，湖南省民政厅设置各县医学公费学额，具体办法如下：

（一）本厅为养成服务各县本地医学人才计，决定每县设置医学生公费学额 2 名。

（二）每名公费学额，规定为每名 150 元，每县 2 名，即为每年 300 元。

（三）此项免费学额金应由各该县政府于每年 8 月 15 日前交厅，由本厅支配。

（四）凡考入湘雅医学院之学生，成绩优良者，得向本厅申请此项免费学额。

（五）凡本县籍之医学生，得享受该县公费学额之优先权。例如：长沙县之公费学额 2 名，应优先给予长沙成绩优良之医学生。如本县医学生不足额时，得给予其他地方成绩优良之医学生。

（六）各医学生当申请时，必须出具志愿书，志愿毕业后遵由本厅派遣在供给该项学额之县份服务 5 年。其薪金规定毕业后第一年每月 50 元，第二年每月 60 元，第三年每月 70 元，第四、第五两年每月 80 元。五年后，许其自由行动。

（七）各医学生当申请时，应觅殷实铺保四个，二在长沙，二在本县，填具保证书。如该生毕业后不能履行其服务五年之任务时，应照该生所领得之公费学额加倍赔偿，由铺保负责。若某一铺保中途停止营业时，应另觅铺保补充。[②]

---

① 夏媛媛. 民国时期公医制的形成过程及其对医学教育的影响 [J]. 南京医科大学学报（社会科学版），2013（1）：18 - 21.
② 湖南省民政厅设置各县医学生公费学额 [J]. 中华医学杂志，1935（6）：688 - 689.

然而，并非所有的地方政府都有财力或者愿意如此培养所需的公医人才。因此，颜福庆等人认为解决这一问题的长远之计在于，所有省立医学专门学校均应以训练公医制所需各类医疗卫生人才为目的。此项学校之学生应全体免费，但在毕业之后，至少需在一定期限内在政府所立医事机关中服务。如有违反此项规定者，则追偿其全部训练所需费用。通过这样的方式，可以逐渐实现由私人开业至团体组织上之医业，最终实现公医制。① 为此，1936 年秋天，教育部在江西南昌筹建国立中正医学院，以作训练公医制下医务人员的实验学校。中正医学院学制四年，学生费用全免，毕业后统一分配到政府医事机构工作。

1937 年 7 月抗日战争全面爆发后，中国的许多医疗卫生机构和医学人才由东南沿海城市地区转移到以乡村为主的西部地区。它客观上促成了医疗卫生工作重点由城市向乡村的转移，也为公医制的全面推行提供了契机。1940 年 6 月，民国政府教育部颁布《公医学生待遇暂行办法》。办法共计九条，其要点可归纳如下：

（一）教育部为奖励医药院校学生于毕业后充任公医起见，设置公医学生，一律免收学膳费。

（二）暂指定国立中央大学医学院、国立中正医学院、国立西北医学院、国立贵阳医学院四校先行试办。自二十九年度（1940 年）起，各院校一年级新生一律为公医学生，在中正医学院并准新旧生一律改为公医学生。其他国立医药院校，亦得自同年度一年级新生起，设置志愿公医学生名额，以一年级学生总额百分之二十为限。

（三）凡志愿为公医学生，须于报名投考时填报志愿书，并于入学时出具二人以上切实保证书向学校呈交。公医学生无故退学或被肄业之医药院校开除学籍者，应追缴其学膳等费。

（四）公医生毕业后，其服务年限，须照其修业年限加倍计算。在规定服务期内，不得就公医以外之职务。违者追缴学膳等费。但有特殊情形，经教育部核准者，得展缓其服务期限。

1941 年，教育部又公布了《公医学生服务暂行办法草案》，对公医学生的分配、服务机构、进修、服务与进修期间的待遇等作了明确规定。此外，教育部、卫生部及中央卫生实验处等机构还采用多种方式，全力培养各类公医人

① 颜福庆. 中国医事事业之前途 [J]. 中华医学杂志，1935（11）：1187 - 1191.

才，以支撑公医制度的全面推行。同年，国民党五届八中全会通过《实施公医制度以保证全民健康案》，正式将公医制度确立为基本国策和国家卫生行政的主要目标之一。此后，公医制被纳入《中华民国宪法》第157条"为增进民族健康，应普遍推行卫生保健事业及公医制度"。

1940年4月，中华医学会第十三次大会在昆明举行，大会发表的宣言将学会未来工作的重点归结为四个方面：救伤第一；推广乡村卫生奠定公医制度；宏育专才；精研学术与发扬国药。应该说，中华医学会及其广大会员在支持抗战与国家医疗卫生事业建设方面都做出了巨大贡献，不辱使命。

民国时期公医制的顶层设计是合理的，但囿于国家政府财政困难与医疗卫生人力资源的短缺，当时的公医制度能够惠及的人群十分有限，无法满足绝大多数国民的医疗需求，也无法杜绝医生私人开业。但以温情的目光打量历史，那一代医疗卫生工作者的努力并非徒劳无功，正是他们为中国医疗卫生体制的现代化奠定了基础。众所周知，1949年10月中华人民共和国成立后，我们在医疗卫生领域采用的依然是公医制度。但在相当长的时期内，我们的所谓公医制度能惠及的不过是占全国人口比重较小的国家公务员、国家事业单位人员以及国营企业的职工，而占人口比重近百分之八十的农民仍然游离于公费医疗之外。时至今日，我们依然未能建立统一的全国医疗保障制度。

第九章 中华医学会的组织结构与功能

社会组织是人们为了达到某种特定社会目标，精心设计、构建的社会群体。美国社会学家莱曼认为，社会组织除了具有清晰陈述的特定目标和明显的集体认证以外，还具有以下三大共同的基本特征：其一，为了高效率达成目标而进行的劳动分工与权威分配；其二，权力相对集中在领导层手中，他们使用权力控制组织成员的活动并将他们导向组织目标；其三，组织成员不是固定的，这使得组织可以超越某一特定成员而生存；当组织成员死亡、辞职或退休时，可以用常规的方法加以更替。[①] 社会组织大多具有正式结构，也即其各构成部分之间相对稳定的关系形式，并有指导组织成员活动的一套明确陈述的规定、程序与纪律，它的功能是富有效率地达到组织的目标。

从中华医学会成立时颁布的《中华医学会例言及附则》看，它不仅具有清晰的宗旨或目标，而且对会员的入会资格、程序、权利与义务，职员的产生与更替，下属职能部门的职责等都有较明确的规定。可以说，创建之初，中华医学会就是较为正式的社会组织。此后，为适应生存环境，它曾数次修订章程、不断调整组织结构，尤其是 1932 年与博医会合并后，其组织结构趋于完善，并逐渐形成了一套制度化的内部管理与运行机制。从民国时期中华医学会组织结构的变迁过程看，它是一个具有多元、复杂社会功能的民间医学社团，兼备医学学术社团、医学职业社团、医学促进会甚至国家政府医疗卫生咨询机构等多重属性。这是近代医学科学在中国生存和发展的独特社会环境决定的，是民间医学社团与国家政府、社会互动的结果。

一、会员与分会

（一）会员

会员是一个社团组织最基本的要素，其数量与质量决定社团的规模与水

---

① 戴维·波普诺. 社会学 [M]. 11 版. 李强，等译. 北京：中国人民大学出版社，2004：190.

平。当一个社团能够不断地吸纳新会员，并在一整套行为规范与价值观的指导下形成有序的运作模式，它就能富有成效地实现其目标。1915年，中华医学会颁布的《中华医学会例言及附则》，对会员资格与入会程序作如下规定：

第三条 会员

甲、特别会员：（一）医科留学生之毕业于外洋医学校，经各该国政府认为优等者；（二）本国医科学校毕业生之通晓一种或数种外国言文者，其所入之学校必须经本会认为优美者。

乙、普通会员：在中国曾经本会承认之医学校毕业而非通西文者，得为普通会员，其权利与特别会员同，惟无本会职员之被选举权。普通会员由特别会员二人以上之介绍，经职员会认可，得升为特别会员。

丙、名誉会员：不论中外，凡名望素著，曾尽力于中国之医士，由职员介绍、得会员三分之二之同意得推为名誉会员。

第四条 入会

凡欲入会者，须向本会书记处询取空白愿书，填写姓名、资格、住址以及何校毕业。经本会会员二人以上之签名，由书记交职员核议承认与否及会员之种别，如有二票以上之反对作为无效。①

显而易见，医学专业学历是中华医学会会员资格的基本条件或"硬件"。学会创建之初，对此有极为严格的要求。颜福庆和伍连德在答复北洋政府教育部有关"所承认之医学校所指究系何等学校"的咨询时，曾明确表示，本会承认之医学校，指医学功课四年以上之学程，有内、外科和实验，不论中西文教授者，如北洋医学校、陆军医学校、北京协和医学院、上海圣约翰大学之医科等。② 当时，四年制以上的本土西医学校屈指可数，能够通一两门外文者更是凤毛麟角。因此，本土西医人才要想成为会员尤其是特别会员有一定难度。颜福庆、伍连德等人的初衷是为了确保新生的中华医学会的高品位，但在学会迫切需要迅速壮大队伍的时候，这样的规定或多或少会产生负面影响。

最初，中华医学会不吸收医学传教士或外籍医生为特别会员和普通会员，只吸收为名誉会员，以免有挖博医会墙角之嫌。1916年第一次大会，举定内

---

① 中华医学会例言及附则 [J]. 中华医学杂志，1915（1）：2-7.
② 颜福庆，伍连德. 上教育部书 [J]. 中华医学杂志，1916（1）：66.

务总长朱启钤、财政总长周学熙、北京英国公使馆医生格雷、总统府顾问莫里循，以及胡美、胡恒德、克里斯蒂、斯坦利、毕德辉、梅腾根这 10 人为名誉会员，其中大多数人是博医会的精英人物。

会员入会程序要求入会者须填写入会自愿书，且经两名会员签名推荐、职员部审核。它的实质是集体认证，学会颁发的会员资格证书成为会员的身份标识。由于当时中国医界存在中医与西医（医学科学）两大阵营，因此，中华医学会的集体认证隐含着对医学科学或西医的认同。对中华医学会会员来说，中医社团是一个外群体，两者之间有显著的群体界线。

1917 年，中华医学会在广州举行第二次大会期间，通过了《中华医学总会修正章程》，其中会员资格条款更为简明：会员分普通会员、同志会员、永久全员和名誉会员四类。其中，普通会员与同志会员的入会资格与享受权利一律平等，差别只在于同志会员专为外籍医生而设；名誉会员入会条件宽松，不要求一定是医界人士，但无学会的选举和被选举权；凡会员一次性交纳 50 元以上者则为永久会员。此外，学会一度还设有赞助会员，以作经济开源手段。凡社会人士，无论是否具有医学专业背景，只要交纳一定数量的会费就可成为赞助会员。但此举遭到许多人士诟病，认为有损学会声誉，因而 1926 年第四次大会决议取消赞助会员。可以说，1917 年学会修订的章程，对北洋政府时期学会队伍的发展壮大产生了积极影响。

1932 年 4 月，中华医学会与博医会正式合并，在同年 10 月举行的第九次大会（合并后首次大会）上通过了新的《中华医学会章程及细则》，其中与会员相关的条款为：

第三条　本会会员计分三种，即会友、会员及名誉会员。

（甲）会友　其资格须曾在政府立案之医学校或本会所认可之国外医学校毕业者。

（乙）会员　凡会友由执行委员会提名，经大会公举当选者。

（丙）名誉会员　凡科学家、医学教员或他界名人，其事业、道德足为本会矜式，由执行委员会提名而经大会公举当选者。

第四条　凡会友及会员均得享本会之一切权利，但选举及被选举权只以会员为限。[①]

---

① 中华医学会章程及细则［J］. 中华医学杂志，1933（1）：30 – 35.

上述会员条款最显著的变化是入会不分国籍，只论学历。就事而论，它再度降低了入会条件。本土医学校只需在政府立案即可，无需学会另行认定。中华医学会做出这样的选择，有内外两方面的原因：一方面，南京国民政府卫生部成立后，主政的刘瑞恒等人迫切需要整合全国医学人力资源，希望中华医学会能够扩容，尽可能将当时的西医从业者纳入学会；另一方面，扩大队伍是财政开源的一种重要手段。民国时期会员会费一直是中华医学最稳定的经济收入之一，最初会员年会费为 4 银圆，1926 年提升为 6 银圆，1932 年又增至 10 银圆。会员增多，当然会给学会带来可观收入。但凡事皆有利弊得失，队伍短期内的快速扩张或多或少会影响学会的品位。两相权衡，学会选择了一个折中的方案，也即选举和被选举权仅以会员为限。这自然也有学会内会员权利不平等之嫌，好在会友算是替补会员，只要获得执行委员会提名经大会公举就能升格为会员。

在实际操作中，会员入会条件甚至比章程规定的更为宽松。1934 年第十次大会修订的章程规定，凡根据国民政府医师条例领有医师执照，但其学历与学会会员资格未尽符合的医生，按增设的"会侣"办法准其入会；牙科医生也以"会侣"办法入会。这些变通的处理办法，为 1947 年最后一次修订的《中华医学会章程》所沿袭，差别仅在于"两年以上的会友"就自动升格为会员。由于中华医学会影响力的增强，1947 年的第十五次大会还增设了"团体会员"，虽无明文规定团体会员是否应交纳会费，但其有襄助学会会务的义务。据 1949 年统计，中华医学会会员在 4 000 人以上，团体会员单位达 93 个；是当时中国各种专科学会中会员最多的，其规模甚至超过了当时著名的综合性科学社团——中国科学社。下表为民国时期中华医学会会员人数变迁状况。

表 9-1　1915—1949 中华医学会会员人数变迁表[①]

年份	1915	1916	1917	1918	1919	1920	1921	1922	1923	1924	1925	1926
人数	36	92	107	124	126	165	201	252	277	332	349	391
年份	1927	1928	1929	1930	1931	1932	1933	1934	1935	1936	1937	1938
人数	424	477	538	652	794	1 508	1 703	不详	2 093	不详	2 762	2 774
年份	1939	1940	1941	1942	1943	1944	1945	1946	1947	1948	1949	
人数	2 886	3 276	3 451	不详	不详	不详	不详	不详	4 000	不详	不详	

① 本表依据民国时期《中华医学杂志》（1915—1949）相关记载编制而成。

从表中可知，创建后的前几年，学会会员增长极为缓慢，1920 年仅为 165 人，平均每年增加 26 人左右。当时，博医会正处于发展的黄金期，相关统计数据表明，1900 年，博医会有会员 201 人，1907 年增至 324 人，1915 年已达 502 人。中华医学会建立不久，影响力难以望博医会项背，对西医人才还缺乏足够的吸引力，甚至一些本土西医生宁愿加入博医会也不愿加入中华医学会。但进入 20 世纪 20 年代后，尤其是南京国民政府建立后，中华医学会的会员人数却有了较快增长，1931 年与博医会合并前已达 794 人，11 年间增加了 629 人，平均每年增加 57 人。这与本土西医教育的发展和人才数量的增加有直接因果关系，学会降低会员入会门槛，也起了一定的推动作用。

从 1931 年会员的来源看，毕业于国内医学院校者 652 人，毕业于国外医学院校者 142 人。以国内论，绝大多数来自教会医学院校，位居前 6 位者依次为：山东齐鲁大学医学院（108 人）、北京协和医学院（89 人）、香港大学医学院（85 人）、上海圣约翰大学医学院（68 人）、天津北洋医学院（44 人）、长沙湘雅医学院（35 人）。以国外论，依次为：美国 68 人、英国 34 人、日本 14 人、德国 13 人、法国 5 人、加拿大 4 人、奥地利 2 人、俄国与朝鲜各 1 人。[①] 显而易见，当时中华医学会会员中，国外医学院校毕业者占有不小的比例（约 18%），且以美英留学归国者居多；加之国内教会医学院校多为美英两国势力把持，因此中华医学会有显著的美英特色。

1932 年中华医学会与博医会合并后，会员猛增至 1 508 名，其中外籍会员有 500 多名。这种现象在当时国内科学社团中绝无仅有，使中华医学会或多或少带有一定的"国际性"色彩。此后几年是中华医学会的黄金时代，会员高速增长，1937 年，会员达 2 762 人，短短 5 年竟然增加了 1 254 人，平均每年增加 251 人。抗日战争全面爆发后，中国的科学文化事业遭受重创，许多科学社团都停止了正常活动。但由于各种主、客观原因，加之学会总干事施思明等人的努力，中华医学会的事业仍然有声有色，不仅大会与会刊没有中断，会员还增加了 1 000 多人。下表为抗战前后中华医学会会员的地理分布状况。

---

① 中华医学会概括报告 [J]. 中华医学杂志，1932（1）：181 - 183.

表9-2　抗战前后中华医学会会员的地理分布状况①

（单位：人）

年份	1937		1939		1941	
地区	会员	永久会员	会员	永久会员	会员	永久会员
江苏	781	168	626	140	725	208
河北	253	71	270	65	274	117
广东	220	14	109	6	129	23
山东	135	22	100	14	87	22
浙江	94	25	62	21	61	13
四川	90	6	241	39	392	116
湖北	87	12	63	11	59	10
福建	72	6	74	5	97	14
湖南	59	7	45	3	49	0
江西	50	8	35	5	38	11
河南	48	2	49	1	37	5
安徽	37	6	34	6	26	9
东三省	35	2	32	1	35	6
山西	24	0	22	0	13	0
广西	17	2	27	2	41	2
云南	15	2	76	10	173	46
陕西	13	1	21	4	36	11
甘肃	7	1	6	0	16	3
宁夏	3	0	2	0	2	0
西康	1	0	3	1	12	1
贵州	1	0	88	11	136	30
察哈尔	1	0	1	0	2	0
绥远	2	1	2	1	2	1
香港	60	23	146	45	208	104
国外	114	28	165	34	202	59
合计	2 219	407	2 299	425	2 852	811

---

① 本表主要依据民国时期中华医学会主编发行的《中国医界指南》1937年、1939年、
1941年资料统计合成。因《中国医界指南》重在刊录各地区开业西医生的名字与通讯
地址，附录其是否为中华医学会会员或永久会员，故本表中华医学会会员数与实际数
字存在差异，但整体上能反映会员的地理分布状况。

抗日战争全面爆发前，中华医学会会员主要分布在东南沿海地区，1937年，江苏（含上海）、河北（含天津与北平）、广东、山东、浙江、福建及香港的会员合计为1 615人，占全国总数的近73%，这与近代西医率先在东南沿海地区传播与发展不无关系。抗日战争全面爆发后，由于西南成为中国医学发展中心，加之一大批会员迁入，这种状况有所改观。1939及1941年，东南沿海地区会员占全国比重分别下降为61%和55%。与此形成鲜明对比的是，西南地区（云、贵、川与西康）会员所占全国比重从1937年的5%分别上升为1939年的18%和1941年的25%。尤其值得一提的是，由于各种原因，抗战爆发后中华医学会约有7%的会员（主要是原博医会会员）居住国外，这无形中扩大了它的影响力，也促进了中华医学会的对外学术交流。

民国时期中华医学会规模的不断扩大，为学会带来了丰厚的经济回报。例如，1931年学会购置第一处永久会所时，所动用的永久会员费累积基金便达约1.2万元（白银8 000两）。1937年，永久会员费累积基金超过4万元，而同期年会员费收入也在万元以上。虽然因各种原因，会员拖欠会费是民国时期科学社团普遍存在的现象，但由于医生职业有较为稳定的收入，中华医学会的会费收入仍然比其他科学社团好得多。民国时期，中华医学会曾开展了几次大规模的募捐活动，会员均极为踊跃，这也从一个侧面说明学会具有高度的凝聚力。

（二）分会

中国幅员辽阔，全国性的科学社团仅通过举行大（年）会和创办会刊很难将分散在各地的会员凝聚起来。因此，只有在各地建立分会组织，才能充分发挥总会的功能。1915年的《中华医学会例言及附则》第七条规定："凡本会会员三人以上，得设分会于他埠。各分会会章以不背总会会章及附则为限，未入总会者不得为分会会员。除各会员应纳总会会费外，分会经费自行筹措。"[①]只要有三名以上会员就可以建立分会，这说明当时中国西医人才的确稀缺，尤其在西部的贵州、云南、甘肃、青海等省区，西医屈指可数。如果提高建立分会的门槛，许多地区都不可能建立分会组织。但强调"未入总会者不得为分会会员"，则变相剥夺了分会独自发展会员的权力，是一种不切实际的做法。因此，1917年的《中华医学总会修正章程》对此作了修改，"分会所属地之医

---

① 中华医学会例言及附则［J］．中华医学杂志，1915（1）：2－7.

生欲入分会者，并须入总会，而入总会者亦须由分会之介绍"①。这不仅赋予了各分会发展会员的权力，而且加入分会是成为总会会员的必要条件。民国时期中华医学会各地分会的主要功能之一是发展会员，凡经各分会发展的会员也几乎等同于总会会员，总会只是备案或在会刊上正式通告而已。

1917年1月，中华医学会在广州举行第二次大会期间，学会的第一个地方分会广州分会正式成立，郑豪当选为会长。广州是近代西医传入中国的桥头堡，西医人才资源相对丰富，早在19世纪末期，博医会就在广州建立了华南分会。民国时期，中华医学会广州分会在博济医院（后并入岭南大学医学院）与柔济医院等教会医院支持下，活动开展得较好。同年4月2日晚，上海分会借俞凤宾在南京路34号的诊所举行成立大会，到会者13人，推举唐乃安为会长，张近枢为书记，张集成为会计。它依据中华医学会总章程制定了相应的中华医学会上海分会章程，规定会员年会费2银圆，每年举行年会1次、常会8次及临时会议若干次。②

由于中华医学会成立后十多年，规模不大、会员总数少，因此其分会的发展较为缓慢。与博医会合并前，中华医学会的分会只有7个，主要分布在当时西医业较为发达的上海、广州、北京、南京、香港、汉口和长沙这些大城市。这一时期中华医学会没有永久会所和专职人员，学会的许多日常事务只能由地方分会尤其是上海分会承担。因此，为加强总会与各分会的联系，1926年的第六次大会规定各分会推举一人为学会副会长候选人，由大会选举。

南京国民政府成立后，尤其是与博医会合并后，中华医学会的规模迅速扩大，分会数量也有显著增长（原博医会分会自动转变为中华医学会分会），但仍局限于东南部地区的城市。1937年抗日战争全面爆发后，东南部地区分会的活动几乎陷于停顿状态。由于许多会员都转移到西南、西北地区，昆明、贵阳、重庆、成都、西安和兰州等地分会相继建立。1945年，抗日战争胜利后，除原有各地分会纷纷恢复活动外，中华医学会还在华北、东北和台湾建立了分会。至此，中华医学会的分会几乎遍布全国。下表为民国时期中华医学会分会成立时间概况。

---

① 中华医学总会修正章程［J］. 中华医学杂志，1917（1）：45－49.
② 中华医学会上海分会成立纪事［J］. 中华医学杂志，1917（1）：84.

表9-3　民国时期中华医学会分会成立时间概况

成立时间	分会名	首任会长	成立时间	分会名	首任会长
1917 年	广东	郑豪	1940 年	重庆	王历耕
1917 年	上海	唐乃安	1940 年	澳门	姚文镠
1922 年	北京	陈祀邦	1940 年	梧州	李兆时
1923 年	南京	吴谷宜	1940 年	泰和	梅国桢
1924 年	香港	不详	1940 年	安顺	张健
1924 年	湖南	颜福庆	1941 年	吉安	杨不平
1925 年	汉口	不详	1942 年	兰州	张查理
1931 年	济南	侯宝璋	1944 年	自贡	不详
1932 年	开封	不详	1944 年	赣县	不详
1932 年	福州	不详	1944 年	衡阳	不详
1932 年	杭州	王吉民	1946 年	大连	杨凤鸣
1933 年	苏州	张卜雄	1947 年	青岛	齐大治
1933 年	芜湖	钟寿芝	1947 年	天津	陆条
1933 年	牯岭	不详	1947 年	合肥	蒋曾勋
1935 年	清江清	孙志	1947 年	沈阳	不详
1937 年	武进	陈舜名	1947 年	镇江	不详
1937 年	昆明	姚寻源	1947 年	无锡	不详
1937 年	成都	罗品三	1947 年	通如	不详
1938 年	贵阳	李宗恩	1947 年	台湾	不详
1939 年	滇缅公路	林全盛	1948 年	宁波	吴元昌
1940 年	西安	杨鹤庆	1948 年	武昌	不详

注：本表依据民国时期《中华医学杂志》（1915—1949）相关记载编制而成。

为加强各地分会的建设与管理，1932 年通过的《中华医学会章程及细则》规定各分会每年须开三次以上会议，并将每年活动情况上报总会备案。鉴于一些会员因工作变动而时常迁徙异地，1936 年学会理事会增加了"就地加入分会的条规"，也即中华医学会会员所居之地设有分会者，该会员即自动成为当地分会会员。随着各地会员的不断增多，1947 年修订的《中华医学会章程》将建立分会的会员人数提高到十人以上，各地分会每年至少须开会四次，并须每年将其工作状况及会员名册报告总会。章程还明确规定，本会代表大会由各地分会依照该分会会员之比例，每十人选出代表一名组织之。①

由于民国时期中华医学会会员的分布极不均衡，上海、广州、北京、南京、香港、汉口和长沙等大城市的会员占极高的比例。因此，中华医学会的分会虽然先后有40多个，但大多数分会的规模都很小，加之资金短缺，难以开展应有的活动。从中华医学会会刊历年有关各地分会活动的报道看，真正能够按照总会相关要求开展活动的分会屈指可数。以下仅以上海分会为例略加分析。

上海是中华医学会与博医会（1932年与中华医学会合并前）总部所在地，也是当时国内西医人才最多的城市。因此，1917年中华医学会上海分会成立后，队伍迅速发展壮大，鼎盛时期会员一度达600多人。其历任会长或主席唐乃安、黄琼仙、肖智吉、古恩康、牛惠生、陆锦文、徐乃礼、倪葆春等，都是西医界的著名人物或中华医学会的骨干，而且多在当地的西式医院和医学院校任要职。因此，上海分会可利用的资源较充分。最初，其每年召开1次年会、8次常会，并视具体情况不定期召开临时会议。1928年，南京国民政府成立后，上海分会的活动更为频繁，除每年召开1次年会外，常会每月至少1次。事实上，当时总会的一些活动都委托上海分会承办，例如：欢迎美国医学会会长第许温芝一行；招待参加在南京举行的远东热带医学会的外国代表。1935年，上海分会创办《上海医事周刊》，中英文并列，内容为上海医界各种集会、演讲、手术表演等活动的通知及摘要报告，卫生行政消息，疾病统计以及医界个人消息等。

民国时期，中华医学会两年一次的大会基本如期举行，应归功于几大地方分会的大力支持，累计15次大会，上海分会承办6次、南京3次、北京与广州各2次、昆明与重庆各1次。当时许多外地与会者的住宿，均由举办大会所在地分会及相关协办机构免费提供。此外，当时一些分会曾给予总会物力、财力支持，例如：1917年广东分会资助总会3 000银圆用于与博医会开展的城市公共卫生教育活动；抗日战争期间，香港分会资助总会累计约7 600银圆；北京分会、成都分会积极资助了会刊的出版发行。但若从组织建设角度来看，民国时期的中华医学会地方分会则乏善可陈。按理，各地方分会应参照总会的组织结构设立相应的下层机构，如此，才能确保总会各项事业在全国各地的推进。但由于种种原因，即使是上海、北京、广州等拥有数百名会员的分会，实际上都没有建立诸如专门委员会、专科学会之类的机构。

---

① 中华医学会章程 [J]. 中华医学杂志, 1947 (3)：127–131.

二、专门委员会与专科学会

（一）专门委员会

民国时期中华医学会的日常事务主要由执行委员会或理事会负责，但具体工作则依托学会下设的各种专门委员会进行。其相继设立了编辑、公共卫生、医学名词、医学教育、医学研究、出版、医师业务保障、医院标准审查、教会医事、药物化学、花柳病预防、精神病、节育、法医、医务救济等专门委员会，以推动学会事业或处理各种特殊事务。这些职能部门的设置，很大程度上反映了学会的基本功能。由于这一时期学会的职能部门有很大的变化，不可能一一涉及，以下仅对一些常设职能部门进行简要介绍。

1. 编辑部、营业部、图书馆和医史博物馆

编辑部是中华医学会最早建立的职能部门之一，整个民国时期共编辑、发行期刊七种：①《中华医学杂志》；②《中华医学英文杂志》；③《医文摘要》；④《上海医事新闻》；⑤《教会医事委员会会刊》；⑥《中华健康杂志》；⑦《医史杂志》。年鉴两种：①《中国医界指南》；②《中国教会医事概览》。民国时期中国医学界出版、发行的医学期刊有数百种，但以影响力和持续性论，首推中华医学会主编的一系列期刊。尤其是会刊《中华医学杂志》《中华医学英文杂志》，长达 35 年从未间断，堪称奇迹。

1935 年底，施思明任中华医学会副总干事后，开始实施管理方面的一系列改革，其中的重要举措之一是设置营业部。其目的是通过市场化运作，增强学会的经济自给能力，以确保学会的自主性。1936 年 6 月，学会聘请魏光滔为营业部主任（月薪 150 元），正式开张营业。开始时仅设置售书部，主要销售学会出版委员会编译的医学书籍与图表，并代购欧美国家出版的原版医学书籍与图表。不久，再设医药及器材销售部，主要经销中央卫生实验处药物研究室与中央防疫处研制生产的药品，同时代购国外药品与器材。抗日战争全面爆发后，营业部曾在香港、昆明、成都等地设置分销处。由于中华医学会的会员遍布国内医学院校与医院，营业部自然有稳定的客户，营业利润也相当可观。从相关资料看，营业部的建立不仅为学会会员及其所在医疗机构提供了便利服务，而且成为学会的重要经济支柱之一。

1925 年初，中华医学会借用牛惠霖主持的中国红十字会时疫医院两间房子为事务所时，将一间辟为图书室；1931 年 9 月，学会购置永久会所后建立了图书馆。1938 年 5 月，为纪念已故原会长牛惠生，学会理事会决定将学会图书馆

命名为牛惠生图书馆。牛惠生夫人捐赠国币 10 000 元；中英文化基金会资助 5 000 元用于图书馆建设。1940 年，已返回马来亚的伍连德捐赠 12 000 银圆用于购置医史图书，学会将此项书籍称"伍连德医史藏书"。中华人民共和国成立前，牛惠生图书馆所藏外文图书约 5 000 册，与国外交换的医学期刊 300 余种；中文藏书 1 600 余种，共计约 12 000 卷，是当时国内最大的医学类图书馆之一。

1937 年 4 月，中华医学会举行第十二次大会期间，总会拨款 300 元支持医史学会组织"中国医史文献展览"，并通过了王吉民《筹设中国医史陈列馆刍议》。会后，医史学会以此次展品为基础，于 1938 年 7 月创建中华医学会医史博物馆，由王吉民担任馆长。医史博物馆陈列物品约 500 件，分书画、图表、雕刻、塑像、仪器等大类。此后，医史博物馆的藏品不断增加，成为当时国内著名的科学博物馆之一。20 世纪 50 年代，中华医学会医史博物馆归属上海中医学院，是目前国内最大的医史博物馆。

2. 公共卫生委员会

公共卫生历来是中华医学会高度重视的一项重要工作，公众卫生部也是中华医学会最早的职能部门之一。1916 年，中华医学会公众卫生部与博医会卫生教育委员会、中华基督教青年会演说部卫生科联合组成中华卫生教育联合会，共同在当时的主要大城市开展公共卫生教育工作。1920 年，由于中华基督教女青年会、中国基督教教育会和中华护士会的加入，中华卫生教育联合会更名为中华卫生教育协进会（后更名为中华卫生教育会），它在长沙、北京、香港、杭州、广州等城市相继建立了一些健康中心，为卫生知识与健康理念的传播提供了一个长期的平台，其工作持续至 1928 年底南京国民政府卫生部成立。1932 年，中华医学会与博医会合并，原两会的公众卫生部与卫生教育委员会重组为公共卫生委员会，李廷安、黄子方、金宝善等相继担公共卫生委员会主席。公共卫生委员会对全国城乡的卫生状况进行了全面调查，并在部分城乡开展了卓有成效的卫生实验与卫生知识的普及工作。1939 年，黄子方等人创办了民国时期最具影响力的通俗医学期刊《中华健康杂志》。

3. 医学研究委员会

中华医学会与博医会合并前，各自都设有医学研究部（委员会）开展相关工作。但由于经费和人才的短缺，原中华医学会的医学研究部名存实亡，没有开展有计划的研究工作。博医会曾对中国本土疾病和中医药材进行过较系统的研究，取得不俗成果。因此，1932 年，中华医学会与博医会合并后组成的医学研究委员会，前几任主席欧尔、马雅各、伊博恩、里德以及委员以医学传教士居多。从 1933 年开始，医学研究委员会在全国范围内开展流行病以及特种流行病调查，此项目主要由马雅各负责实施。从 1935 年开始，伊博恩组织实施全国营养状况调查及中华国产药物研究项目。这些研究项目的最终成果《中国流行病发病率第一次调查》《上海居民营养情形研究》《中华国产药物》曾作为中华医学会报告特刊之第 11、第 12、第 13 种出版。此外，《中华医学杂志》1937 年第 7 期以《热带病专号》发表了该委员会有关疟疾、霍乱、回归热等特种流行病的研究成果。但民国时期中华医学会的医学研究委员会不过是一个"无形学院"，其委员主要来自上海雷士德医学研究院及各医学院校，总会对他们几乎无经费支持。研究委员会所起的仅是协调作用，或者说将他们的研究成果以中华医学会的名义发表而已。1938 年，伊博恩在《中华医学会研究委员会推进计划》一文中，曾呼吁总会建立一个实体性的医学研究所，聘请专职研究员。但由于缺乏必要的经费，这一美好愿望一直未能实现。

4. 医学教育委员会

南京国民政府成立后，为推动西医教育本土化与体制化，于 1929 年底成立了教育部医学教育委员会，委员共计 9 名，除教育部与卫生部各推两人外，另聘颜福庆、徐诵明、林可胜、余云岫、褚民谊参与，并推褚民谊、金宝善、刘瑞恒、颜福庆、赵遁传为常务委员。此后，该委员会相继下设了护士教育委员会、助产教育委员会、公共卫生教育委员会等。医学教育委员会的主要工作是拟定医学院及医学专科学校课程标准；拟定医学院及医学专科学校设备标准；规定医学院与医学专科学校各自修业期限；制定医药专科以上毕业生统一考试办法；制定医学院校管理办法等。

中华医学会会员中，有不少来自当时各大医学院校，推动西医教育本土化，提高医学教育水平一直是中华医学会的重大任务之一。为配合教育部医学教育委员会的工作，1932 年，中华医学会与博医会合并后也成立了医学教育委员会，由颜福庆任首任主席，此后，戚寿南、刘瑞恒等曾相继担任主席。该委员会除承担教育部医学教育委员会委派的一系列工作外，还联合当时国内的一些西医院校与医院开展西医师培训工作，对民国时期医学教育的体制化有突出贡献。在抗日战争时期，它为维持西南地区的医学高等教育募集了相当可观的资金。

5. 出版委员会

中华医学会出版委员会的前身是 1910 年成立的博医会编译出版委员会，由高似兰任专职编辑干事，委员有孟合理、纪立生、应乐仁等著名医学传教士。它是民国初期翻译出版西医书籍数量最多的机构，据 1918 年出版的《中国基督教中文图书分类目录》统计，当时博医会编译出版委员会用中文著译的西医书籍和小册子已达 103 种。1932 年，博医会与中华医学会合并，出版委员会整合了原中华医学会的翻译委员会，规模有所扩大。孟合理、施尔德、张霁、侯宝璋相继担任委员会主席，委员有朱恒璧、朱章庚、李涛、赵士应、应乐仁、伊博恩、鲁德馨、江清和王吉民等人，孟合理、鲁德馨和王吉民相继担任专职编辑干事。

由于出版委员会的多数成员任职于齐鲁大学医学院，加之施尔德和江清曾任齐鲁大学医学院院长，因此，出版委员会的办事处设在济南齐鲁大学医学院内，但著译的西医书籍在上海印刷和销售。1937 年，抗日战争全面爆发后，出版委员会随齐鲁大学医学院南迁，先设办事处于武汉仁济医院，后再迁移到成都华西协和大学。虽然时局动荡不安，但出版委员会工作一直未中断。据统计，1910—1949 年，出版委员会共出版医学辞书、基础医学、药物与治疗学、诊断学等各类西医书籍 300 余种，其中 1932 年后约为 70 种。当时，中国西医学院及专科学校的教科书，均由该出版委员会负责编辑出版。

6. 医师业务保障委员会

民国时期，国家政府相继出台了《解剖尸体规则》《管理药商章程》《医师暂行条例》《开业医师登记法》《西医条例》《中华药典》等一系列专门的医药法规；国家民法与刑法中也有部分医药条款。它们初步建立了执业医生许可制度，对医生开业资格、医疗行为规范以及医疗过程中医生过失的惩处等均有相应的明确规定。同一时期，受西方文化影响，中国患者健康权利意识有所增强。因此，当诊疗过程中出现有损患者身心健康甚至导致死亡的严重后果时，他们往往诉诸法律手段，向法院起诉当事医生以及相关医院，从而引发了一系列医事诉讼案。

由于医事诉讼案的频繁发生以及医事法规中欠缺关于医师业务保障的条款，中华医学会在 1932 年举行第九次大会期间成立了医师业务保障委员会，由宋国宾担任主席，成员有牛惠生、金宝善、谷镜汧、庞京周、徐乃礼、王完白等人。该委员会为身陷医事诉讼案的中华医学会会员提供了力所能及的帮助。为配合它的工作，《中华医学杂志》从 1934 年第 20 卷第 9 期开始开辟"医业保障"栏目，专载医事诉讼案经过概要，以及医师业务保障委员会图谋解决医事诉讼案与政府和相关地方法院的往来信件。1935 年 9 月，医师业务保障委员会将收集的 21 例医事诉讼案汇集成《医讼案件汇抄》一书出版。基于大量的案例分析，医师业务保障委员会提出了解决医事诉讼案的种种建议，例如，医事诉讼法案宜采取医学专家鉴定意见、建立医案陪审制度、加强医生自身的伦理道德建设等。

7. 教会医事委员会

1932 年，中华医学会与博医会合并，鉴于原博医会的性质，特设教会医事委员会以处理教会医院与医学院的相关事务，并在中华医学会上海总部会所设立办事处。为便于开展工作，该委员会的主席及成员主要由欧美医学传教士担任，马理司、贝德生、吉利森曾相继担任主席。由于教会医事委员会同时也是中华基督教协进会的下属机构之一，因此，它相对较为独立，经费也比其他专门委员会充裕，并设有专职（给薪）干事主持日常工作。

据统计，当时全国教会医疗机构仍有 230 余家，分属欧美不同的传教差会。由于错综复杂的原因，南京国民政府成立后，欧美各国的海外传教差会对中国医学传教事业的财力、人力支持不同程度有所减弱，致使全国各地教会医疗机构陷入生存困境。1937 年 7 月抗日战争全面爆发后，处于沦陷区的教会医疗机构更是雪上加霜、难以为继。教会医事委员会的一项重要工作是为各地教会医疗机构寻求经济援助。一方面，它敦促教会医疗机构与中国政府、社会合作。另一方面，它吁请欧美教会继续扶持其在中国的教会医疗机构。为此，1938 年 6 月，北美 12 家教会团体发起组成了"中华医学会海处教会医事委员会"，由胡美担任主席。抗日战争时期，教会医事委员会通过各种途径为在华教会医疗机构募集资金、医药物品和征求外国医生，使部分沦陷区的教会医院得以生存。教会医事委员会编印的不定期杂志《教会医事委员会会刊》，对这一时期教会医疗机构状况与教会医事委员会的主要工作有较详细介绍。

（二）专科学会

学科高度分化是近现代科学发展的显著特征。18 世纪下半叶，医学自身的高度分化，使得诸如生理、病理、解剖、内科、妇科、儿科等医学专科相继出现。为促进这些医学专科的研究与交流，欧洲地区的医学专科学会应运而生。由于历史原因，欧美国家的综合性医学会与各医学专科学会基本上并立而存，两者无隶属关系。但各种医学专科学会的出现，无疑会削弱综合性医学会的研究功能。因此，许多欧美国家的综合性医学会最终都演变成为协调医学专科学会发展的组织，俗称医学科学促进会，它的主要功能是对各专科学会的研究进行协调、指导、奖励与评议。

近代西医在中国的传播以外科、眼科、妇产科为突破口。随着西医教育的本土化、体制化，尤其是北京协和医学院、湘雅医学专门学校、齐鲁大学医学院等国内医学院校教学、科研水平的提高，至 20 世纪 20 年代，西医的解剖学、生理学、病理学、药理学等基础学科，以及临床内科、外科、妇产科等已初步形成。1926 年 2 月，林可胜、吴宪等人在北京协和医学院发起成立国内第一个医学专科学会——中国生理学会，每年举办一次年会，并用英文出版发行会刊《中国生理学杂志》。同年，中国基督教青年会的邝富灼、刁信德、颜福庆、李信元等在上海发起成立中华麻风救济会。1932 年，中国眼科学会在北平成立，会长毕华德，副会长刘宝华，书记林文秉。1933 年，汤飞凡、侯祥川等人依托上海雷士德医学研究院成立中国病理学会，发行季刊《中国病理学杂志》；同年，牛惠生、李廷安、朱恒璧、颜福庆等发起成立中国预防痨病协会。虽然这些医学专科学会的主要发起人都是中华医学会的精英人物，但它们与中华医学会并无隶属关系。中华医学会作为一个综合性的医学社团，如何处理与这些专科学会的关系，是否应该发展自己的医学专科学会，成为一个重要的问题。

民国时期，中华医学会几乎每两年举办一次全国性大会，它成为会员之间以及学会与社会各界之间沟通感情、建立关系、加强合作的一个平台。大会期间，学会也往往以提案或决议方式，就医事建设向国家政府建言献策。当然，促进医学学术交流始终是大会最主要功能。但早期学会举办的三次大会（两次与博医会联办），虽然高朋满座、名流云集，但具体到学术交流一环，主要由博医会唱主角，中华医学会单独举办的学术会议极少，无论主题或内容都无多少学术性可言。朱恒璧曾回顾道："论文仅十余篇，且多用电报催来，即内容稍逊，亦编入日程，期充篇幅，无内外科之分。"[①] 1922 年、1924 年、1926年举行的第四、第五、第六次大会，与会者提交的论文数量比前三次大会有所增加，学术讨论的时数超过了事务性讨论。但当时的所谓学术交流主要局限于临床案例分析，以及医院管理、医学教育之类的问题，真正具有原创性的医学研究成果还很少。

1928 年，在北京召开的第七次大会，是中华医学会大会学术交流功能显著增强的转折点。由于北京协和医学院方面的精心准备以及中央防疫处的积极参与，提交大会的论文首次突破百篇大关（114 篇）。学术会议也破天荒地按外科、内科、临床内科、妇产科、生理、耳科、眼科、实验医学等学科相继进行，每篇论文宣读时限为 12 分钟，3 分钟点评。此次大会当选会长的林可胜特别强调，学会之将来当以促进学术研究为主。此后，因与博医会合并，中华医学会人才济济，各专科研究实力有所增强，1932 年、1934 年两次大会，学术会议宣读的论文分别为 150 篇、274 篇。为此，学术会议只能分学科同时举

---

① 朱恒璧. 中华医学会举行大会之意义 [J]. 中华医学杂志, 1934 (4)：467 - 469.

行，并规定每篇论文宣读时限为 20 分钟，不出席会议者之论文只能宣读题目。即便如此，仍然有不少论文无法在大会上宣读，让当事人满腹牢骚。

客观而论，当时提交大会的论文水平参差不齐，其中一些根本没有在学术会议上宣读及交流的价值。但由于学科组是大会期间临时而设，无暇对提交的论文进行筛选，因而也就无充足理由不编排与会者提交的论文。为提高大会学术交流的效率，1935 年大会尝试将学科组制度化，在大会举行前半年就由各学科组开展论文征集、筛选、编排工作，此举收到明显效果。在时任学会总干事施思明建议下，1936 年 11 月 10 日举行的中华医学会理事会会议决议将各学科组升格为专科学会，以促进非大会时期各专科的研究与交流。

此外，20 世纪 20 年代后期，中国一些西医业较发达的大城市陆续建立了医师公会。在此基础上，全国医师联合会于 1929 年 11 月正式成立，它以提倡医德、保护医权为宗旨，在医师权益的保护方面日益扮演重要角色。当时，中华医学会的许多会员，也是各地医师公会的会员，两者究竟有何不同，是一些会员极为困惑的问题。在中华医学会的领导层看来，全国医师联合会是一个职业团体或行业协会，而中华医学会却是一个学术团体，它应以推进医学研究为首要使命。因此，建立一系列医学专科学会以促进医学研究与交流，可视为中华医学会彰显自己学术团体身份的重大举措。

1937 年，中华医学会在上海举行第十二次大会期间，正式成立了医史学会、内科学会、外科学会、妇产科学会、小儿科学会、皮肤病学会、眼科学会、耳鼻喉科学会、结核病学会、放射学学会、公共卫生学会、医院管理研究会共 12 个专科学会。各专科学会属自主学会，同时属中华医学会大会学术会议之各分组，下次大会中，分别主持中华医学会之各分组会议。[①] 据说，时任学会总干事施思明认为，当时中国西医发展水平远不能与欧美国家相提并论，如果效仿欧美医界，让各专科学会完全独立，不仅会削弱中华医学会的实力，而且对各专科学会的发展也未必是件好事。这种考虑当然不无道理，但对于学会下属的专科学会应如何发展，此次大会并未作专门讨论。

从当时医史学会与儿科学会颁布的章程看，两者都只吸纳中华医学会会员中具有相关专业素质者为正式会员，若非中华医学会会员，则只能成为会友或赞助会员。从这一角度看，各专科学会都属中华医学会的二级学会。为鼓励会员加入专科学会，总会甚至承诺加入专科学会者不需另行交纳会费，但总会对各专科学会却并无经费资助。如此一来，专科学会日常工作如何开展就成了一

---

① 施思明. 总干事报告 [J]. 中华医学杂志，1937（5）：781.

个大问题。事实上，1940 年、1943 年举行的两次大会，都没有涉及专科学会发展问题。直到 1947 年颁布的《中华医学会各科专门学会组织通则》，才正式规定专科学会名称前须冠以"中华"字样，并对其职权作了相关规定。

此后十多年，中国深陷战乱之中，中华医学会建立的 12 个专科学会，除少数几个能独立开展活动外，其他多数专科学会仍不过是中华医学会举办大会时的学科组。这除了同期动荡时局的影响外，多数专科尚不具备成立独立学会的必备条件是一个内在因素。以下仅以业绩较好的医史学会和眼科学会为例，对专科学会的发展进行简要分析。

1935 年，中华医学会在广州举行第十一次大会时，王吉民、伍连德、伊博恩、胡美、李友松、海深德等人鉴于中国医学历史悠久、蕴藏丰富、有整理之必要，发起组织医史委员会，1937 年更名为中华医史学会。它是中华医学会最早成立的专科学会，主要任务为：①收集医史相关之文献；②发行医史杂志；③翻译中西医学典籍；④刊行会员研究心得；⑤建立中医图书馆；⑥创办医史博物馆。由于该会由总会专职干事王吉民长期兼任会长，加之总会和伍连德、姚均石、牛惠生夫人、王逸慧等人都曾有可观的资助，因此，相关活动开展得有声有色。

仅以学术研究方面论，它经常举办学术演讲或讨论会，每年借助《中华医学杂志》与《中华医学英文杂志》出版医史专号一次，截至 1947 年共出版医史专号 9 次（中文 5 次、英文 4 次）。1947 年创办会刊《医史杂志》（季刊）。此外，中华医史学会还相继出版了王吉民《中国医史文献展览目录》《中华医史学会五周年纪念特刊》和李涛《医史纲要》、范行准《明季西洋传入之医学》等医史著作。可以说，民国时期中华医学会对中国医史研究做出了一系列开拓性的贡献，获得了国内外医史学界的好评，1940 年，中华医史学会成为国际医史学会会员之一。抗战胜利时，中华医史学会会员已达 50 余人，其中正式会员 36 人，赞助会员 14 人。以国籍论，中国 33 人，美国 7 人，英国 4 人，德国、奥地利和智利各 1 人；以职业论，则有中医、西医、历史专家、大学教授、外交官员等。显而易见，它具有"国际性"色彩，而且与美国霍普金斯大学医史博物馆、英国威尔康医史博物馆等国外的一些学术团体保持密切联系。①

眼科在近代西医传入中国的过程中曾扮演重要角色，早期来华的医学传教

---

① 有关中华医史学会发展概况，请参考：王吉民. 十年来本会工作报告 [J]. 医史杂志，1947 (1)：3 - 7.

士大都擅长眼科手术，教会医院也大多设有眼科。20 世纪 20 年代，北京协和医学院、湘雅医学院、上海圣约翰大学医学院、齐鲁大学医学院等都设置有眼科专业。为促进眼科研究，《中华医学杂志》分别于 1929 年和 1930 年发表了中英文眼科专号。1932 年前后，毕华德、陈耀真和周诚浒等分别在北平、济南、上海成立地方性眼科学会。毕华德在《我国眼科今日之地位》一文中指出，中国眼疾患者以千万计，应建立眼科研究机构、学会，发行中文眼科杂志以推动眼科研究与治疗。① 此后几年，北平眼科学会的学术活动极为频繁，相继举行了近 20 次常会，研究成果多刊载于《中华医学杂志》的眼科栏目。

1937 年成立的中华眼科学会，将北平、济南、上海等地方性眼科学会整合在一起，实力有很大增强。该会由周诚浒任首任会长、林文秉任副会长，成立后开展的第一项重要工作是成立眼科名词委员会统一眼科名词。此后，它借助《中华医学杂志》编辑发行了 6 期眼科专号。抗日战争全面爆发后，眼科学会工作陷入停顿状态，但 1941 年，齐鲁大学医学院、中央大学医学院、华西大学医学院在成都联合发起成立了眼耳鼻喉科学会，其中眼科部分由陈耀真等人负责。

整体而论，民国时期中华医学会初步搭起了医学专科学会的架构，各医学专科学会作为中华医学会二级学会的惯例一直延续至今。但由于种种原因，当时各医学专科学会自身组织结构与运行机制都极不完善，因此，中华医学会试图依靠专科学会推动医学研究的愿望，并未取得实质性的结果。

三、以理事会、监事会为核心的管理机构

（一）　理事会

中华医学会创建之初，管理机构采用所谓会长制。1915 年，学会正式成立大会推举颜福庆、伍连德、刁信德、俞凤宾、肖智吉与曹丽云为临时职员，并以颜福庆为首任会长。当时草拟的《中华医学会例言及附则》规定职员任期一年，而且不得连任两期，这显然不切实际。因此，1916 年第一次大会通过的《中华医学总会修正章程》对职员及其资格重新作了明确规定：

第五条　职员

会长正一人副二人、会计一人、书记中文一人西文一人、干事一人共七人，两年一任。由年会选举之以上职员七人即为本会之职员

---

① 毕华德. 我国眼科今日之地位 [J]. 中华医学杂志，1932（5）：884-885.

部，其权限为办理一切会务，若于非常会时有职员出缺，得由职员部挑选会员补充之，但职员不得连任两期以上。

第六条 职员资格

职员资格以名望素著、热心会务者当之。①

章程还对各职员的职责作了明确的规定，例如，会长为各种会议之主席，维持秩序，选任下属各委员会委员，倘若投票时双方同数，则有表决权。但全体职员无薪俸，仅由总会报销参与各种会议旅差费而已。此后十年，中华医学会的管理层或职员部一直维持七人规模，总会下设的编辑部、医学名词部、会员部与公众卫生部也由这七人兼任。具体情况如下表所示。

表9-4 1915—1924年中华医学会历届职员名单

年份	职员
1915	会长颜福庆，书记伍连德，会计习信德，干事俞凤宾，协助员肖智吉、曹丽云
1916	会长伍连德，副会长俞凤宾、力舒东，书记牛惠生、唐乃安，会计习信德，干事肖智吉
1917	会长伍连德，副会长俞凤宾、汤尔和，书记刘瑞恒、周逵，会计习信德，干事肖智吉
1920	会长俞凤宾，副会长习信德、全绍清，书记谢恩增、牛惠生，会计牛惠霖，干事肖智吉
1922	会长习信德，副会长石美玉、牛惠霖，书记王完白、肖智吉，会计牛惠生，干事张道中
1924	会长牛惠霖，副会长胡兰生、李清茂，书记高镜朗、牛惠生，会计周仲衡，干事张道中

这一时期中华医学会的领导权完全由创始人颜福庆、伍连德、俞凤宾、习信德等人掌控。至于"职员不得连任两期以上"之规定，很难严格执行。事实上，即便不算成立大会之临时职员，俞凤宾、习信德、肖智吉也都连续担任过三四届。但若具体到职员中的某一职位，则只有肖智吉是个例外，他连续三届担任干事一职。为此，1920年第三次大会在提名肖智吉留任时，提名委员

---

① 中华医学总会修正章程 [J]. 中华医学杂志，1917（1）：45-49.

会主任牛惠霖还专门作了解释："照章职员不得连任两次以上，惟肖智吉先生虽已连任两期，因庶务一职对外事务甚多，且本会杂志上之广告等事务多已立有契约，更替他人，必有许多不便之处。故仍请选举肖医生偏劳连任，以资熟手。"① 这一时期照章当选的职员共计 41 人次，实际任职者仅为 22 人，每人平均任职的确没超过两届。

由于这一时期中华医学会经费较为紧张，无力聘用专职人员，所有职员均为义务职。因此，担任学会的职员尤其是会长，与其说是一种荣誉，不如说是一种责任。伍连德、俞凤宾、刁信德身为会长，事无巨细，均需亲力亲为，尤其是兼任《中华医学杂志》主编之职，在稿件短缺时，经常还得亲自撰稿以解燃眉之急。肖智吉是学会的元老级人物，从学会成立至 1932 年与博医会合并，他相继担任了八届职员或执委，积极参与了多次大会的组织工作。早期《中华医学杂志》能够平稳运转，很大程度上得力于他从上海各大中西药房、保险公司拉的可观赞助。但因肖智吉不是海归，也未在重要的医学机构任职，所以一直没当选学会会长或副会长。

随着学会规模的扩大与事务的增多，管理层自然需要相应的增强，尤其是总会设专职人员（给薪）一事，被提上议事日程。为此，1926 年举行的第六次大会对会章进行了修改：①各分会推举一人任副会长，由大会选举；②上海因属办事总区添执行委员 5 人；③会刊《中华医学杂志》中、英文总编辑为当然执行委员。据此，当时几大分会的会长古恩康（北京）、陈祀邦（北京）、朱恒璧（湖南）和郑豪（广东）成为总会副会长；上海方面的牛惠霖、刁信德、俞凤宾、肖智吉、张道中成为执行委员。1928 年 1 月，中华医学会第七次大会在北京召开，大会选举林可胜为会长，陆锦文（上海）、方石珊（北京）、陈祀邦（北京）、郑豪（广东）、朱恒璧（湖南）任副会长，朱恒启、严智钟任秘书，乐照文为会计，陆锦文为庶务，全绍清、牛惠生、俞凤宾、刁信德、肖智吉、严智钟、张道中为执行委员。新当选会长的林可胜，两位副会长方石珊、陈祀邦，以及执行委员全绍清、严智钟、张道中均来自北京，表明北京分会在总会的话语权极大增强。

1930 年，中华医学会举行的第八次大会，正式改会长制为执行委员制，会长为执行委员会当然主席，学会日常工作由执行委员会主持。由于此前学会已聘请赵运文担任专职执行总干事，因此，执行委员会的具体工作实际由赵负责。同年 8 月，学会建立了永久会所，诸如会计、庶务、编译员等职位逐渐成

———————————

① 本会第三次大会纪要 [J]. 中华医学杂志，1920（1）：41-46.

为专职，学会的管理与运转进入职业化阶段。1932 年，中华医学会与博医会合并后规模迅速扩大，组织结构与功能也日趋完善。依据 1933 年中华医学会正式颁布的《中华医学会章程及细则》，有关执行委员的相关条款如下：

> 第六条　本会设执行委员十一人，即主席一人、副主席二人、总秘书一人、会计一人、中文编辑一人、英文编辑一人，并经大会公举之会员四人。其职权在大会未开时，得有代表本会之全权，得在会员中选举特别委员会，得于职员中或任何委员出缺时补充其职务，并得创办有关会务之各项事业。

> 第九条　本会主席、副主席及会计均各任期二年或至新职员产生为度，编辑任期六年。如欲更易，须经执行委员全体四分之三之可决。①

1934 年，中华医学会举行的第十次大会，进一步将执行委员制改为理事制，学会设理事 10 人，总干事、会计、会刊中英文主编为当然理事，其余 6 人由大会选举产生，连选连任。理事制与执行委员制的一个根本区别在于：大会选举的学会会长与副会长不是当然理事长或理事。事实上，在 1934 年、1935 年、1937 年、1940 年相继举行的第十、第十一、第十二、第十三次大会上当选会长的林宗扬、朱恒璧、金宝善（连任）；副会长李树芬、施尔德、嘉惠霖、马雅各、王吉民均不是同期的学会理事；同期的理事长依次为牛惠生（1934，1935）、富文寿（1937）、朱恒璧（1940）。这充分说明，学会的会长、副会长已成为一个荣誉性头衔，学会的实际权力掌握在理事会手中。这一时期中华医学会发布的许多重要公告，大多以理事长或总干事的名义发布。

1943 年，中华医学会第十四次大会正式实行理监事制，理事会设理事 30 人、候补理事 15 人，由理事会选举产生常务理事 5 人，由常务理事会选举产生理事长 1 人。代表大会闭会期间由理事会行使职权，理事会不开会时由常务理事会行使职权。大会选举沈克非任理事长，朱恒璧、李穆生、姚克方、徐诵明任常务理事。1947 年，第十五次大会选举朱章赓任理事长，沈克非、胡定安、朱恒璧、姚克方任常务理事。在理监事制中，学会的会长与理事长合二为一，这一定程度上避免了过往学会会长与理事长之间的职权冲突。下表为1930—1949 年中华医学会历届执行委员或理事名单。

---

① 中华医学会章程及细则 [J]. 中华医学杂志，1933（1）：30-35.

表 9 - 5　1930—1949 年中华医学会历届执行委员或理事名单

年份	执行委员或理事
1930	主席牛惠生，副主席陆锦文，委员庞京周、朱恒壁、肖智吉、金宝善、乐文照、褚民谊、方嘉成、方石珊、张孝骞
1932	主席牛惠生，副主席马理司、胡惠德，委员朱恒壁、方嘉成、李涛、林宗扬、贝培生、乐文照、金弗兰、肖智吉
1934	理事长牛惠生，副理事长马雅各，理事朱恒壁、方嘉成、余云岫、金宝善、伍长耀、李廷安、莫约西、劳纳
1935	理事长牛惠生，副理事长马雅各，理事方嘉成、余云岫、戚寿南、陈永汉、富文寿、莫约西、翁之龙、苏达立
1937	理事长富文寿，副理事长莫约西，理事施思明、方嘉成、余云岫、许雨阶、牛惠生、谭信、陈宗贤、王光宇、黄文、王吉民
1940	理事长朱恒壁，副理事长里德，理事倪葆春、乐文照、王文干、李宗恩、黄子方、施思明、李涛、许雨阶、基尔布恩、缪安成
1943	理事长沈克非，常务理事朱恒壁、李穆生、姚克方、徐诵明，理事方颐积、朱章赓、谷镜汧、洪伯容、俞松筠、袁贻瑾、梅贻琳、陆涤、张查理、张维、陈万里、陈志潜、梁伯强、汤飞凡、杨鹤庆、杨永年、应元岳、杨崇瑞、赵士卿、卢致德、卢镜澄、缪安成，候补理事姚永政、葛成慧、赖斗岩、倪葆春、荣独山、陆尚丞
1947	理事长朱章赓，常务理事沈克非、朱恒壁、胡定安、姚克方，理事张孝骞、李穆生、洪伯容、袁贻瑾、陆涤、张查理、张维、陈万里、梁伯强、汤飞凡、杨永年、杨崇瑞、郭致文、梁文彦、吴绍青、刘永纯、戴天佑、李涛、金诵磐、富文寿、余贺、杨济时，候补理事姚寻源、颜春晖、彭达谋、刘启承、于光元、杜公振、王以敬、王鹏万、陈崇涛、游维义、施正信、许雨阶、高文瀚、张季平

　　这一时期 8 届执行委员会或理事会累计产生执委或理事 140 人次，虽然按章可以连选连任，但实际当选者只有 99 人，每人平均任期不超两届。由此可见。理事层的更替极为频繁，不断有新鲜血液补充进来。在这一执行委员或理事名单中，学会的创建者只剩下肖智吉 1 人，这从一个侧面说明元老级人物伍连德、颜福庆、刁信德、刘瑞恒、牛惠霖等人已淡出核心领导层。若以当选次数论，最高者为朱恒壁（6），其次为牛惠生（5），方嘉成（4）、余云岫（3）、施思明（2）等，他们对这一时期学会的发展有重要贡献和影响。

（二）监事会与董事会

1930 年，中华医学会第八次大会决议设监察委员，历任会长或主席为当然委员。1932 年，第九次大会通过的《中华医学会章程及细则》对此作了更为明确规定："设监察委员七人，由大会就本会及前中华医学会、博医会已退职之会长、主席中选任之。其职权系监察全会会务、财产及经济，如职员或会员有违背医家道德及本会会章行为者，得向执行委员会提出弹劾，并于大会开会时负次届职员提名之责。"① 1943 年实行理、监事制规定了监事会设监事 10 人、候补监事 5 人，由监事会选举产生常务监事 3 人。显而易见，这是一个虚职或者说荣誉性职位。所谓监察全会会务、财产与经济，实际上是学会总干事与会计的分内工作，外行不便插手。至于向执行委员会弹劾有违背医德及会章者，虽有必要，但未必一定采取这种极端方式。事实上，这种情况也从未发生过。如果监事会真有一些功用的话，主要还是在大会中具有提名下届职员的权力。此事过往由大会提名委员会负责，其成员几乎也都是前任会长或主席，监事会的成立不过是使提名委员会制度化而已。

表 9 - 6　1930—1949 年中华医学会历届监察委员及监事名单

年份	监察委员或监事
1930	颜福庆、伍连德、刁信德、俞凤宾、牛惠霖、刘瑞恒、林可胜
1932	颜福庆、伍连德、刁信德、牛惠霖、刘瑞恒、林可胜、马理逊
1934	颜福庆、伍连德、刁信德、牛惠霖、刘瑞恒、林可胜、马理逊
1935	林宗扬、林可胜、刘瑞恒、马理逊、牛惠霖、刁信德、胡惠德
1937	林宗扬、颜福庆、刘瑞恒、伍连德、马理逊、牛惠霖、刁信德
1940	林宗扬、颜福庆、刘瑞恒、伍连德、马理逊、胡惠德、刁信德
1943	常务监事丁文渊、胡定安、戚寿南，监事李宗恩、李廷安、汪元臣、张建、林可胜、张孝骞、刘瑞恒、金宝善，候补监事胡兰生、庞京周、王可珂
1947	常务监事胡兰生、张建、方颐积，监事林可胜、徐诵明、刘瑞恒、谷镜汧、金宝善、俞松筠、赵士卿、戚寿南，候补监事贾魁、王祖祥、王历耕、陈志潜、韩云峰

① 中华医学会章程及细则 [J]. 中华医学杂志，1933（1）：30 - 35.

显而易见，与理事会相比，早期监察委员或监事都是医界德高望重的人物。对中华医学会而言，随着其自身的发展壮大，尤其是与博医会合并后，如何对待学会的原会长或者元老，的确是一个现实问题。从这个意义上说，设置监事会，不失为一种明智的办法。这在一定程度上能够进一步发挥过往会长或主席的余热，增强学会的凝聚力。

1934 年，中华医学会第九次大会决议设董事 6 人，其职权系保管财产、核准预算，并担负筹款之责。每次大会改选两人，每人任期不得继续至 6 年以上，但退任董事隔两次大会后，仍有被选之资格。相较监事会而言，董事会的设置更具实质意义。中华医学会与博医会合并之后，会员有两千之众，属下有各种事业，要维持日常工作之运转，需要有相应财力的支持。因此，董事会的职责非同小可，迫切需要学会中有名望和社会影响力的人物担当。下表为1934—1943 年四届董事会成员名单。

表 9-7　1934—1943 年中华医学会董事会成员名单

年份	董事
1934	颜福庆、伍连德、刁信德、刘瑞恒、兰安生、牛惠霖
1935	颜福庆、伍连德、兰安生、胡美、李树芬、刘剑秋
1937	胡美、李树芬、宋梧生、朱恒璧、李廷安、刘剑秋
1940	富文寿、波特、方嘉成、宋梧生、李廷安、刘剑秋

上述 15 位董事会成员中，方嘉成与刘剑秋名望不大，但是作为同期学会的专职人员（给薪），主要负责保管财产、核准预算。其他 13 位，颜福庆、伍连德、刘瑞恒、刁信德、牛惠霖、朱恒璧、胡美、兰安生、李树芬、李廷安、富文寿、宋梧生、波特，都是当时中华医学会以至整个西医界最具权威与声望的人物，而且多在国家医疗卫生机关或著名医学院校担任重要职务，例如：刘瑞恒曾任卫生部部长、中国文化基金会董事、美国医药援华会驻中国代表；颜福庆长期担任湘雅医学专门学校与上海医学院院长；李廷安曾任中央医院院长与中央卫生实验院院长；胡美任美国基督教海外医学联合会会长等。因此，他们能够为学会提供各种可资利用的医疗卫生资源。相关统计数字表明，同期中华医学会经济状况良好，收支基本平衡，这除了学会自身产业的收入外，主要得益于社会各界的资助，洛克菲勒基金会、中国文化教育基金会、美国医药援华会等都曾慷慨解囊，这与董事会成员的努力密不可分。1943 年，中华医学会正式实行理、监事制后，撤销董事会，其职权范围归属常务理事会

与常务监事会，但原董事会成员依然发挥重要作用。

整体而论，民国时期中华医学会构建了以理事会为核心的管理机制，其管理层人员变动按章行事、基本遵循民主选举原则。以历任会长（执行主席、理事长）为例，这一时期共计产生了 13 位会长，除伍连德、牛惠生、金宝善连任两届外，其余均为一届，平均任职年龄 40 岁。这种正常的新陈代谢，使学会领导层保持了旺盛的活力。如果说北洋政府时期中华医学会的领导权掌握在创始人颜福庆、伍连德、俞凤宾、刁信德等人手中的话，南京政府时期则是以牛氏兄弟和朱恒璧为核心。抗日战争爆发后，由于俞凤宾与牛氏兄弟相继去世，伍连德返回马来亚，刘瑞恒、林可胜等忙于政务，学会的实际权力已由新一代的金宝善、沈克非、朱章赓等人掌控。尤其值得一提的是，从 20 世纪 30 年代中期开始，中华医学会逐渐形成了一支以总干事为核心的专职管理团队，朱恒璧、施思明、王吉民、舒昌誉、余新恩、黄子方等专职人员，对学会的正常运行做出了巨大贡献。民国时期中华医学会和谐、高效的管理机构，是其成功运转的关键因素之一。

四、中华医学会的性质与功能

1915 年，中华医学会成立时，曾向北洋政府教育部立案；南京国民政府成立后，又向国民党上海特别市执行委员会民众训练委员会立案。因此，它无疑是一个具有法人资格、全国性、非营利性的民间医学组织。但中华医学会究竟是什么性质的医学组织，在医疗卫生事业发展中具体扮演了怎样的角色，却是一个值得探讨的问题。对此，我们将从以下两个方面来综合分析，其一是中华医学会章程中有关其宗旨和任务的陈述；其二是中华医学会组织结构呈现的显著功能。

中华医学会原始章程《中华医学会例言及附则》，将学会宗旨归纳为四个方面：巩固医家交谊、尊重医德医权、普及医学卫生、联络华洋医界。颜福庆在《中华医学会宣言书》中，曾对这一宗旨逐一作了详细陈述。此后直至 1932 年与博医会合并，这一宗旨并无实质性改变。从这一宗旨本身及颜氏的陈述看，成立之初的中华医学会，以整合西医力量、争取正当医权、普及医学卫生知识为己任。1886 年，博医会成立时，其宗旨为：促进在华医学传教士之间的工作经验交流；提高西医教育水平、推进医学科学在中国的发展。博医会虽然带有宗教色彩，但它建立了以年会和会刊《博医会报》为主要平台的医学交流机制，而且在医学名词统一、医学教育体制化、本土疾病研究等方面有开拓性贡献，可以说是一个典型的学术性医学社团。两相比较，中华医学会成立之初显然缺乏学术性医学社团的味道，更像一个科普性医学社团与职业性医学团体。事实上，这是近代科学在全球传播过程中，科学继发性国家或地区科学社团产生时的普遍状态。由于本土缺乏科学传统，新兴的科学社团的当务之急是普及科学，争取社会认同。换句话说，生存是第一需要，也是发展的前提。只有吸收、普及外来的科学理论和常识，然后才谈得上科学研究与创新。

中华医学会产生之时，本土西医人才不过一两千人，整体力量远不能与中医相提并论。因此，如何整合本就弱小的西医力量以抗衡强大的中医，就显得尤为重要。当时中国的西医界，事实上存在欧美派与德日派两大派系，中华医学会与中华民国医药学会可谓这两大派系的代表。两个学会创建的具体过程表明，它们之间多少有些隔膜。但从中华医学会1916年、1917年和1920年举行的三次大会看，颜福庆、伍连德等人一直努力协调与中华民国医药学会的关系，甚至希望两会能整合。应该说，北洋政府时期，至少表面上看中华医学会与中华民国医药学会的关系还是不错的，两者是反对中医的同盟军，在许多重大问题上都能共进退。中华医学会与博医会有一定的渊源关系，两者相处得十分融洽，最终从合作走向合并。应该说，中华医学会的品性，使它在联络华洋医界方面有得天独厚的优势，这是它日后坐大成势的重要原因之一。

提高中国民众对西医的认知，普及西医卫生知识，是当时西医界的当务之急。从某种意义上说，统一西医名词是推进西医教育、普及卫生知识的一项基础性工作，为此中华医学会、博医会和中华民国医药学会都投入了大量人力、物力。此外，中华医学会早期开展的另一项重要工作，是与博医会合作在全国主要大中城市普及公共卫生知识。与此相对应，早期《中华医学杂志》介于专业与通俗之间，刊载的文章以宣传和普及西医常识为主，例如饮食之卫生、饮水与卫生、流行性感冒之预防等。在笔者看来，本土西医社团产生不久，就主动挑起与中医的论争，并以科学名义对中医理论进行系统的批判，其最终目的当然是为西医登堂入室造势，但无形中也起到了普及西医知识的作用。

从中华医学会的组织结构看，成立后的许多年，实际运作的职能部门只有编辑部、医学名词部和公共卫生部，有组织的医学研究工作还未提到议事日程。进入20世纪20年代后，中华医学会开始向学术性社团转变。一方面，学会大会的学术交流功能逐渐增强，1928年，在北平举办的第六次大会开始分学科进行学术交流。时任会长林可胜坦言，中华医学会未来应以促进医学交流和研究为主。另一方面，《中华医学杂志》《中华医学英文杂志》刊载的文章中，原创性的论义也逐渐增多，并从1929年开始以医学专科研究专号的方式展示医学研究成果。1932年，中华医学会与博医会合并，成为当时西医界规模最大、实力最强的医学社团。新修订的《中华医学会章程及细则》明确宗旨为"①集合曾受科学训练而合格之医师为整个之组合；②推广医学知识，增进科学医学，提高医学教育标准；③维持医界高尚道德，保障医界正当利益，并促进会员间之友谊，努力与其他各种医事机关合作期达上述之目的；④发行中华医学杂志并于每两年举行大会一次，以期贯彻本会之主张。"① 显而易见，这一宗旨的视界更宽，目标也更为具体与宏大。其中，"增进科学医学，提高医学教育标准"是原来的宗旨丝毫没提及的。这从一个侧面表明，中华医学会试图转化为一个以促进医学交流和研究为主的学术性社团。由于各地医师公会和全国医师联合会相继建立，当时中华医学会的精英阶层在许多场合都强调学会是一个学术性医学团体，以区别于职业性医学团体。

为此，合并后的中华医学会开始有组织、有计划地推动医学研究工作，例如：在全国范围内开展流行病以及特种流行病调查；组织实施全国营养状况调查及中华国产药物研究项目等。中华医学会曾一度呼吁中央研究院成立医学研究所，并曾尝试与李斯特研究院、雷士德医学研究院合作建立自己的医学研究机构。但由于种种原因，这一计划并未实现。于是，中华医学会转而着眼于培育、扶持各医学专科研究，最终在大会分组学术交流基础上成立了内科、外科等12个专科学会。尤其值得注意的是，由于同期林可胜、吴宪、汤飞凡等已建立独立于中华医学会之外的中国生理学会、中国病理学会等医学专科学会。因此，中华医学会明文规定自己建立的各医学专科学会从属于母会，为母会的二级学会，以使中华医学会成为一个兼容医学交流、研究和普及的综合性、学术性的医学社团。应该说，中华医学会此举极具战略眼光，确保了中华医学会在中国医界的领导地位。张剑对民国时期中国科学社的研究表明，由于中国科学社未能妥善处理与各科学专科学会的关系，从而对其自身的发展产生了巨大的负面影响，这或许是中国科学社最终消亡的原因之一。

当然，要开展医学研究，促进医学科学的发展，就需要培养一大批优秀的医学人才。因此，提高医学教育标准也就势在必行。中华医学会的精英人物中，诸如颜福庆、刁信德、林宗扬、朱恒璧、李宗恩等终身都以医学教育为主业，即便是伍连德、刘瑞恒、林可胜等卫生行政管理者，也是以医学教育起家。因此，他们对提高医学教育标准的重要性有深刻认识，颜福庆参与创办湘雅医学专门学校与国立上海医学院，李宗恩参与创办国立贵阳医学院，林可胜辞去军医署长创办国防医学院都是极佳佐证。为推进医学教育，中华医学会专门成立了医学教育委员会，积极配合教育部医学教育委员会的工作。在南京国

---

① 中华医学会章程及细则 [J]. 中华医学杂志，1933（1）：30－35.

民政府时期有关高等医学教育两级模式的讨论中，颜福庆、朱恒璧等人原则上赞同多建立一些医学专门学校，以缓解国家卫生人力资源的短缺，但同时强调高水平医学院对国家长远医学发展的重要性。即使是艰苦的抗日战争期间，刘瑞恒、颜福庆等人都千方百计地维持医学教育的命脉，以期为战后国家的重建储备医学人才。

作为一个综合性、学术性医学社团，民国时期中华医学会最突出的贡献，是建立了以大会和会刊《中华医学杂志》《中华医学英文杂志》为主要平台的医学交流机制。同期，中华医学会在上海、北京、广州、南京、昆明和重庆举办了15次大会，而且其中几次大会是与博医会、中国生理学会、中华护士学会等医学社团联合举办，并且有一些外国医学团体参与。可以说，民国时期中华医学会举办的大会是当时医界规模、影响力最大的学术盛会，引起了国家政府和社会各界的高度重视。由于这一时期国内许多医学院校与医学研究机构都无力长期出版发行学术性的医学期刊，中华医学会的会刊《中华医学杂志》《中华医学英文杂志》成为集中展示医界研究成果的最大平台，成为一大批医学研究者成长的摇篮，其作者群构成了库恩所谓的医学研究共同体。此外，中华医学会还力所能及地组织和参加了一些国际性的学术会议，例如：1934年承办了远东热带医学会第九次大会；相继派代表参加国际生理学会议、防痨会议和防癌会议等。

然而，由于时局动荡、经费短缺等因素，民国时期的中华医学会始终未建立自己的医学研究实体。在这方面，它与中国地质研究所、中国科学社等其他同期著名的科学社团有显著差距。因此，在实际运行过程中，中华医学会更多时候扮演着类似医学科学联合会、促进会的角色。它曾联络中国生理学会、中国细菌学会、中华麻风救济会、中国防痨协会、中华护士（学）会等其他医学社团共同举行大会，甚至还指导其中一些医学社团的工作。1947年，中华医学会举办了民国时期第十五次大会也即最后一届大会。大会修订的《中华医学会章程》明确"本会以发扬医学道德与科学精神、倡导医学学术、普及医学知识及提高医学设施水准、增进人类健康为宗旨"。本会之任务为："①编辑中华医学杂志（中、英文两种）以及其他医学卫生书志，沟通国际医学学术，介绍药学新知；②从事医学学术之研究并发表论文或报告；③调查现行医学卫生设施，研讨实际问题，提供学术意见或具体计划，以备有关当局之参考或咨询；④设立医学图书馆及医学博物馆；⑤协助医学卫生人才之选聘或图书器材之采购；⑥编订医学卫生设施标准；⑦砥砺医学道德，改进业务水准。"为具体实施上述任务，中华医学会下设出版委员会、医师业务保障委员会、教会医事委员会、医学教育委员会、医院标准委员会、中文杂志编辑委员会、英文杂志编辑委员会、防痨委员会、防癌委员会、麻风委员会。学会一度强调的医学研究工作，主要由各专科学会负责开展，总会不再谋求建立医学研究实体。尤其值得一提的是，在会员条款中增设团体会员"凡有关医学卫生学术团体、机关，赞同本会宗旨，经理事会或代表大会之通过，得为本会团体会员"。①很显然，此时的中华医学会正努力转变为一个全国性的医学联合会或医学促进会，学术交流、学术评议和奖励将是其主要功能。同年，中华医学会成为中国医界唯一代表参与世界医学会，肩负推进中国医学发展，代表中国参与国际医学交流、合作之责。

然而，无论是综合性、学术性医学社团或是医学促进会，仅仅是中华医学会的基本面相或主要角色，医学的特殊性以及民国时期中华医学会生存发展的社会环境，使它还扮演着其他角色。从古至今，医学都集认知活动与技术干预活动为一体，医学不仅是有关健康与疾病的理论体系，也是一种显赫的职业或行业。民国时期中华医学会的会员以西医师为主体，为会员提供医权保障始终是它的宗旨与目标之一。当时中西医界的论争，学理层面是中医的科学性问题，实践层面却是医疗权问题。所谓中医的危机，实质上是医疗权或生存权危机。中华医学会深陷中西医论争，并与中华民国医药学会和各地医师公会努力促成国民政府制定的《医师暂行条例》《开业医师登记法》《西医条例》等医药法规，无疑带有功利色彩，其根本目的是确立西医界的正当医疗权。

从1932年起，中华医学会就专设了医师业务保障委员会，为身陷医事诉讼案的会员提供帮助。它甚至要求各地方分会尽可能建立医师业务保障委员会，为当地会员服务。此后，《中华医学会章程》有关会员权利条款中，明文规定会员"享受本会对医师业务权益之保障"。中华医学会还下设了医院标准委员会、法医委员会等，以规范医院活动。因此，中华医学会或多或少带有医学职业社团或医师行会的性质，在有关西医界权益的保障方面，它与各地医师公会及全国医师联合会通力合作、相互呼应。

中华医学会的精英阶层深知，在没有广泛群众基础的中国推行西医，必须主动与国家政府互动，借助行政权力上位。在国家政治权力相对软弱的北洋政府时期，中华医学会与中华民国医药学会一度扮演卫生行政者的角色。1926年，伍连德在《劝募债券筹建中华医学总会启》一文中，曾寄希望于将中华医学会建成"吾国医事总机关"。南京国民政府成立前后，刘瑞恒、颜福庆在

---

① 中华医学会章程 [J]. 中华医学杂志，1947（3）：127-131.

积极参与国家卫生部筹建过程中，曾清楚表白其真实动机，也即借助行政权力确立西医在医界的话语权。此后，刘瑞恒、颜福庆、伍连德、金宝善、林可胜、严智钟等人相继入主国家卫生部、海港防疫处、军医署等卫生行政部门，使中华医学会成为国家卫生行政部门联系西医界的纽带。卫生部中央卫生委员会名义上是国家卫生审议机构，但其委员主要来自中华医学会。因此，中华医学会实际上扮演了国家卫生决策咨询机构的角色。在1943年与1947年的《中华医学会章程》中，中华医学会均把"调查现行医学卫生设施，研讨实际问题，提供学术意见或具体计划，以备有关当局之参考或咨询"，列为学会的主要任务之一。中华医学会在国家医学模式（公医制度）的选择、城乡公共卫生发展规划的制定等方面，发挥了不可或缺的作用。

　　民国时期中华医学会的多重角色功能，一定程度上反映了近代西医继发性国家与地区医学社团发展路径的特殊性。近现代欧美的科学或医学社团是科学发展到一定阶段、科学人才积累到一定规模的必然产物，有广泛的社会认同度和强有力的社会资源支撑。例如，时至今日，欧美的许多科学社团与研究机构，其运行的经费主要来源于民间社会资助。因此，它们大多关注学术研究与交流，具有高度自主性，较少受国家政治权力的干预。但中华医学会显然不具备这样的社会环境与条件，生存的种种压力，使它必须在国家政府与社会各界之间周旋。它必须尽可能地满足国家政府与社会的各种迫切和实际的需求，这在整个抗日战争时期表现得尤为突出。民间医学社团与政治权力的联姻，当然能为民间医学社团的发展带来种种优惠的条件，但一定程度上也会使其丧失自主性，甚至偏离一个医学社团最基本的目标。

⌘ 结 语

1838 年，在华医学传教士的先驱者伯驾、郭雷枢等人发起成立中华医务传道会；1886 年，中国教会医学联合会（博医会）成立；1915 年，本土西医精英颜福庆、伍连德等人创建中华医学会；1932 年，中华医学会与博医会合并。在历史时空中将这些事件串联起来，可以勾勒出近代西方医学科学在中国移植、本土化过程的大致轮廓。

毋庸置疑，近代西方医学科学在中国的传入，与欧美殖民主义和宗教势力的扩张有十分密切的联系。一手举着枪炮，另一手拿着圣经，注定这一过程带有强制和诱导色彩。的确，西医曾是殖民统治和宗教扩张的一种工具，是医学传教士的特洛伊木马。时至今日，有关行医与传教的关系，或者说医学传教士的双重角色，依然是一个争论不休的问题。但无论如何，我们应该承认近代西方医学科学是对古代东西方医学的一种超越，代表了医学发展的时代方向。

客观而论，近代来华的医学传教士及其创建的中华医务传道会、博医会、中华护士会等医学社团，对西方医学科学在中国的传播做出了应有的贡献。它们的组织制度、运行机制以及在医学名词统一、医学和护士教育、本土疾病研究、公共卫生等方面开展的具体工作，对此后本土医学社团有极大的影响和启示作用。甚至可以说，整个民国时期，西方在华教会医疗机构一直是可资利用的重要医疗资源。

但中国幅员辽阔、人口众多，本身有悠久的医学传统。因此，单靠少数外来医学传教士的努力，西医断不可能在中国落地生根。对此，无论是中华医务传道会、博医会或是美国洛克菲勒基金会中华医学基金会都有理性、清醒的认识。他们认为，医学科学在中国的全面发展需要本土社会的广泛接纳和参与，它必将由中国人自己来主导。但历史的必然性往往需要时机来兑现，清末民初，错综复杂的因素使本土西医力量登上了历史舞台。

1915 年，中华医学会与中华民国医药学会相继建立，这是本土力量自主传播、发展西医的标志，也是中国近代医学史的一个转折点。中国医界由此产生裂变，有了中医与西医的楚河汉界。此后十多年，一支仅有数千人的西医队伍颠覆了百万中医大军在医界的正宗地位，奠定了所谓"西医在朝、中医在野"的格局。这戏剧性的一幕何以能够发生？这是令许多人尤其是酷爱中医的人们至今困惑不已的问题。当传统中医遇到西医，是否还会有其他的结局？也许，我们从民国时期中华医学会的发展史中，能够找到一些线索和答案。

从中华医学会的创建背景、过程以及创建人群体的社会特征看，它与博医会有一定的渊源关系，具有显著的欧美特色、基督教向度。因此，中华医学会与欧美在华教会医疗机构、美国洛克菲勒基金会、美国医药援华会和中英文化基金会之间有天然的亲和力。它能够与博医会从合作走向合并，也就绝非偶然。以著名史学家黄仁宇先生倡导的"大历史观"，近代西医在中国的移植、本土化过程宛如一场接力赛。中华医务传道会、博医会曾是领跑者，中华医学会则扮演承前启后的角色。借力起势，这是中华医学会创建后能够迅速崛起的重要原因之一。反观民国时期的其他医药社团，显然不具备中华医学会这样的先天条件，因而也就无法利用教会医疗机构这一重要的医学资源。但仅此还不足以解释民国时期中华医学会的显赫地位及其在国家医事建设中的巨大贡献。

时势造英雄，任何社会个体和团体的成功都离不开依存的外部环境条件。应该说，民国时期政治生态环境的演变，为中华医学会营造了一显身手的大舞台。它抓住了历史的机遇，以公共卫生为突破口，促成了医学科学知识与政治权力的联姻，使西医获得了医界的绝对话语权。

中国近代医疗卫生体制化始于清末新政时期，清政府仿效日本的"卫生督察制"，在巡警部警保司下设卫生科，各省巡警道内设卫生课。当时的卫生管理机构从属于巡警系统，尚不具备独立性质，而且级别较低。民国成立后，北洋政府在内务部设卫生司管理医疗卫生事宜。但由于资金与医学专业人才的短缺，除北京、上海、广州等少数城市有独立的卫生管理机构（卫生局）外，绝大多数省市的卫生管理仍然依托警察系统来完成。可以说，北洋政府时期一直没有形成强有力的中央医疗卫生管理机构，唯一值得称道的是建立了中央卫生防疫处。虽然这一时期出台了一系列医疗卫生管理方面的法规，但也未能很好地落实。

由于历史原因，北洋政府有明显的亲日倾向，政府各部要员以曾留学日本者居多。例如：中华民国医药学会创始人和首任会长汤尔和曾留学日本和德国，历任北京医学专门学校校长、教育总长、内务总长、财政总长；内务部卫生司、陆军部军医司、中央卫生防疫处的主要负责人刘道仁、严智钟、方石珊、全绍清、金宝善等人也都曾留学日本，而且是中华民国医药学会的核心人物。因此，当时中华医学会在与国家政府互动方面，显然不如中华民国医药学会。如果长此以往，中华民国医药学会当是民国时期最显赫的医学社团，但历史却给出了另一种选择。

有些时候，政治的逻辑赤裸裸，敌人的敌人就是朋友，而敌人的朋友就是敌人。北伐成功，国共决裂，南京国民政府与苏联分道扬镳。显然，南京国民政府与曾经支持北洋政府的日本势不两立，不可能有实质性合作。因此，背靠英国与美国，争取国际联盟的支持，成为南京国民政府的不二选择。于是，欧美留学者自然在南京国民政府各界占据了上风。中华医学会握着一手好牌，终于等来了出手的时机。刘瑞恒入主卫生部，伍连德掌控全国海港检疫总处；刘瑞恒、颜福庆、伍连德、林可胜、俞凤宾、牛惠生、黄子方、胡宣明、胡鸿基等原中华医学会会长和精英成为中央卫生委员会成员。1932年，中华医学会与博医会合并，实力进一步增强，从而成为国家政府医事建设倚重的主力军。1934年，中华医学会在南京举行第十次大会，时任行政院院长汪精卫、卫生署署长刘瑞恒均恳请中华医学会大力支持、配合政府的医疗卫生工作。另一边，北洋政府时期一度风光无限的中华民国医药学会却逐渐式微，不久后退出历史舞台。

中华医学会能够将一手好牌打得潇洒自如，首先得益于它复杂、深厚的社会网络关系。由于学缘、业缘、地缘、宗教信仰以及家世背景等多重因素，中华医学会的精英人物颜福庆、伍连德、刘瑞恒、林可胜、牛惠霖和牛惠生兄弟、金宝善、王吉民、施思明等，与民国时期政界和社会各界的风云人物施肇基、颜惠庆、蒋介石、宋子文和宋美龄兄妹、孔祥熙、汪精卫、孙科、褚民谊、王宠惠、周诒春、黄炎培、余日章等有着非同寻常的关系。事实上，刘瑞恒、颜福庆、金宝善、林可胜等曾相继出任过卫生部（署）、军医署的部（署）长，是集医学权威与政治权力于一身的技术官僚。因此，中华医学会具有与国家政府和社会各界互动的超强能力，能够左右逢源开展自己各项事业。当然，它在国家医疗卫生政策的制定和实施过程中，也拥有相当大的话语权。

民国时期，西医阶层具有较高的社会地位和良好的经济收入。因此，中华医学会的会员普遍能够履行对学会的基本义务，积极缴纳会费、参加学会活动。在学会因特殊需要举行的各种募捐活动中，会员也有极为出色的表现。国内外的一些著名医学机构，诸如洛克菲勒基金会、美国医药援华会、北京协和医学院、上海医学院、中央卫生实验院等，对中华医学会时有资助。因此，在民国时期的民间科学社团中，中华医学会的经济基础是相对较好的，能够购置会所，有组织、有计划地开展各项工作。此外，中华医学会健全的规章制度、职业化管理以及超强的内部凝聚力，也是它成功运行的不可或缺因素。

从民国时期中华医学会的宗旨看，它本色是一个综合性、学术性医学社团，以推动医学科学交流和研究为根本任务。它最具持续性的工作是建立了以大会和会刊为主要平台的医学交流机制，这也是它对中国近代医学科学最大的贡献。1916—1947年，中华医学会相继在上海、广州、北京、南京、昆明、重庆举办了15次大会，虽然这些大会的功能不限于学术交流，但学术交流是最重要的内容。正是在大会分科（组）进行学术交流的基础上，中华医学会建立了十多个医学专科学会。由于中华医学会的一些大会是与中国生理学会、中华护士（学）会、中国病理学会、中国防痨学会等其他医学团体联合举办，或者邀请其他医学团体和机构参加，加之国民政府卫生部、教育部、军医署的高度重视，它基本等同于国家医学大会或全国医疗卫生工作会议。中华医学会也在力所能及的情况下，举办和参与了一些国际性或区域性的医学会议。1947年，中华医学会作为中华民国民间医学团体的唯一代表加入世界医学会。

1915年11月，中华医学会会刊《中华医学杂志》正式创刊，中、英文并列发行。1932年中华医学会与博医会合并，原《中华医学杂志》英文部分与《博医会报》合并为《中华医学英文杂志》，卷次沿用1887年创刊的《博医会报》，并与其衔接；原《中华医学杂志》中文部分与《齐鲁医刊》合并为《中华医学杂志》，两者分别单独出版发行。整个民国时期，中、英文会刊虽有减少页面、合刊等现象，但未中断出版发行，并延续至今。就出版发行时间与持续性而言，放眼今日的中国科学学术期刊，无能出其右者。可以毫不夸张地说，民国时期中华医学会会刊是连接中国近代医学科学研究共同体的无形纽带，是许多医学研究者成长的摇篮；许多著名医学人物和机构的名字都曾印记其上。它开设的"原著""综述""病例报告"等栏目，尤其是医学专科研究专号，真实地记录和反映了这一时期医学研究的趋向、水平与局限性。

由于种种主客观原因，民国时期的中央研究院没有建立独立的医学研究所；中华医学会也一直未能建立自己的医学研究实体，更没有经费和人力组织实施中长期研究项目。它试图通过组建、扶持内科、外科、眼科等医学专科学会以推动医学研究的努力，但并未收到预期效果。因此，民国时期医学研究的整体水平，与物理、化学、数学等学科相比有一定差距，这在1948年首届中央研究院院士选举中有充分反映。从后期的实际运作看，它广泛吸纳团体会员，努力转变为全国性医学联合会或促进会，但尚未形成长效的医学评议和奖励机制。

众所周知，中国是近代医学科学的继发性国家，而且本身具有强大的医学传统，民众对医学科学的认同度极低。因此，民国时期的中华医学会不可能以纯粹医学学术社团的面目出现。为争取大众对医学科学的认同和支持，中华医学会在城乡开展卫生试验和卫生常识普及工作，创办了通俗医学期刊《中华健康杂志》。生存的压力和紧迫感，也使中华医学会不可避免地卷入与中医集团的内战，它不仅是学理之争，更是生存权与行医权之争。于是，中华医学会化身为一个医学职业团体，与全国医师联合会和各地医师公会共进退。

中华医学会创建之时，国家医疗卫生体制正处于起步阶段。无论是北洋政府时期、南京政府时期还是抗日战争时期，中华医学会始终把推动国家医疗卫生体制化当成自己的重大使命。它在医疗卫生法制化、医学教育体制化以及国家医学模式（公医制）的确立与实施方面，都做出了巨大的贡献。民国时期中华医学会的多重角色功能，一定程度上反映了近代科学及医学继发性国家与地区科学社团发展路径的特殊性。在类似于中国这样具有几千年高度中央集权制的国家，民间科学社团若不与国家政府互动，很难发挥自己的功能。但在此过程中，民间科学社团如何保持自主性的确是一个难题。

回 附 录

中华医学会宣言书

（民国四年四月十四日宣布）

自西学东渐，国人之习医者颇多。惟散处四方，不相闻问，既乏团结之力，复无切磋之机。则中华医学之设，实有不容或缓者。第事属草创，困难孔多。盖我国医士，政府既无资格之限定，又无注册之必要，则程度之不齐，自可想见。而调查一项，尤属难于着手。且全国习医者，其所用文字，除国文外，并用他国文字凡三四种。则欲聚程度至不齐、学识至不一之团体而强合之，固匪易易也。然我人既属医界中一分子，虽知其难，亦毋敢稍避。

本会最初之发起，在千九百十年（民国纪元前一年），当时由伍君连德计画一切，并将其意见登诸报端。而当时之人皆不甚注重之。千九百十四年（民国三年）五月，同人等以为此事刻不可缓，乃将具有与会资格之医生酌拟多名，于本年二月开成立大会于上海，当时医生之到会者三十余人，其开会之精神、秩序，诚足为将来本会发达之预兆。当场立筹会款约三百元，以为本会基础。并举定临时干事六人以定会中各项章程及预备下年二月在上海开全体大会一切事务。此次之全体大会，已由本报通告。凡我同人，务望届时到会。现在征集会员加入者，极形踊跃，已有会员二百三十二人。兹将本会宗旨略陈于后。

（甲）巩固医家交谊

当今之世，无论何界，非有一定团体则不足以促进行，我医界较他界为尤甚。盖医学中每有各种最困难之问题，殊非一人之能力所能解决，故非集合大众以图交换知识、互相扶持不为功。而欲团体之巩固，尤以协力同心、和衷共济为前提。则捐弃一切重已轻人之习、忌妒猜疑之心，是在我人。此本会之所以举行年会，非仅讨论会务已也。

（乙）尊重医德医权

自西医传入中华，国人之精其术而行医于各地者，固不乏人。而仅得皮毛即巧立名目、不顾他人生命而专以渔利为事者，亦复不少。加之近来各药房所售之种种专利药品，专事欺人。政府既无取缔之方，人民又乏鉴别之力，国人曾受其害者，莫不视西药为畏途。西医之不能见重于国人，良有以也。今集斯会，聚全国医界于一堂，则尊重我界之道德，实为先务也。

（丙）普及医学卫生

西医之不通行于内地，亦多由人民无卫生之常识。吾等既列名于医界，则开导之责自无旁贷。试观巴拿马和阿非利加各处，初皆瘟瘴时行、不可居住之地，今则通商大埠矣，此讲究卫生之益也。热心公益者，每窃羡之。惟大厦将倾，一木难持，个人之力极属有限，故不得不纠合大众而共为之，以期全国之人皆知卫生之重要，是则本会之愿也。

（丁）联络华洋医界

本会成立伊始，一切布置均未完备，所望中外宿彦维持之处实多。况医学原以维持人道为主旨，自无彼此、中外之分。且内地之医学机关，多为西国教会所设，其数已达五百余人。吾国今日得有西医，皆诸教会输入之力也。既仰其先导之功，复得为他山之错。苟能得热心公益、富于经验之各教会通力合作，则前途一切疑难问题，当不难迎刃而解。斯不特本会之幸，抑亦为中国之幸也。

欧美各国，莫不有医学会社，其政府亦从而保护之、鼓励之，与以种种之权利。我医界同人，倘能各尽其心，牺牲个人之光阴、财力以为本会，则本会与欧美并驾齐驱，亦意中事也。

中华医学会例言及附则

（1915）

第一条 名称

本会定名为中华医学会。

第二条 宗旨

甲、巩固医家交谊；

乙、尊重医德医权；

丙、普及医学卫生；

丁、联络华洋医界。

第三条　会员

甲、特别会员：（一）医科留学生之毕业于外洋医学校，经各该国政府认为优等者；（二）本国医科学校毕业生之通晓一种或数种外国言文者，其所入之学校必须经本会认为优美者。

乙、普通会员：在中国曾经本会承认之医学校毕业而非通西文者，得为普通会员，其权利与特别会员同，惟无本会职员之被选举权。普通会员由特别会员二人以上之介绍，经职员会认可，得升为特别会员。

丙、名誉会员：不论中外，凡名望素著，曾尽力于中国之医士，由职员介绍、得会员三分之二之同意得推为名誉会员。

第四条　入会

凡欲入会者，须向本会书记处询取空白愿书，填写姓名、资格、住址以及何校毕业。经本会会员二人以上之签名，由书记交职员核议承认与否及会员之种别，如有二票以上之反对作为无效。

第五条　职员

会长一人、副会长一人、会计一人、书记一人、文牍一人、编辑一人、庶务一人计七人，一年一任，或由年会选举或由书记邮寄选举票选举。以上职员七人即为本会之职员部，得于非常会时，如有职员出缺选举职员之权，并领袖办理本会一切事务。职员不能连任两期。

第六条　医报

本会拟办杂志一种，中英文并列，名为中华医学杂志，为本会之机关。初拟每六个月出报一次，以后渐行扩充。凡本会会员，纳足会费者，赠阅本报一份。本报编辑由总编辑担任之，印刷、杂务由本会庶务员担任之。职员部可推举杂志促进员若干名，从事编辑、采取外稿、广搜关于增进医学之新闻记载。故关于医学之投稿，无不欢迎，酌量登载。担任主稿，尤所望于本会会员。

第七条　分会

凡本会会员三人以上，得设分会于他埠。各分会会章以不背总会会章及附则为限，未入总会者不得为分会会员。除各会员应纳总会会费外，分会经费自行筹措。

第八条　修改

本会章如有未善之处，得于常会时，以四分之三之同意修改之。

附　则

（一）年会每年一次，于新年前后举行之。会期由职员部订定，惟地点须于先次年会时由全体议决，于开会前三个月以上由书记通告各会员。开会会员得全体四分之一即为法定人数。选举职员、报告财政以及讨论一切会务，均于年会时举行之。临时会议得由职员部指定时期、地点，于开会前二星期以上报告各会员。举行之会议时，会员如不能到会，得举代表，凡名誉会员无选举权。凡议案提出于职员会者，可由职员通函发表意见。如事关重大非可以函件往返取决者，得由会长召集临时会议，各职员到会旅行费，由本会开支。

（二）会长为各种会议之主席，维持秩序、选委一切促进员，倘若投票时双方同数，则主席得有表决权。如会长因故缺席，由副会长主席，如正副会长同时缺席，则临时推举主席。

（三）甲、书记执掌各种会议记录，收发会员名单，每年造会员新名册登载本会医报，各种会议书记须到场；乙、文牍执掌本会来往一切函件并开会之通告。

（四）会计执掌本会一切进出款项，并当于年会时将簿记报告，平时得由职员部询核。

（五）编辑担任本会医报编纂出版事务。

（六）庶务担任本会一切杂务并医报之印刷、发行。

（七）会员每年预缴会费洋银四圆（报费在内）。

（八）会员如有意见书提出于会中或本会报上，均当签名。

（九）会员苟有不道德之行为，违背医规、败坏本会之名誉，经人告发后，当由书记专函知照，使被告者得自行辩护或由代表陈述于职员会中。如被告者不能亲自或举代表申辩，则由职员会公决，不得以不到迟延。经职员三分之二议决，即行除名。

（十）开会秩序。

甲、书记点名；

乙、宣读前会记录；

丙、承认新会员；

丁、选举职员及促进员；

戊、职员及促进员之报告；

己、讨论报告后发生之事务。

（十一）本附则得于常会时，以多数之同意更改、增加之。

中华医学会章程及细则

（1932）

章　程

第一条　本会定名为中华医学会。

第二条　本会宗旨如下。

（甲）集合曾受科学训练而合格之医师为整个之组合。

（乙）推广医学知识，增进科学医学，提高医学教育标准。

（丙）维持医界高尚道德，保障医界正当利益，并促进会员间之友谊，努力与其他各种医事机关合作期达上述之目的。

（丁）发行中华医学杂志并于每两年举行大会一次，以期贯彻本会之主张。

第三条　本会会员计分三种，即会友、会员及名誉会员。

（甲）会友　其资格须曾在政府立案之医学校或在本会所认可之国外医学校毕业者。

（乙）会员　凡会友由执行委员会提名，经大会公举当选者。

（丙）名誉会员　凡科学家、医学教员或他界名人，其事业、道德足为本会矜式，由执行委员会提名而经大会公举当选者。

第四条　凡会友及会员均得享本会之一切权利，但选举及被选举权只以会员为限。

第五条　设监察委员七人，由大会就本会及前中华医学会、博医会已退职之会长、主席中选任之。其职权系监察全会会务、财产及经济，如职员或会员有违背医家道德及本会会章行为者，得向执行委员会提出弹劾，并于大会开会时负次届职员提名之责。

第六条　本会设执行委员十一人，即主席一人、副主席二人、总秘书一人、会计一人、中文编辑一人、英文编辑一人，并经大会公举之会员四人。其职权在大会未开时，得有代表本会之全权，得在会员中选举特别委员会，得于职员中或任何委员出缺时补充其职务，并得创办有关会务之各项事业。

第七条　本会置中文杂志编辑一人、英文杂志编辑二人，发行中华医学杂志。

第八条　本会为处理日常会务，得置总秘书及其他事务人员，由执行委员会任用之。总秘书为执行委员会及本会各种特别委员会之当然委员。

第九条　本会主席、副主席及会计均各任期二年或至新职员产生为度，编辑任期六年，如欲更易，须经执行委员全体四分之三之可决。

第十条　本会为处理特殊事务及调查，得设下列各种特别委员会。

（一）医学教育委员会；（二）公共卫生委员会；（三）医院标准审查委员会；（四）出版委员会；（五）医师业务保障委员会；（六）研究委员会；（七）教会医事委员会。

各该特别委员会须每年向执行委员会正式报告并陈送收支对照表，倘该会继续时，须陈下年度预算，执行委员会得斟酌情形拨给全部或一部分之预算经费。各种特别委员会之委员由大会推选之，在非常大会时有出缺者，除细则规定外，得由执行委员会另选他人补充之。

第十一条　本会如遇重要事件发生在非大会期间，在执行委员会考虑下，认为有须提交全体会员征求意见之必要时，得由执行委员会授权主席或总秘书将该问题通知各会员书面表决。结果由总秘书汇齐后通告本会全体会员。如总投票数在三百以上并投同意票者有三分之二，该表决对全体会员即为有效。本会杂志得另开一栏，专载此项消息。

无论何项问题，得出席大会会员五分之二之赞同，得依上条规定将该问题付复决，而复决结果即为本会之定案。

第十二条　凡本会各地会员会友其人数在三人以上者得组织分会，但以不抵触本会章程及细则为必要条件。分会会员均须为总会会员，各地分会每年须至少开会三次，并须每年将其活动情形报告总会编辑部。

第十三条　本章程得由大会时，由出席会员四分之三之可决修改，或由全体会员三分之二之可决复决之。

第十四条　凡建议修改章程之建议案，除执行委员全体赞成外，须于大会期前两个月在本会杂志发表。

细　则

一、本会会长（缺席时副会长）须主席每次会议，维持会场秩序，委派未经会章规定之委员会，投票正负相等票数之表决案及行使其他会长职权范围以内的职务。凡会长与副会长均缺席时，会议得自行推选主席。

二、副会长须襄助会长行使职权，遇会长缺席或不能行使职权时，得代行其职务及职权，并于会长在任期内辞职或因病出缺时得升任会长至期满为止。

三、总秘书须专任并有给职，辞职或解聘均须于六个月前知照。总秘书须处理会内一切应办事件，对于本会会员所办医事或医事教育工作，用视察或其他方法须有充分认识。向本会建议种种切实办法，以期辅助各医事机关程度之提高，并须尽力使本会全部工作与本会之理想和目标完全符合。总秘书为各项常务委员会之当然委员，并掌理大会及执行委员会会议记录。

四、本会会计应处理会计职权范围内一切应办事件，并须管理会内全部经济。支付一切执行委员会所核准之应付各款项，于需要时向执行委员会报告本会经济，并须编制常年预算，每年将已经查账员审查之收支对照表陈请执行委员会审核，然后交本会杂志公布之。凡会议签发之支票，必须经总秘书副署。

五、执行委员会在每次大会时须委任书记一人或数人，其责任为记录准确之议事纪录，并须将该纪录连同大会各项议案汇印成帙，交总秘书保存。

六、凡请求入会之候选人员，须经会员二人之介绍，并须证明其医学资格。候选人及介绍人之姓名须在本会杂志露布，如于二月内并无反对者即为当选。凡选举反对票当交执行委员会，其当选与否以该会之审核为准。凡介绍具有第四种资格为会友者，须先得执行委员会之同意。

七、本会主办之中华医学杂志中、英文各一本，为本会之机关报，由编辑部全权办理之。本会执行委员会得设编辑顾问部，以备编辑部关于编辑方针与稿件甄别之咨询。凡本会会员及会友享受送阅杂志之权利，中、英文二种杂志任选其一，但在请求入会时先择定某种。凡欲阅中、英文两份者。须每年加纳报费二元。

八、本会由医学教育委员会与医院登记委员会审查医校、医院之标准，并须将下列二项在本会杂志内随时发表：

（甲）本会认可医校之名单。

（乙）医院分类名单，注明某某医院得助医学教育之一部分，而能为见习医员实习之所。

为谋继续其工作起见，出版委员会委员名额定为十人，七人由该委员会自选，三人由本会推任之。

九、凡在大会时宣读之论文，皆为本会所有，得在中华医学杂志发表之。

十、执行委员会须每月开会一次，惟临时会议得由会长召集举行之，会议通告至少须于一星期前发出，多数委员出席为法定人数。

十一、本会大会二年一次，由执行委员会召集举行之，特别大会得由会员五十人以上请求执行委员会召集。每次大会以会员五十人以上出席为法定人数；每二年大会之秩序，须由执行委员会专设事务委员会核定之。

十二、本会会员与会友每年纳会费洋十元，于每年一月一日缴付，凡于下半年入会者，得减半数。会员于寄发请求入会书时，须附缴会费，其审查不合格者，会费即行退还。

凡夫妇二人同为会员，得合付年费十四元，但只享受杂志一份；会员及会友中一次缴足一百二十元者得为永久会员，永久会员之会费由会计照收后储为本会基金，由执行委员会保管之。

十三、会员及会友于会费到期后至夏季六月底，经本会相当通告后尚未付款者，认为自动出会、取消其资格。但此条细则，得由执行委员会于特殊情况下停止执行。会员或会友出会后，有愿重新入会者，须择下列办法之一履行之：

（甲）自出会日起至到重新入住日止，未付之会费一律照付，唯会中亦须将该会员出会期间应得杂志尽量补发。

（乙）依照新会员入会办法，根据细则第六条办理。

十四、非会员而欲订阅本会英文杂志者，其办法如下：

（甲）中国本部全年十二元，每期一元二角（邮费在内）。

（乙）国外全年金洋六元或一磅四先令，每期金洋六角或二先令六便士（邮费在内）。

非会员欲订本会中文杂志者，每年应付国币洋五元或每期一元（邮费在内）。

十五、本会执行委员会对于会员及会友中，于职业上认为有非法行为者，有警告、暂时取消其资格或令其退出本会之权。

十六、本细则得由本会大会时，多数之可决或执行委员会全体一致之可决增改之。

中华医学会章程

（民国三十六年五月修订）

第一章　总纲

第一条　本会定名为中华医学会（Chinese Medical Association）。

第二条　本会以发扬医学道德与科学精神、倡导医学学术、普及医学知识及提高医学设施水准、增进人类健康为宗旨。

第三条　本会区域以中华民国行政区域为区域。

第四条　本会总会址设于上海。

第二章　任务

第五条　本会之任务如下：

一、编辑中华医学杂志（中、英文两种）及其他医学卫生书志，沟通国际医学学术，介绍药学新知。

二、从事医学学术之研究并发表论文或报告。

三、调查现行医学卫生设施，研讨实际问题，提供学术意见或具体计划，以备有关当局之参考或咨询。

四、设立医学图书馆及医学博物馆。

五、协助医学卫生人才之选聘或图书器材之采购。

六、编订医学卫生设施标准。

七、砥砺医学道德，改进业务水准。

第三章　会员

第六条　本会会员分为下列四种：

一、会友：凡曾在公立或立案之私立医学或牙医院校或经本会认可之国外医学或牙医院校毕业，经会员二人之介绍，由理事会审查合格刊载本会杂志，于二个月内并无异议者，得为本会会友。

二、会员：凡本会会友、入会满二年，经其所在地分会之推荐及理事会审核后提付代表大会通过者，得为本会会员。

三、名誉会员：凡与医学卫生有关之科学家，由理事会提名，经代表大会公举，得为本会名誉会员。

四、团体会员：凡有关医学卫生学术团体、机关，赞同本会宗旨，经理事会或代表大会之通过，得为本会团体会员。

第七条　本会会员之权利如下：

一、选举权及被选举权。

二、享受本会对医师业务权益之保障。

三、出席大会及享受本会规定的各种优惠待遇。

第八条　本会会员的义务如下：

一、遵守本会会章并协助本会业务之推进。

二、接受本会委托事项并接受本会决议案。

三、按期缴纳会费。

第九条　本会会友、名誉会员及团体会员除无选举权与被选举权外，其余权利、义务与会员同。

第十条　凡本会各种会员有行为不检或不履行会员业务或破坏本会名誉者，由理事会提请监事会通过，得取消其会员资格。

第四章　组织及职权

第十一条　本会代表大会由各地分会依照各该分会会员之比例，每十人选出代表一名组织之。

第十二条　本会设理事会，以理事三十一人、后补理事十五人组织之。由理事互选常务理事五人，并由常务理事中互选一人为理事长。

第十三条　本会设监事会，由监事十五人、后补监事五人组织之，并由监事互选常务监事三人。

第十四条　本会为推进各项学术业务之需要设下列各种专门委员会，由委员七至十一人分别组织之：

一、出版委员会。

二、医师业务保障委员会。

三、教会医事委员会。

四、医学教育委员会。

五、医院标准委员会。

六、中文杂志编辑委员会。

七、英文杂志编辑委员会。

八、防痨委员会。

九、防癌委员会。

十、麻风委员会。

前项各委员会，得依照实际情形由代表大会或理事会决定增设或缓设之。

第十五条　本会为便利研究学术起见，得设各科专门学会，其组织章程另定之。

第十六条　本会干事部设总干事一人，秉承理事会处理本会日常事务；副总干事二人襄助总干事分别处理会务；主任二人至四人，干事、助理干事及书记各若干人，秉承总干事办理本会各项事务。

前项干事部组织法另定之。

第十七条　本会理事、监事及各专门委员会委员均为无给职；干事部全体职员均为专任职。其中，总干事及副干事由理事会聘任之，其余职员由总干事任免之。

第十八条　本会权力机关为代表大会，代表大会期间为理事会，在理事会闭会期间为常务理事会。

第十九条 代表大会职权如下：

一、通过会章。

二、决定本会业务方针及各专门委员会的设立。

三、接受理事会之建议及各项报告。

四、通过会员并公举名誉会员。

第二十条 理事会之职掌如下：

一、对外代表本会并指挥本会一切会务之进行。

二、管理本会资产并筹措本会经费。

三、办理本会每年经费预算、决算。

四、决定本会业务计划。

五、执行代表大会之决议。

六、接受干事部之建议及各项会务、财务报告。

第二十一条 监事会之职掌如下：

一、稽核本会每年经费预算、决算。

二、考核本会工作成绩。

三、决定会员资格之取消。

第五章 会议

第二十二条 本会每两年举行大会一次，同时举行代表大会，由理事会召集之。

第二十三条 本会理事会每六个月举行会议一次，由理事长召集之，必要时得举行理、监事联席会议。

第二十四条 本会常务理事会每三个月开会一次，由理事长召集之。必要时得开临时会议，常务监事会议每六个月举行一次。

前项代表大会、理事会、监事会等均由总干事列席并担任记录。

第二十五条 本会各委员会均每半年举行会议一次，由各主任委员召集之，必要时得召开临时会议或采通讯方式进行之。

第六章 选举和任期

第二十六条 本会理、监事及各委员会委员之选举，均由本会历任会长、理事长组织提名委员会提名，由代表大会选举之。任期均为两年，连选得连任。

第二十七条 理事、监事任期未满，因故出缺时，由后补理事、监事分别依票数之多寡依次递补之，以补足原任之任期为限。

第七章　分会

第二十八条　凡本会会员在同一地区有十人以上，并经理事会认可，得参照本会章程及细则组织分会。

第二十九条　各地分会每年至少须开会四次，并须每年将其工作状况及会员名册报告总会。

第八章　经费

第三十条　本会经费以基金利息、会员会费、公私捐款或辅助费及售卖杂志、图书等收入充之。

第三十一条　本会各专门委员会。得视需要情形专列独立预算。

第三十二条　本会财产、基金之保管，现款之存支，概由常务理事二人及总干事会同办理之。

第九章　附则

第三十三条　本会各项办法细则另定之。

第三十四条　本会章程如有未尽事宜，由理事会提请代表大会修改之。

第三十五条　本章程由代表大会通过，经呈奉核准备案后实施。

中华医学会各科专门学会组织通则

第一条　凡中华医学会（下称本会）会员，得联合其从事同科崀（专）门学术会员，依照本会章程第十五条之规定组织专科学会。其组织办法悉照本通则之规定。

第二条　各学会之名称定为中华×××科学会（Chinese * * * Society）。

第三条　各会应依据本会宗旨以研讨并发扬各该崀科之学术为宗旨。

第四条　各学会均以本会总会或分会会址为会址。

第五条　各会均设会长、副会长、秘书、会计各一人，就会员中选举之。

第六条　各学会会章由各学会另定之。

第七条　各分会为实现该会宗旨，得酌设各种专门委员会，并视实际之需要酌置崀任人员若干人驻会办事。

第八条　各学会之发起人数不得少于十五人，经商请本会理事会之许可，可筹备组织之。并于召开成立大会前，将筹备经过连同章程草案及发起人名单报告本会。至组织完成时，应即造具会员名册及职员名录连同通过之章程报告本会备案。

第九条　各学会之经费由该学会自行筹措之。

第十条　各学会之章程应载明名称、宗旨、会址、任务、组织、会员、选举会议、经费及附则等项。

第十一条　本通则经本会代表大会通过后施行。

回 参考文献

一、著作

1. RUTH R. Hygienic modernity：meanings of health and disease in treat-port China ［M］. Berkeley：University of California Press，2004.

2. YIP K C. Health and national reconstruction in nationalist China ［M］. Ann Arbor：University of Michigan Press，2002.

3. PORTER D. Health，civilization and the state ［M］. London：University of London Press，1999.

4. YOUNGSON A J. The scientific revolution in Victorian medicine ［M］. New York：Holmes & Meier pub. ，1979.

5. BENEDICT C. Bubonic plague in nineteenth-century China ［M］. California：Stanford University Press，1996.

6. CAPLAN A L. Concepts of health and disease ［M］. London：Addison Wesley Publishing Company，1981.

7. 王吉民，伍连德. 中国医史 = History of Chinese medicine ［M］. 上海：上海辞书出版社，2009.

8. 中华医学会会史概览：1915—2010 ［M］. 北京：中华医学会，2010.

9. 中华医学会纪事：1915—2010 ［M］. 北京：中华医学会，2010.

10. 费正清，刘广京. 剑桥中国晚清史：1800—1911 ［M］. 北京：中国社会科学出版社，2007.

11. 费正清，等. 剑桥中华民国史：1912—1949 ［M］. 北京：中国社会科学出版社，1994.

12. 亚·沃尔夫. 16、17 世纪科学、技术和哲学史 ［M］. 周昌忠，等译. 北京：商务印书馆，1985.

13. 米歇尔·布莱，埃夫西缪斯·尼古拉依迪斯. 科学的欧洲：科学地域的建构 ［M］. 高煜，译. 北京：中国人民大学出版社，2007.

14. 罗伯特·K. 默顿. 科学社会学散忆 ［M］. 鲁旭东，译. 北京：商务印书馆，2004.

15. 罗伯特·K. 默顿. 科学社会学：理论与经验研究 ［M］. 鲁旭东，林聚任，译. 北京：商务印书馆，2003.

16. 刘珺珺. 科学社会学 ［M］. 上海：上海人民出版社，1990.

17. 托马斯·库恩. 科学革命的结构 ［M］. 金吾伦，胡新和，译. 北京：北京大学出版社，2003.

18. 范铁权. 近代中国科学社团研究 ［M］. 北京：人民出版社，2011.

19. 张剑. 赛先生在中国：中国科学社研究 ［M］. 上海：上海科技出版社，2018.

20. 马礼逊夫人. 马礼逊回忆录 ［M］. 顾长声，译. 桂林：广西师范大学出版社，2006.

21. 雷孜智. 千禧年的感召：美国第一位来华新教传教士裨治文传 ［M］. 尹文涓，译. 桂林：广西师范大学出版社，2008.

22. 卫斐列. 卫三畏生平及书信：一位来华传教士的心路历程 ［M］. 桂林：广西师范大学出版社，2004.

23. 威廉·E. 伯恩斯. 知识与权力：科学的世界之旅 ［M］. 杨志，译. 北京：中国人民大学出版社，2015.

24. 伯纳德·巴伯. 科学与社会秩序 ［M］. 顾昕，等译. 北京：生活·读书·新知三联书店，1991.

25. 董少新. 形神之间：早期西洋医学入华史稿 ［M］. 上海：上海古籍出版社，2008.

26. 爱德华·V. 吉利克. 伯驾与中国的开放 ［M］. 董少新，译. 桂林：广西师范大学出版社，2008.

27. 米怜. 新教在华传教前十年回顾 ［M］. 北京外国语大学中国海外汉学研究中心翻译组，译. 郑州：大象出版社，2008.

28. 平川祐弘. 利玛窦传 ［M］. 刘岸伟，徐一平，译. 北京：光明日报出版社，1999.

29. 高晞. 德贞传：一个英国传教士与晚清医学近代化 ［M］. 上海：复旦大学出版社，2009.

30. 嘉惠霖，琼斯. 博济医院百年 ［M］. 沈正邦，译. 广州：广东人民出版社，2009.

31. 苏精. 西医来华十记 ［M］. 北京：中华书局，2019.

32. 熊月之. 西学东渐与晚清社会 ［M］. 北京：中国人民大学出版社，2011.

33. 容闳. 容闳自传：我在中国和美国的生活 ［M］. 石霓，译注，上海：百家出版社，2003.

34. 钱钢，胡劲草. 大清留美幼童记 ［M］. 北京：当代中国出版社，2010.

35. 蒋梦麟. 西潮与新潮：蒋梦麟回忆录 ［M］. 北京：东方出版社，2006.

36. 谭树林. 英国东印度公司与澳门 ［M］. 广州：广东人民出版社，2010.

37. 谭树林. 美国传教士伯驾在华活动研究：1834—1857 ［M］. 北京：群言出版社，2010.

38. 王景峰. 中山大学孙逸仙纪念医院院史 ［M］. 广州：中山大学出版社，2020.

39. 钱益民，颜志渊. 颜福庆传 ［M］. 上海：复旦大学出版社，2007.

40. 牛力. 罗家伦与国立中央大学 ［M］. 南京：南京大学出版社，2015.

41. 虎门镇人民政府. 王吉民中华医史研究 ［M］. 广州：广东人民出版社，2011.

42. 杨念群. 再造"病人"：中西医冲突下的空间政治：1832—1985 ［M］. 北京：中国人民大学出版社，2006.

43. 陈学恂，田正平. 中国近代教育史资料汇编：留学教育 ［M］. 上海：上海教育出版社，1991.

44. 谢长法. 中国留学教育史 ［M］. 太原：山西教育出版社，2006.

45. 王振国. 中国古代医学教育与考试制度研究 ［M］. 济南：齐鲁书社，2006.

46. 伍连德. 鼠疫斗士：伍连德自述 ［M］. 长沙：湖南教育出版社，2012.

47. 俞顺章. 顺理成章：一个流行病学工作者从医60年的记录 ［M］. 上海：复旦大学出版社，2011.

48. 徐以骅. 上海圣约翰大学：1879—1952 ［M］. 上海：上海人民出版社，2009.

49. 刘似锦. 刘瑞恒博士与中国医药及卫生事业 ［M］. 台北：台湾商务印书馆，1989.

50. 福梅龄. 美国中华医学基金会和北京协和医学院 ［M］. 闫海英，蒋育红，译. 北京：中国协和医科大学出版社，2014.

51. 慕景强. 西医往事：民国西医教育的本土化之路 ［M］. 北京：中国协和医科大学出版社，2010.

52. 约翰·齐默尔曼·鲍尔斯. 中国宫殿里的西方医学 ［M］. 蒋育红，等译. 北京：中国协和医科大学出版社，2014.

53. 施思明. 国际生涯回忆录 ［M］. 施庆新，施新宁，译.（未出版）

54. 郑观应. 郑观应集 ［M］. 夏东元，编. 上海：上海人民出版社，1982.

55. 陈诚. 陈诚回忆录：抗日战争 ［M］. 北京：东方出版社，2009.

56. 阮玛霞. 饶家驹安全区：战时上海的难民 ［M］. 白华山，译. 南京：江苏人民出版社，2011.

57. 陈存仁. 抗战时代生活史 ［M］. 桂林：广西师范大学出版社，2011.

58. 中国人民政治协商会议西南地区文史资料协作会议. 抗战时期内迁西南的高等院校 ［M］. 贵阳：贵州民族出版社，1988.

59. 陈平原. 抗战烽火中的中国大学 ［M］. 北京：北京大学出版社，2015.

60. 王德春. 联合国善后救济总署与中国：1945—1947 ［M］. 北京：人民出版社，2004.

61. 龙伟. 民国医事纠纷研究：1927—1949 ［M］. 北京：人民出版社，2011.

62. 张斌. 民国时期医事纠纷研究：和谐医患关系之思索 ［M］. 大连：大连出版社，2012.

63. 戴维·波普诺. 社会学 ［M］. 11版. 李强，等译. 北京：中国人民大学出版社，2004.

64. 李经纬，鄢良. 西学东渐与中国近代医学思潮 ［M］. 武汉：湖北科学技术出版社，1990.

65. 马伯英，等. 中外医学文化交流史：中外医学跨文化传统 ［M］. 上海：文汇出版社，1993.

66. 邓铁涛，程之范. 中国医学通史：近代卷［M］. 北京：人民卫生出版社，2000.

67. 陈邦贤. 中国医学史［M］. 北京：团结出版社，2006.

68. 罗伊·波特. 剑桥医学史［M］. 张大庆，等译. 长春：吉林人民出版社，2000.

69. 卡斯蒂廖尼. 医学史［M］. 程之范，主译. 桂林：广西师范大学出版社，2003.

70. 伯恩特卡尔格—德克尔. 医药文化史［M］. 姚燕，周惠，译. 北京：生活·读书·新知三联书店，2004.

71. 洛伊斯·N. 玛格纳. 生命科学史［M］. 李难，等译. 天津：百花文艺出版社，2002.

72. 赵璞珊. 中国古代医学［M］. 北京：中华书局，1997.

73. 中国药学会. 中国药学会史［M］. 上海：上海交通大学出版社，2008.

74. 中华中医药学会. 中华中医药学会史［M］. 上海：上海交通大学出版社，2008.

75. 石美鑫，等. 沈克非教授百年诞辰纪念文集［M］. 上海：上海医科大学出版社，1997.

76. 威廉·F. 拜纳姆. 19世纪医学科学史［M］. 曹珍芬，译. 上海：复旦大学出版社，2000.

77. 赵洪钧. 近代中西医论争史［M］. 北京：学苑出版社，2012.

78. 区结成. 当中医遇上西医：历史与省思［M］. 北京：生活·读书·新知三联书店，2005.

79. 李尚仁. 帝国与现代医学［M］. 北京：中华书局，2012.

80. 戴献章. 台湾中医之厄：制度与偏见挤压下的传统［M］. 桂林：广西师范大学出版社，2009.

81. 沈伟东. 医界春秋：民国中医变局中的人和事：1926—1937［M］. 桂林：广西师范大学出版社，2011.

82. 皮国立. 近代中医的身体观与思想转型：唐宗海与中西医汇通时代［M］. 北京：生活·读书·新知三联书店，2008.

83. 袁媛. 近代生理学在中国：1851—1926［M］. 上海：上海人民出版社，2010.

84. 王一方. 医学是科学吗？［M］. 桂林：广西师范大学出版社，2008.

85. T·帕森斯. 现代社会的结构与过程［M］. 梁向阳，译. 北京：光明日报出版社，1988.

86. 约瑟夫·本—戴维. 科学家在社会中的角色［M］. 赵佳苓，译. 成都：四川人民出版社，1988.

87. 弗里德里克·F. 卡特赖特，迈克尔·比迪斯. 疾病改变历史［M］. 陈仲丹，周晓政，译. 济南：山东画报出版社，2004.

88. F.D. 沃林斯基. 健康社会学［M］. 孙牧虹，等译. 北京：社会科学文献出版社，1999.

89. 张大庆. 中国近代疾病社会史：1912—1937［M］. 济南：山东教育出版社，2006.

90. 威廉·科克汉姆. 医学社会学［M］. 7版. 杨辉，等译. 北京：华夏出版社，2000.

91. 米歇尔·福柯. 临床医学的诞生［M］. 刘北成，译. 南京：译林出版社，2001.

92. 罗伯特·汉. 疾病与治疗：人类学怎么看［M］. 禾木，译. 北京：东方出版中心，2010.

93. 杰里·加斯顿. 科学的社会运行［M］. 顾昕，等译. 北京：光明日报出版社，1988.

94. 刘海岩，等. 八国联军占领实录：天津临时政府会议纪要［M］. 天津：天津社会科学院出版社，2004.

95. 陈志潜. 中国乡村医学：我的回忆［M］. 成都：四川人民出版社，1998.

96. 张剑. 科学社团在近代中国的命运：以中国科学社为中心［M］. 济南：山东教育出版社，2005.

97. 《四川大学史稿》编审委员会. 四川大学史稿：第 5 卷［M］. 成都：四川大学出版社，2006.

98. 彼得·布劳，马歇尔·梅耶. 现代社会中的科层制［M］. 马戎，等译. 上海：学林出版社，2001.

99. 赵冬. 近代科学与中国本土实践［M］. 北京：社会科学文献出版社，2007.

100. 张自力. 健康传播与社会：百年中国疫病防治话语的变迁［M］. 北京：北京大学医学出版社，2008.

二、 论文

1. Constitution and by-laws of the Medical Missionary Association of China［J］. The China medical missionary journal, 1887（1）.

2. BOONE H W. The medical missionary association of China： – its future work［J］. The China medical missionary journal, 1887（1）.

3. THOMSON J C. Medical missionaries to Chinese［J］. The China medical missionary journal, 1887（2）.

4. THOMSON J C. Semi-centennial of the medical missionary society［J］. The China medical missionary journal, 1887（3）.

5. MACKENZIE J K. Victory's hospital medical school［J］. The China medical missionary journal, 1887（3）.

6. BOONE H W. Medical education for Chinese［J］. The China medical missionary journal, 1890（3）.

7. NEAL J B. Medical teaching in China［J］. The China medical missionary journal, 1897（2）.

8. YEN F C. An example of co-operation with the Chinese in medical education［J］. The China medical missionary journal, 1917（3）.

9. YUI C V. Minutes of the first meeting of the national medical association of China［J］. National medical journal of China, 1915（1）.

10. PETER W W. The work of the council on health education ［J］. National medical journal of China，1920 （3）.

11. YEN F C. Our place in the field of medical education ［J］. National medical journal of China，1924 （1）.

12. LI T A. A public report on Canton China ［J］. National medical journal of China，1925 （5）.

13. GRANT J B & KING P Z. Tentative appraisal form for health work in large city in China ［J］. National medical journal of China，1928 （3）.

14. GRANT J B. A state medicine：a logical policy for China ［J］. National medical journal of China，1928 （2）.

15. 伍连德. 论中国当筹防病之方实行卫生之法 ［J］. 中华医学杂志，1915 （1）.

16. 伍连德. 医学杂志之关系 ［J］. 中华医学杂志，1915 （1）.

17. 伍连德. 对国民政府医学前途之希望 ［J］. 中华医学杂志，1928 （4）.

18. 伍连德，等. 提议呈请政府对于全国医药业须用纯粹科学人才改进及整理案 ［J］. 中华医学杂志，1934 （4）.

19. 俞凤宾. 医学名词意见书 ［J］. 中华医学杂志，1916 （1）.

20. 俞凤宾. 保存古医学之商榷 ［J］. 中华医学杂志，1916 （1）.

21. 俞凤宾. 医学名词审查会纪要 ［J］. 中华医学杂志，1917 （3）.

22. 颜福庆. 国民政府应设中央卫生部之建议 ［J］. 中华医学杂志，1927 （4）.

23. 颜福庆. 中国医事事业之前途 ［J］. 中华医学杂志，1935 （11）.

24. 颜福庆. 战时医学教育问题 ［J］. 中华医学杂志，1938 （12）.

25. 李涛. 现在我国医学应采取之过渡办法 ［J］. 中华医学杂志，1930 （1）.

26. 李涛. 医学杂志之合理化 ［J］. 中华医学杂志，1933 （5）.

27. 李涛. 民国二十一年度医学教育 ［J］. 中华医学杂志，1933 （5）.

28. 王吉民. 筹设中国医史陈列馆刍议 ［J］. 中华医学杂志，1937 （5）.

29. 王吉民. 中华医学杂志廿五年来之演进 ［J］. 中华医学杂志，1940 （1）.

30. 王吉民. 中华医学杂志三十周年纪念感言 ［J］. 中华医学杂志，1945 （1 - 2）.

31. 朱章赓. 我们当前的两个重要问题：（一）卫生技术标准，（二）卫生技术人才 ［J］. 实验卫生季刊，1943，1 （1）.

32. 朱章赓. 公医制度（中央设计局纪念周演讲稿）［J］. 实验卫生季刊，1944，2 （3）.

33. 金宝善. 三十年来中国公共卫生之回顾与前瞻 ［J］. 中华医学杂志，1946 （1）.

34. 金宝善，许世瑾. 各省市现有公共卫生设施之概况 ［J］. 中华医学杂志，1937 （1 - 12）.

35. 金宝善. 民国以来卫生事业发展简史 ［J］. 医史杂志，1948，2 （1 - 2）.

36. 张昌绍. 三十年来中药之科学研究 ［J］. 中华医学杂志，1949 （7）.

37. 朱席儒，赖斗岩. 吾国新医人才分布之概观 ［J］. 中华医学杂志，1935 （2）.

38. 许世瑾. 全国登记医师统计 ［J］. 中华医学杂志，1933 （5）.

39. 贾魁. 公医制度之障碍 [J]. 实验卫生季刊，1945，3（2）.

40. 宋国宾. 医事建设方略 [J]. 中华医学杂志，1934（7）.

41. 陈志潜. 定县的乡村健康教育实验 [J]. 中华医学杂志，1933（2）.

42. 李廷安. 中国乡村卫生调查报告 [J]. 中华医学杂志，1934（9）.

43. 刘瑞恒. 本会庚款委员会报告 [J]. 中华医学杂志，1926（4）.

44. 国府令各省市筹设农医工专科学校 [J]. 中华医学杂志，1931（4）.

45. 全国内政会议时关于促进地方卫生机关设施案 [J]. 中华医学杂志，1933（1）.

46. 黄子方. 中国卫生刍议 [J]. 中华医学杂志，1927（5）.

47. 黄子方. 发刊辞：本刊的愿望 [J]. 中华健康杂志，1939（1）.

48. 黄子方. 何谓公医制度 [J]. 中华健康杂志，1939（3）.

49. 朱既明. 我们对于卫生教育与卫生戏剧的观点 [J]. 中华健康杂志，1940（5）.

50. 陈衡哲. 心理康健与民族活力 [J]. 中华健康杂志，1940（2）.

50. 伯力士. 华中的霍乱问题 [J]. 中华健康杂志，1940（3）.

51. 陈黄丽明. 中国妇女体育活动之重要与方法 [J]. 中华健康杂志，1941（2）.

52. 赵竹光. 体格与民族前途 [J]. 中华健康杂志，1947（4）.

53. 诸福棠. 中国正常儿童之衡量标准 [J]. 中华健康杂志，1944（1）.

54. 刘以祥. 经济的营养法 [J]. 中华健康杂志，1942（4）.

55. 李培尔. 大豆营养价值 [J]. 中华健康杂志，1946（1）.

56. 梅晋良. 健康之意义与价值 [J]. 中华健康杂志，1946（2）.

57. 张大庆. 《嘆咭唎国新出种痘奇书》考 [J]. 中国科技史料，2002（3）.

58. 张大庆. 早期医学名词统一工作：博医会的努力和影响 [J]. 中华医史杂志，1994，24（1）.

59. 索尔·本尼森. 兰安生自传 [J]. 张大庆，译. 中国科技史杂志，2013，34（4）.

60. 颜宜葳，张大庆. 中国早期教会医院中的眼病与治疗 [J]. 自然科学史研究，2008（2）.

61. 史如松，张大庆. 中国卫生"启蒙运动"：卫生教育会的贡献 [J]. 医学与哲学（人文社会医学版），2010（5）.

62. 郑洪. 危机与生机：民国时期中医发展新评 [J]. 中华医史杂志，2015（3）.

63. 张剑. 另一种抗战：抗战期间以秉志为核心的中国科学社同仁在上海 [J]. 中国科技史杂志，2012（2）.

64. 饶毅. 现代科学研究中药的先驱——张昌绍 [J]. 中国科学（生命科学），2013，43（3）.

65. 中国第二历史档案馆. 吴秀峰编著之《中国与国联技术合作之经过》 [J]. 民国档案，2003（2）.

66. 黄庆林. 国民政府时期的公医制度 [J]. 南都学坛，2005（1）.

67. 夏媛媛. 民国时期公医制的形成过程及其对医学教育的影响 [J]. 南京医科大学学报（社会科学版），2013（1）.

68. 陶飞亚，王皓. 近代医学共同体的嬗变：从博医会到中华医学会 [J]. 历史研究，2014（5）.

69. 崔军锋. 中国博医会与中国地方疾病研究（1886—1911）：以《中国疾病》一书为中心的考察 [J]. 自然辩证法通讯，2010，32（5）.

70. 朱有渔，徐以骅. 吴虹玉牧师自传：1915 年口述 [J]. 近代中国，1997（0）.

71. 袁缓. 中国西医教育之发端：天津总督医学堂 [J]. 自然辩证法通讯，2010，32（1）.

72. 王玲. 北京协和医学堂的创建 [J]. 历史档案，2004（3）.

73. 刘远明. 从博医会到中华医学会：西医社团本土化探微 [J]. 中国科技史杂志，2013，34（3）.

74. 刘远明. 中华医学会与博医会的合作及合并 [J]. 自然辩证法研究，2012，28（2）.

75. 刘远明. 中华医学会产生的社会时空背景 [J]. 自然辩证法通讯，2012，34（1）.

76. 刘远明，李宇辉. "分拨英国庚款办理公共卫生促进会"的活动与影响 [J]. 自然辩证法通讯，2015（4）.

77. 王树槐. 庚子赔款 [C] //"中央研究院"近代史研究所专刊：31. 台北：台湾"中央研究院"近代史研究所，2011.

78. 张圣芬，栾伟伟. 揭开中华医学会创建人的面纱 [J]. 中华医学信息导报，2010（4-6）.

79. 张圣芬，陈永生. 中华医学会 21 位创建人 [J]. 中华医史杂志，2015（1）.

80. 张圣芬. 民国医界翘楚牛氏兄弟 [J]. 世纪，2011（4）.

81. 杨念群. 西医传教士的双重角色在中国本土的结构性紧张 [J]. 中国社会科学季刊，1997（1）.

82. 杨念群. "地方感"与西方医疗空间在中国的确立 [C] //汪晖，陈平原，王守常. 学人：第十二辑. 南京：江苏文艺出版社，1997.

83. 陆文雪. 上海工部局食品卫生管理研究：1898—1943 [J]. 史林，1999（1）.

84. 马伯英. 中国近代医学卫生事业的先驱者伍连德 [J]. 中国科技史料，1995（1）.

85. 牛亚华. 清末留日医学生及其对中国近代医学事业的贡献 [J]. 中国科技史料，2003（3）.

86. 曹育. 中国现代生理学奠基人林可胜博士 [J]. 中国科技史料，1998（1）.

87. 袁江洋，刘纯. 科学史在中国的再建制化问题之探讨 [J]. 自然辩证法研究，2000（2-3）.

88. 奚霞. 民国时期的国家防疫机构：中央防疫处 [J]. 民国档案，2003（4）.

89. 袁桂清，徐弘道. 中华医学杂志史略 [J]. 中华医史杂志，1996（8）.

90. 朱建平. 中华医学会医史学会 60 年 [J]. 中华医史杂志，1996（3）.

91. 资中筠. 洛克菲勒基金会与中国 [J]. 美国研究，1996（1）.

92. 李晓云，王永明，张圣芬. 20 世纪中华医学会对外交往概况 [J]. 中华医史杂志，2007（2）.

93. 郗万富. 刘瑞恒与南京国民政府时期的西医派系之争 [J]. 河南大学学报（社会科学版），2017，57（6）.

94. 史经霞. 民国医疗制度变革的理想与实践：1930—1949［J］. 中州学刊，2017（10）.

95. 何兰萍. 中华医学会：近代医学伦理学的倡导者与实践者［J］. 中国医学伦理学，2013（5）.

96. 马凤云，郑嵘. 中华医学会与几个国外医学组织的对比分析［J］. 中华医学科研管理杂志，2006，19（3）.

97. 郭金海. 中央研究院第一届院士候选人提名探析［J］. 中国科技史杂志，2008，19（4）.

98. 郭金海. 1948年中央研究院第一届院士的选举［J］. 自然科学史研究，2006（1）.

99. 艾明江. 中华医学会与近代西医群体研究（1915—1945）：以《中华医学杂志》为中心的考察［D］. 上海：上海大学，2007.

100. 秦国攀. 中华医学会研究：1915—1937［D］. 保定：河北大学，2010.

回 后 记

十多年前，笔者在撰写《西医东渐与中国近代医疗体制化》一书时，曾对中华医学会有所涉及。书稿付梓出版后，深感要继续这方面的工作，有必要对民国时期中华医学会进行系统、深入的专题研究，这成为本书的由来。

为全面了解和把握民国时期中华医学会的历史与功业，笔者花大量时间和精力尽可能积累、梳理相关史料，例如：目前保存较完整的《博医会报》《中华医学杂志》《中华医学英文杂志》《中华健康杂志》《中国医界指南》《医史杂志》《医讼案件汇抄》《中国医史》等书刊；同一时期中华医学会的亲历者伍连德、颜福庆、刘瑞恒、林可胜、王吉民、李涛、余云岫、施思明等人的自传或回忆性文章；近几十年来不少学者的相关研究成果。在广泛阅读的基础上，重点查阅了《博医会报》《中华医学杂志》《中华健康杂志》三大文本。在故纸堆中与它们的编者和作者相逢，感觉逝去的年代余温犹存，并不遥远。那个时代的医学精英博学多才、满腔热血、生动有趣，令人神往。

笔者的初衷是在当时的社会文化背景下，再现中华医学会的产生与动态发展过程，探讨它在西医本土化与体制化进程中扮演的重要角色。在课题展开中，有两个问题始终困扰和吸引我：其一，在战乱频仍、社会动荡的民国时期，中华医学会何以能够从众多医学社团中脱颖而出、成功运转？其二，中华医学会参与和开拓的事业，究竟对后世有怎样的影响？虽然笔者主观上试图对这两大问题提供合理的解释和答案，但没有自信说已经做到。

在本书史料收集和写作过程中，曾得到许多朋友的帮助和鼓励；初稿完成后，我的同事和朋友刘俊荣、周梅芳、韩丹、钟云鹏等人曾阅读了部分书稿，并提出了宝贵的修改建议；本书的责任编辑黄文科等在书稿文字润色尤其是注释和文献规范化方面，付出了大量心血。坦率说，这是一个十分冷僻的研究课题，需要耐得住寂寞，幸有家人多年来默默的勉励与支持。书稿最终能够出版，受惠于广州医科大学学术著作出版基金的资助。笔者想借此机会，对所有促成本书出版的朋友和自己所服务的广州医科大学，表示衷心的感谢！由于笔者才疏学浅，本书存在的种种不足甚至谬误在所难免，恳请专家、读者指正。

刘远明

2023 年夏记于广州医科大学